L'ÉTAT MENTAL DES HYSTÉRIQUES

III

ÉTUDES SUR DIVERS SYMPTÔMES HYSTÉRIQUES

Collection **Encyclopédie Psychologique**
dirigée par Serge Nicolas

La psychologie est aujourd'hui la science fondamentale de l'homme moral. Son histoire a réellement commencé à être écrite au cours du XIXe siècle par des pionniers dont les œuvres sont encore souvent citées mais bien trop rarement lues et étudiées. L'objectif de cette encyclopédie est de rendre accessible au plus grand nombre ces écrits d'un autre siècle qui ont contribué à l'autonomie de la psychologie en tant que discipline scientifique. Cette collection, rassemblant les textes majeurs des plus grands psychologues, est orientée vers la réédition des ouvrages classiques de psychologie qu'il est difficile de se procurer aujourd'hui.

Dernières parutions

Pierre JANET, L'évolution de la mémoire et la notion du temps, 2006.
William JAMES, Les émotions (Œuvres choisies I) (1884-1894), 2006.
William JAMES, Abrégé de psychologie (1892), 2006.
F. J. GALL, Les fonctions du cerveau (vol. 2, 1822), 2006.
F. J. GALL, Les fonctions du cerveau (vol. 3, 1823), 2006.
John Stuart MILL, La psychologie et les sciences morales (1843), 2006.
A. BINET, Introduction à la psychologie expérimentale (1894), 2006.
Dugald STEWART, Esquisses de philosophie morale (1793), 2006.
Joseph DELBOEUF, Etude critique de la psychophysique (1883), 2006.
Th. FLOURNOY, Etude sur un cas de somnambulisme (1900), 2006.
A. GARNIER, Précis d'un cours de psychologie (1831), 2006.
A. GARNIER, La psychologie et la phrénologie comparées (1839), 2006.
A. JACQUES, Psychologie (1846), 2006.
G. J. ROMANES, L'évolution mentale chez l'homme (1888), 2006.
F. J. GALL, & G. SPURZHEIM, Des dispositions innées (1811), 2006.
Th. RIBOT, L'évolution des idées générales (1897), 2006.
Ch. BONNET, Essai analytique sur les facultés de l'âme (1760), 2006.
Bernard PEREZ, L'enfant de trois à sept ans (1886), 2007.
Hippolyte BERNHEIM, L'hypnotisme et la suggestion (1897), 2007.
Pierre JANET, La pensée intérieure et ses troubles (1826), 2007.
Pierre LEROUX, Réfutation de l'éclectisme (1839), 2007.
Adolphe GARNIER, Critique de la philosophie de Th. Reid (1840), 2007.
Adolphe GARNIER, Traité des facultés de l'âme (1852) (3 vol.), 2007.
Pierre JANET, les médications psychologiques (1919) (3 vol.), 2007.
J.-Ph. DAMIRON, Essai sur l'histoire de la philosophie (1828), 2007.
Henry BEAUNIS, Le somnambulisme provoqué (1886), 2007.
Joseph TISSOT, Théodore Jouffroy, fondateur de la psychologie, 2007.
Pierre JANET, Névroses et idées fixes (vol. I, 1898), 2007.
RAYMOND, & P. JANET, Névroses et idées fixes (vol. II, 1898), 2007.

Pierre JANET

L'ÉTAT MENTAL DES HYSTÉRIQUES

III

ÉTUDES SUR DIVERS SYMPTÔMES HYSTÉRIQUES

(1911)

Introduction de
Serge NICOLAS

L'HARMATTAN

5-7, rue de l'École-Polytechnique ; 75005 Paris

http://www.librairieharmattan.com
diffusion.harmattan@wanadoo.fr
harmattan1@wanadoo.fr

ISBN : 978-2-296-03547-8
EAN : 9782296035478

INTRODUCTION DE L'ÉDITEUR

Le dernier volume de Pierre Janet (1859-1947) sur l'état mental des hystériques rassemble une collection d'articles publiés dans diverses revues. Cette partie apparaît dans la seconde édition[1] de 1911 (deuxième partie, pp. 451-620) qui comprenait la réédition en un seul volume des stigmates mentaux de l'hystérie (pp. 5-192), des accidents mentaux des hystériques (pp. 193-450) (première partie sur l'état mental des hystériques, pp. 5-450), et du traitement psychologique de l'hystérie (troisième partie, pp. 621-688) reproduite ici en annexe. Ce livre eut une troisième réédition en 1931 (celle qui est ici reproduite) qui ne comprenait plus que la seconde partie pour des raisons exposées par Janet dans la préface.

Dans le première étude[2], Janet nous donne une très curieuse statistique faite sur 388 malades, répartis en 3 groupes, suivant que les symptômes prédominent à droite, à gauche, ou sont équivalents dans les deux moitiés du corps. Les auteurs montrent que l'hystérie droite est un peu moins fréquente. Les attaques sont réparties également dans les trois groupes, ainsi que les troubles intellectuels ; cela tendrait à démontrer que le cerveau gauche n'aurait pas une fonction plus importante que le cerveau droit dans les opérations intellectuelles les plus élevées. À noter aussi que les troubles aphasiques sont fréquents dans l'hystérie droite et intéressent par conséquent le cerveau gauche comme dans l'aphasie organique ; chose

---

[1] Janet, P. (1911). *L'état mental des hystériques*. Paris : Alcan.

[2] Raymond, F., & Janet, P. (1899). Note sur l'hystérie droite etsur l'hystérie gauche. *Revue Neurologique*, VII, 23, 15 décembre.

curieuse, les troubles respiratoires présentent la même prédominance dans l'hystérie droite.

Dans la seconde étude, Janet traite de l'hémianopsie hystérique, un trouble visuel qui consiste dans la suppression d'une moitié du champ visuel. Quelques années auparavant, il avait observé une femme hystérique dont il avait décrit le trouble[3]. Il nous présente ici un cas curieux et passionnant comme d'ailleurs l'étude suivante qui porte sur un trouble de la vision par exagération de l'association binoculaire. Le quatrième chapitre concerne l'étude des modifications de la respiration que présentent les malades hystériques et les divers névropathes. Ce travail avait été présenté en collaboration avec Raymond au IVe Congrès international de psychologie tenu à Paris en 1900.

Parmi les cas suivants, on doit noter l'importance de l'étude sur l'amnésie et la dissociation des souvenirs publiée en 1904. Il s'agit d'une jeune fille de vingt-trois ans, que Janet a désignée dans ces études sous le nom d'Irène. Cette jeune fille, grande névropathe, présentait des antécédents pathologiques bien caractéristiques. Le père, alcoolique abominable, a fini par mourir plus tard de delirium tremens. La mère obsédée, phobique et tuberculeuse, est morte précisément au début de cette observation et c'est sa mort qui a déterminé les troubles hystériques. La mort de cette femme tuberculeuse fut abominablement dramatique. La mère était bien malade depuis déjà longtemps et la fille la soignait assidûment. Elle travaillait en même temps, pour gagner à la fois l'alcool du père et la nourriture de la mère, et depuis soixante jours elle ne s'était même pas couchée. Cette mort se présenta une nuit dans les circonstances les plus tristes. Le père, comme à l'ordinaire, était complètement ivre ; il ronflait et vomissait dans un coin. La fille était seule auprès de sa mère agonisante. Quand la mort survint, cette jeune fille ne voulut pas la voir et ne la comprit pas. Jusqu'au matin, elle essaya de ranimer le cadavre. La jeune fille s'efforçait de parler à sa mère morte et d'obtenir des réponses ; comme la mère restait muette, la fille sa fâchait et l'agonisait de sottises. Elle voulait absolument la faire boire, lui faire avaler des médicaments, lui nettoyer la bouche qu'elle trouvait pleine de sang et de glaires. Elle se fâchait parce que la bouche s'ouvrait et restait ouverte quand elle l'avait fermée ; elle montait sur le lit pour mettre les jambes en ordre parce qu'elle les trouvait mal placées et, par toutes ces manœuvres, elle réussit à

[3] Janet, P. (1895). Un cas d'hémianopsie hystérique. *Archives de Neurologie*, mai, 337-358.

faire tomber le cadavre par terre. Elle ne put le relever et appela son père complètement ivre qui ne put rien faire. Enfin, avec une peine infinie, elle parvint à soulever le corps et se débattit ainsi avec lui jusqu'au matin. Elle sortit désespérée, et alla chez une tante très dévouée. Elle ne put lui dire que sa mère était morte. La tante finit par aller dans l'appartement, vit la situation, essaya de mettre un peu d'ordre et de préparer l'enterrement. La jeune fille ne comprenait rien du tout, elle refusait de suivre et riait éperdument pendant toute la cérémonie. Au bout d'un certain nombre de semaines de désordres, la tante finit par la conduire à l'hôpital. En la présentant, elle disait que le symptôme le plus bizarre, le plus incompréhensible pour elle, c'est que cette jeune fille, qui paraissait encore intelligente, n'avait absolument aucun souvenir de la mort de sa mère et ne voulait pas croire que sa mère était morte. C'est seulement au bout de six mois que l'on put obtenir d'Irène le souvenir de la mort de sa mère. Il faut lire la description qu'en donne Janet pour voir la richesse de ce cas pour la psychologie de la mémoire. En effet, Irène présentait aussi une mémoire inconsciente.

Nous faisons précéder la réédition de ce livre d'une conférence donnée en 1907 par Janet sur l'hystérie.

Nous remercions les petits-enfants de Pierre Janet, Mme Noëlle Janet et Mr Etienne Pichon, qui nous soutiennent toujours dans cette si belle tâche de réédition des œuvres de leur grand-père.

Serge NICOLAS

Professeur en histoire de la psychologie et en psychologie expérimentale
Université Paris Descartes (Paris V).
Institut de psychologie - Directeur de *L'Année psychologique*
Laboratoire *Psychologie et Neurosciences cognitives.* CNRS – FRE 2987.
71, avenue Edouard Vaillant 92774 Boulogne-Billancourt Cedex, France.

L'HYSTÉRIE, MALADIE MENTALE

par

Pierre JANET[4]
(1907)

Depuis une trentaine d'années il semble entendu par tout le monde que l'hystérie est une maladie mentale, mais cette déclaration me semble rester le plus souvent lettre morte, car après avoir adopté une formule psychologique quelconque « l'hystérie est une maladie psychique, une maladie par imagination, une maladie par idée, une maladie par suggestion, ou par persuasion » on n'en tient plus compte le moins du monde et on étudie cette névrose comme une maladie organique quelconque. Il faudrait cependant s'entendre : si l'hystérie est une maladie mentale, elle rentre dans le domaine de la psychiatrie ; on doit, pour l'étudier, adopter les méthodes de cette science, analyser les caractères psychologiques de chaque symptome et surtout comparer cette maladie avec les autres maladies mentales connues.

Cette discussion ne doit pas porter sur des symptomes rares et douteux, mais sur les phénomènes les plus simples de tous, qui de tout temps ont caractérisé l'hystérie. À ce point de vue je mettrai au premier rang un fait à la fois banal et célèbre, ce délire bizarre qui à certains moments envahissait l'esprit des pythonisses, des sybilles, des prophétesses, des extatiques, des possédées. C'est le délire que la litterature même a consacré comme tout-à-fait caractéristique, le délire de lady MACBETH quand elle frotte sa main pour y enlever la tâche de sang

---

[4] Janet, P. (1907). L'hystérie, maladie mentale. *Congrès de neurologie d'Amsterdam*. J.-H. de Bussy.

et quand elle dit tout haut sans soupçonner la présence des témoins : « Damnée tâche ! tous les parfums de l'Arabie ne t'enlèveront pas... qui aurait pu croire que le vieillard eut tant de sang... » Ce genre de délire n'a pas disparu, sur 660 observations d'hystériques que j'ai recueillies je relevais dernièrement au moins 125 cas très nets dans lesquels on retrouve ce délire tout particulier sous des formes diverses, complètes ou incomplètes. Ce sont des malades qui à certains moments se mettent à répéter une scène à laquelle ils ont assisté ou à mettre en action une idée fixe quelconque.

Ce délire est à mon avis extrèmement original : il rentre bien dans les maladies mentales ; mais dans toute la pathologie mentale je ne crois pas que l'on puisse trouver un délire semblable qui ait les mêmes caractères et qui puisse être confondu avec celui-ci. D'abord ce délire est extrême, (page 2) il s'accompagne d'une conviction intense que l'on retrouve bien rarement, il détermine une foule d'actions et, si je ne me trompe, amène quelquefois de véritables crimes[5] ; 1) il donne naissance à une foule d'hallucinations de tous les sens extrêmement intenses. Le développement de ce délire est étonnamment régulier : la scène de la crucifixion ou la scène du viol se répétent cent fois de suite exactement, avec les mêmes gestes, les mêmes mots au même moment.

D'autres caractères, en quelque sorte négatifs, sont plus curieux encore : Pendant le développement de son délire, le sujet, non seulement ne croit rien, n'accepte rien qui soit en opposition avec son idée dominante comme on le voit dans des délires systématiques, mais il ne voit même rien, n'entend rien en dehors du système d'images de son idée : « ses yeux sont ouverts mais ils ne voient rien, disait déjà le médecin de lady MACBETH ». Quand le délire se termine, le sujet revient à la vie normale et semble avoir complètement oublié ce qui vient de se passer. Dans bien des cas, comme j'ai essayé de le montrer[6], cette amnésie est plus complète encore : elle s'étend non seulement sur la période remplie par le délire mais encore sur l'idée même qui a rempli le délire et sur tous les événements précédents auxquels cette idée a été mêlée. Sans doute cette amnésie comme cette anesthésie a des caractères étranges ; elle n'est ni définitive, ni bien profonde, mais elle n'en est pas moins très réelle, elle

---

[5] Cf l'observation remarquable du Dr. BIANTE (Nantes). Des maladies et des crimes commis dans le somnambulisme. *Annales Médico-Psychologiques*, 1904, II, 399.
[6] Dissociation des souvenirs par l'émotion. *Journal de Psychologie Normale et Pathologique*, 1904.

n'est ni inventée, ni voulue par le sujet qui a l'idée fixe de l'événement auquel il pense dans son délire, mais qui n'a aucunement l'idée de tous ces caractères, du délire qui se reproduisent cependant depuis des siècles dans les pays les plus divers.

En résumé ce premier grand symptôme de l'hystérie pourrait se caractériser ainsi : c'est une idée, un système d'images et de mouvements qui échappe au contrôle et même à la connaissance de l'ensemble des autres systèmes constituant la personnalité. D'un côté il y a développement exagéré, régulièrement déterminé, de cette idée émancipée, de l'autre il y a une lacune, amnésie on inconscience particulière dans la conscience personnelle.

Si l'on veut bien y faire attention, on reconnaîtra aisément que ces caractères n'existent dans aucune autre maladie mentale. Bien entendu, il n'y a pas à rapprocher ce syndrome des confusions mentales ou des démences : la dissociation existe bien dans les syndromes démentiels, mais elle est alors beaucoup plus profonde et désagrége les systèmes psychologiques eux-mêmes au lieu de les séparer seulement les uns des autres. Personne ne confondra ces phénomènes avec les délires systématiques où il n'y a ni anesthésie, ni amnésie, où le délire remplit la vie entière au lieu d'occuper seulement un moment séparé des autres.

La véritable comparaison qui s'impose et qui n'est pas sans difficultés c'est celle de ces idées fixes à forme somnambulique ou à forme médianimique (page 3) avec les diverses obsessions des psychasthéniques. Je crois que ce sont des phénomènes voisins, mais qu'il y a cependant lieu de distinguer : les obsessions ont un développement moins complet et moins indépendant. Elles ne parviennent ni à l'acte, ni à l'hallucination ; elles ne s'isolent pas au même degré et ne s'accompagnent ni d'anesthésie, ni d'amnésie. En un mot les idées fixes que présentent les hystériques constituent un symptome extrèmement original et important.

Considérons un phénomène très voisin de l'idée, le langage. Dans bien des cas nous voyons des crises singulières de logorrhée dans lesquelles le sujet parle indéfiniment, à tort et à travers de toutes espèces de choses sans pouvoir s'arrêter. Ces crises de langage qui peuvent porter sur la parole ou sur l'écriture ont revétu bien des formes. On retrouve ici la même exagération, la même régularité que dans les crises d'idées fixes : on y retrouve les mêmes caractères négatifs : le sujet ne peut plus arrêter sa parole, mais ce qui est le plus curieux il ne peut plus non plus la produire volontairement. À mon avis les phénomènes de mutisme hystérique doivent être étroitement rapprochées des cas de parole et d'écriture automatique dont ils ne sont que la contrepartie. Beaucùup d'auteurs ont signalé ces muets qui parlent en rêve, en crise, en somnambulisme : j'en ai recueilli une vingtaine d'exemples.

En un mot il se passe pour la fonction du langage quelque chose d'analogue à ce que nous avons observé pour l'idée fixe. Après tout, qu'est-ce qu'une fonction si ce n'est un système d'images associées les unes avec les autres exactement comme une idée ? Le système est plus considérable, il est surtout plus ancien, mais c'est quelque chose de semblable : une idée est une fonction qui commence, une fonction est une idée de nos ancêtres qui a vieilli. Le même trouble peut s'appliquer aux deux phénomènes et le mutisme hystérique est une lacune dans la conscience personnelle déterminée par l'émancipation d'un système d'images exactement comme l'amnésie consécutive au développement de l'idée fixe.

Les mêmes remarques peuvent s'appliquer à tous les accidents. Le vrai caractère de toutes les paralysies hystériques, c'est d'être accompagnées ou suivies de l'agitation indépendante de la même fonction ; c'est l'acte subconscient qui caractérise la paralysie hystérique, comme j'ai essayé de le montrer il y a déjà plus de vingt ans. Ce fait s'observe dans les paralysies systématiques portant sur de petites fonctions motrices dans lesquelles le système d'images qui s'émancipe est bien visible ; le même fait se retrouve encore dans ces grandes paralysies qui portent sur un côté du corps ou sur les deux jambes. Il y a encore là des fonctions psychologiques, la fonction des deux membres d'un même côté du corps, la fonction des deux membres d'un même segment qui ont une certaine unité et une certaine indépendance psychologique de même qu'elles ont une unité et un siège anatomique ; les fonctions très anciennes sont devenues des unités anatomiques, mais elles n'en sont pas moins restées des unités psychologiques et dans certains cas elles s'émancipent dans leur ensemble.

Nous rencontrons ici une grande difficulté, qui existait d'ailleurs dans les études précédentes, mais qui devient ici plus visible. Ces idées, ces (page 4) fonctions qui se séparent ainsi de la conscience personnelle ou de la volonté subsistent cependant cela est entendu ; mais est-ce qu'elles subsistent sans aucune altération ? Est-ce que les fonctions psychologiques en s'unissant les unes avec les autres n'acquièrent pas par leur union certains perfectionnements et peuvent-elles se dissocier sans dommage ? En un mot n'y a-t-il pas une dégradation en même temps qu'une dissociation des fonctions ? Sans doute on ne constate pas dans ces paralysies de grosses altérations des réflexes et il y a déjà vingt ans que j'ai répété qu'il n'y avait pas de clonus dans les paraplégies, pas de signe d'Argyll dans les troubles de la vision. J'ajouterai aujourd'hui qu'après l'avoir recherché je n'ai pas trouvé non plus le signe de l'extension des orteils dans les paralysies nettement hystériques. Cependant je ne suis pas bien convaincu qu'une certaine exagération des reflexes rotuliens qui est si fréquente, que certaines dilatations des pupilles ne soient pas en rapport avec ce trouble de la fonction dissociée. Quoiqu'il en soit, c'est dans ce sens qu'il faut chercher pour expliquer deux phénomènes très bizarres : la contracture et le tremblement. Il y a dans la contracture quelque chose qui rappelle l'action et l'entêtement je l'ai montré il y a bien longtemps en étudiant les contractures systématiques, mais je n'oserais pas conclure brutalement que la paralysie soit identique à l'immobilité volontaire et la contracture identique à la conservation volontaire de l'attitude. La disparition de la fatigue, la lenteur de la décontraction, la forme de la courbe de contraction dans ces membres disposés à la contracture me semblent montrer que la fonction du mouvement rétrograde en quelque sorte en même temps qu'elle s'est émancipée.

Certains troubles viscéraux sont indiscutables et ont exactement les mêmes caractères. La fonction de l'alimentation, la fonction de la respiration ou certaines de leurs subdivisions peuvent présenter des exagérations automatiques et des dissociations analogues à celles des idées et du langage. Celle est possible, parce que ces fonctions sont en grande partie psychologiques et conscientes. Mais en est-il de même pour des fonctions plus profondes qui d'ordinaire ne dépendent pas de notre conscience, la digestion, la circulation du sang dans les vaisseaux. C'est le problème qui se pose à propos de la constipation, à propos des palpitations du cœur, à propos des troubles vaso-moteurs et en particulier des lésions cutanées, comme du pemphigus. Vous savez que beaucoup d'auteurs refusent de considérer ces phénomènes comme hystériques et que d'autres leur accordent une grande importance. Je ne puis vous cacher mon hésitation : ces phénomènes existent chez beaucoup d'autres malades qui n'ont pas du tout l'état mental hystérique, je crois qu'ils peuvent se développer dans beaucoup de névroses et qu'ils ne deviennent hystériques que d'une manière indirecte, quand l'état mental qui les détermine est lui-même hystérique c'est-à~dire présente nettement les caractères de la dissociation précédente, Si nous sommes amenés a les rattacher nettement à l'hystérie dans certains cas, il faudra pour les comprendre faire intervenir la notion de la dégradation, de l'altération des fonctions dont nous venons de parler à propos des contractures.

On devrait faire porter la même analyse non plus sur les symptômes (page 5) isolés mais sur les états hystériques, sur les périodes de la vie pendant lesquelles se groupant un grand nombre des symptômes précédents, on verrait que ces symptômes proprement hystériques ne se développent pas chez n'importe quel individu à propos d'un phénomène banal ou même de ce qu'on veut appeller la suggestion, mais qu'il faut une modification générale de tout l'état nerveux pour que de telles dissociations puissent se réaliser. On retrouvera de plus en plus les phénomènes que j'ai analysés à propos d'une autre maladie sous le nom de crises de psycholepsie, de diminution de la tension psychologique, d'abaissement du niveau mental. Ces phénomènes forment une préparation indispensable aux accidents hystériques. Inversement à la suite de changements organiques, à la suite de traitements particuliers comme les pratiques aesthésiogéniques, à la suite de diverses excitations on constatera un relèvement général de toute l'activité mentale qui rend impossible l'apparition des phénomènes précédents.

Nous n'avons pas actuellement de conception anatomique ou physiologique de tous ces phénomènes : malheureusement il n'existe pas aujourd'hui de théorie physiologique de l'hystérie de même qu'il n'existe pas de théorie anatomo-physiologique de la maladie du doute ou du délire de persécution. Les théories qui s'affublent de ce nom ne sont que des traductions grossières des théories psychologiques en un langage vaguement anatomique. L'hystérie ne peut être définie que psychologiquement par comparaison avec les autres maladies de l'esprit. Les expressions de « maladie par représentation, par idée, par imagination » me semblent bien peu précises et pouvoir s'appliquer à toutes sortes de troubles mentaux.

Les définitions dans lesquelles on fait entrer le mot « suggestion » sont plus embarrassantes, car tout dépend du sens que l'on donne à ce mot « suggestion ». Si on l'entend d'une manière vague comme désignant une idée quelconque, ou même une idée mauvaise entrant dans l'esprit d'une manière quelconque on retombe dans le défaut précédent, on repète simplement l'affirmation banale que l'hystérie est une maladie mentale et on ne la distingue d'aucune autre de ces maladies. Si on considère la suggestion comme une conséquence de ce développement indépendant, de cette dissociation des idées dans l'esprit de l'hystérique, si on la rattache au rétrécissement du champ de la conscience qui résulte de cette dissociation, on donne alors à cette définition un sens précis et intéressant. Elle devient alors assez vraie pour un certain nombre d'accidents ; elle n'est pas vraie d'une manière générale, parce que, comme je viens de le faire remarquer, l'hystérique a l'idée fixe de certaines scènes de sa vie, mais n'a pas l'idée fixe de la manière dont ces scènes se reproduisent, des lois qui gouvernent ces divers accidents, de cette dissociation même descendant jusqu'à au certain niveau et n'allant pas au-delà, de cette émancipation des systèmes psychologiques qui restent cependant relativement intacts, caractères qui sont l'essentiel de la maladie. Je crois qu'il est plus important de faire entrer dans la définition de l'hystérie ces caractères eux-mêmes qui résument plus de symptomes et qui comprennent l'explication de la suggestion elle-même.

Il faut d'abord rappeler qu'il y a dans cette maladie une dépression mentale. Je n'hésite pas à dire que l'hystérie est une psychose qui rentre dans (page 6) le groupe considérable des psychoses dépressives. Il faudra plus tard la situer à côté des mélancolies, des délires maniaques-dépressifs, des psychasthénies. Elle est surtout voisine des psychasthénies et on pourrait presque dire que les hystériques ne sont qu'une variété des psychasthéniques. Cette variété est déterminée par la forme et la profondeur de la dissociation qui existe plus ou moins dans toutes les psychoses, mais qui porte ici particulièrement sur la conscience personnelle et beaucoup moins sur les fonctions elle-mêmes. En un mot *l'hystérie me semble être une forme de la dépression mentale caractérisée par la tendance au rétrécissement du champ de la conscience et à la dissociation des systèmes d'images et des fonctions qui par leur synthèse constituent la conscience personnelle.*

Cette définition est évidemment provisoire et la seule conclusion utile que l'on puisse aujourd'hui tirer de ces discussions un peu prématurées sur la définition de l'hystérie, c'est la nécessité maintenant reconnue par les neurologistes comme par les psychiatres d'une étude psychologique approfondie. Les symptomes psychologiques doivent être analysés avec autant de soin et de précision que les symptômes physiologiques. Tous les observateurs sont aujourd'hui convaincus qu'il faut distinguer avec précision des réflexes cutanés en tendineux, des réflexes inférieurs ou supérieurs, qu'il est puéril de confondre sous le même nom des amaigrissements et des atrophies, des tics et ses spasmes, des secousses émotives et du clonus ; il faut se décider à comprendre qu'on ne doit pas davantage employer à tort et à travers les mots « démonstration, persuasion, suggestion, association, idée fixe, obsession, etc. », qu'il faut distinguer dans les délires les idées fixes de telle ou telle espèce, les divers degrés de la dissociation psychologique. Cette précision du langage permettra seule de reconnaître nos erreurs inévitables, de comprendre mieux et de traiter mieux les malades et de faire faire à la psychiatrie des propres analogues à ceux qu'ont accomplis les études de neurologie.

AUTRES OUVRAGES DU MÊME AUTEUR

L'Automatisme psychologique. *Essai de psychologie expérimentale sur les formes inférieures de l'activité mentale.* 1 vol. in-8 de la *Bibliothèque de philosophie contemporaine*, 1re édition, 1889, 9e édition (Librairie Félix Alcan).

TRAVAUX DU LABORATOIRE DE PSYCHOLOGIE DE LA SALPÊTRIÈRE
(Librairie Félix Alcan)

Première série. **Névroses et Idées fixes.** I. *Études expérimentales sur les troubles de la volonté, de l'attention, de la mémoire, sur les émotions, les idées obsédantes et leur traitement.* 1 vol. in-8, avec 68 figures dans le texte, 1898, 2e édition.

Deuxième série. **Névroses et Idées fixes.** II. *Fragments des lecons du mardi sur les névroses, les maladies produites par les émotions, les idées obsédantes et leur traitement.* 1 vol. gr. in-8, avec 67 figures dans le texte, 1898, 2e édition.

Troisième série. **Les Obsessions de la Psychasténie.** I. *Études cliniques et expérimentales sur les idées obsédantes, les impulsions, les manies mentales, la folie du doute, les tics, les modifications du sentiment du réel, leur pathogénie et leur traitement.* 1 vol. gr. in-8, avec gravures dans le texte, 1903, 2e édition.

Quatrième série. **Les Obsessions et la Psychasténie.** II. *Fragments des leçons du mardi sur les états neurasthéniques, les aboulies, les sentiments d'incomplétude, les agitations et les angoisses diffuses, les algies, les phobies, les délires du contact, les tics, les manies mentales, les folies du doute, les idées obsédantes, les impulsions, leur pathogénie et leur traitement.* 1 vol. gr. in-8, avec 22 figures, 1903, 2e édition.

Cinquième série. **L'État mental des Hystériques.** *Les stigmates mentaux des hystériques. Les accidents mentaux des hystériques. Études sur divers symptômes hystériques. Le traitement psychologique de l'hystérie.* 1 vol. gr. in-8, avec gravures dans le texte, 2e édition, 1911.

Sixième série. **Les Médications psychologiques.** *Études historiques, psychologiques et cliniques sur les méthodes de la psychothérapie.* I. *L'action morale. L'utilisation de l'automatisme*, 1919, 2e édition.

Septième série. **Les Médications psychologiques.** II. *Les économies psychologiques*, 1919.

Huitième série. **Les Médications psychologiques.** III. *Les acquisitions psychologiques*, 1919.

Neuvième série. **De l'angoisse à l'extase.** *Études sur les croyances et les sentiments.* I. *Un délire religieux, la croyance.* 1 vol. gr. in-8, avec trois planches en couleurs hors-texte, et 37 figures dans le texte, 1926.

Dixième série. **De l'angoisse à l'extase.** *Les sentiments fondamentaux*, 1 vol. in-8, 1928.

The major symptoms of hysteria. Fifteen lectures given in Harvard medical school (Macmillan, editor, New-York, 1907), 2e édition, 1920.

Les Névroses, 1 vol. in-12, 1909, 10e mille (Flammarion).

La Médecine psychologique, 1 vol. in-12, 1923 (Flammarion).

Les Stades de l'évolution psychologique. Cours au Collège de France. 1 vol. in-8, 1926 (Maloine).

La Pensée intérieure et ses troubles. Cours au Collège de France. 1 vol. in-8, 1927 (Maloine).

L'Évolution de la mémoire et de la notion du temps. Cours au Collège de France, 1928 (Maloine).

L'Évolution de la personnalité. Cours au Collège de France, 1929 (Maloine).

Psicologia de los sentimentos. Cours à l'Université de Mexico, 1926 (Librairie Franco-Americana, Mexico).

Travaux du Laboratoire de Psychologie de la Salpêtrière
CINQUIÈME SÉRIE

L'ÉTAT MENTAL
DES
HYSTÉRIQUES

ÉTUDES SUR DIVERS SYMPTOMES HYSTÉRIQUES

PAR

Le Dr PIERRE JANET
Membre de l'Institut,
Professeur de psychologie au Collège de France.

TROISIÈME ÉDITION
AVEC GRAVURES DANS LE TEXTE

PARIS
LIBRAIRIE FÉLIX ALCAN
108, BOULEVARD SAINT-GERMAIN, 108

1931

PRÉFACE

La cinquième série des travaux du Laboratoire de Psychologie de la Salpêtrière, publiée en 1911, contenait trois parties.

La première partie était la reproduction de mes études sur l'*État mental des hystériques*, qui avaient été présentées comme ma thèse de doctorat en médecine et qui avaient été publiées en 1893 et 1894 en deux petits volumes : *Les Stigmates mentaux* et *Les Accidents mentaux des hystériques*, dans la collection Charcot-Debove ; ces deux petits volumes étaient épuisés depuis longtemps.

La deuxième partie réunissait un certain nombre de travaux qui avaient paru dans diverses revues à propos des mêmes malades. La troisième partie de ce volume était constituée par la reproduction sans modifications d'un travail déjà ancien que j'avais écrit sur le *Traitement psychologique de l'hystérie* pour le Traité de thérapeutique appliquée d'Albert Robin. Cette étude avait été publiée en 1898 dans le tome XV de la première édition de ce Traité de thérapeutique en vingt volumes.

Cette cinquième série des travaux du Laboratoire de la Salpêtrière est maintenant complètement épuisée, et il est difficile de publier de nouveau dans son ensemble un aussi gros volume de sept cents pages ne contenant que des études anciennes dont l'intérêt est en partie diminué. Il est nécessaire de le réduire et de ne publier dans une nouvelle édition qu'une seule de ces trois parties.

La suppression de la troisième partie n'est pas difficile, car l'essentiel de ce traitement psychologique de l'hystérie se trouve contenu dans les *Médications psychologiques* publiées en 1919, particulièrement dans le premier et dans le second volume. Je regrette beaucoup plus le sacrifice de la première partie, qui, à mon avis, présente encore aujourd'hui un certain intérêt, surtout au point de vue historique. Cette thèse de doctorat en médecine n'est pas sans avoir joué un certain rôle dans l'évolution des idées sur la névrose hystérique : elle montre le point de départ de l'explication des stigmates et des accidents par les idées et les autosuggestions du malade, et surtout le point de départ de bien des conceptions sur les phénomènes psychologiques subconscients auxquelles on a attribué depuis cette époque un si grand rôle. Mais il faut reconnaître qu'il s'agit là surtout d'un intérêt historique et j'espère que les personnes désireuses de trouver ces renseignements pourront facilement se procurer un exemplaire de l'une ou l'autre des deux premières éditions.

J'attache une importance plus grande aux travaux qui étaient contenus dans la deuxième partie. Il s'agit là d'observations et d'interprétations qui peuvent encore aujourd'hui être utiles non seulement pour l'étude des névroses, mais aussi pour les études psychologiques. Les sept chapitres de cette deuxième partie contiennent des observations relatives à la localisation des troubles hystériques sur le côté droit ou le côté gauche du corps, sur l'hémaniopsie et les troubles de la vision binoculaire, sur le rythme de Cheyne-Stokes, sur le phénomène des apports chez les médiums et surtout sur les modifications des souvenirs par l'émotion et sur les doubles personnalités à propos d'une Félida artificielle. Ces deux dernières études sont très souvent utilisées dans mes leçons sur la mémoire.

CHAPITRE I

NOTE SUR L'HYSTÉRIE DROITE ET SUR L'HYSTÉRIE GAUCHE[1]

Cette note est destinée à résumer rapidement une statistique que nous avons eu l'occasion de faire à propos des divers accidents présentés par les malades hystériques qui ont été étudiés au laboratoire de psychologie de la Salpêtrière.

Nous avons été amenés à faire ce petit calcul par une remarque que nous avions déjà discutée dans un travail précédent[2]. A propos de plusieurs cas curieux, d'aphasie, de mutisme, de surdité verbale chez des hystériques, nous avions observé que ces troubles du langage se présentaient chez des malades qui avaient, d'autre part, des accident paralytiques, des troubles de sensibilité sur le côté *droit* du corps. Cette remarque avait son importance, car elle rapprochait le mutisme hystérique de l'aphasie organique et ce sont des faits de ce genre qui permettront de préciser un peu les hypothèses relatives aux localisations anatomiques des troubles de l'hystérie. Plusieurs auteurs avaient fait des remarques analogues sur les relations entre le mutisme hystérique et les accidents siégeant à droite. Il nous a semblé intéressant de vérifier cette remarque, avec plus de précision, en faisant une enquête sur un grand nombre de cas d'hystérie avec troubles du langage. C'est pour cette raison que nous avons passé en revue nos anciennes observations, et dressé une statistique des divers accidents de l'hystérie.

Voici maintenant dans quelles conditions ce travail a été fait :

Nous avons pris, non pas toutes les observations d'hystérie du service, mais uniquement celles des malades qui ont été étudiées spécialement au laboratoire de psychologie et dont l'observation avait été recueillie avec quelque précision. Depuis une dizaine

1. Publiée en collaboration avec M. Raymond, dans la *Revue neurologique*, 15 décembre 1899, p. 851.
2. *Névroses et idées fixes*, 1898, II, p. 447.

d'années, ces observations d'hystérie proprement dite s'élèvent au nombre de 388. Nous les avons réparties d'abord en trois groupes : 1° un groupe des malades qui ne présentent pas de localisations bien nettes des symptômes sur une moitié du corps : les uns n'avaient que des troubles de la sensibilité ou du mouvement, légers ou transitoires. Ils avaient, par exemple, des attaques, des crises de sommeil, des vomissements sans stigmates permanents sur le côté droit ni sur le côté gauche. Les autres avaient, au contraire, au plus haut degré, ces stigmates permanents, mais les présentaient à peu près également sur les deux moitiés du corps. C'est ce que l'on observe, par exemple, dans des cas d'anesthésie totale ou dans des cas de paraplégie. Ce premier groupe ne permet donc pas d'établir une localisation latérale des symptômes hystériques.

2° Dans un second groupe, nous avons rangé les malades qui présentaient nettement une prédominance des stigmates et des accidents sur le côté gauche du corps. Quelquefois cette prédominance était très marquée : pendant vingt ou trente ans, les malades ont présenté des phénomènes variés, contractures, paralysies, chorées dans le bras ou la jambe gauche, sans jamais rien avoir du côté droit. Quelques-uns appellent leur côté gauche le côté malheureux, et expliquent cette prédominance des accidents par une infirmité spéciale de ce côté.

3° Enfin, dans le troisième groupe, nous rangeons les malades chez lesquels les troubles du mouvement et de la sensibilité ont siégé, de préférence, sur le côté droit.

Cette première répartition nous donne les chiffres suivants : le premier groupe contient 138 malades (c'est le groupe le moins cohérent); le deuxième, celui des hystériques gauches, 148 malades ; le troisième, 102.

Déjà cette première statistique présente un petit intérêt. Nous pensions, avec Briquet, que les hystériques gauches étaient beaucoup plus nombreux que les droits. « Trois anesthésies du côté gauche pour une du côté droit, disait Briquet[1] ». Ce chiffre n'est pas tout à fait celui que nous trouvons ; tout au plus pourrions-nous dire trois anesthésies à gauche pour deux à droite.

Peut-être — c'est un scrupule que nous devons énoncer — l'un de nous s'était-il intéressé particulièrement l'année dernière aux

1. *Traité de l'hysterie*, 1859, p. 278.

hystéries droites et les avait-il recueillies de préférence. Mais cela ne peut modifier que légèrement une statistique portant sur 388 observations recueillies depuis dix ans. Il semble donc que les hystéries droites sont un peu plus nombreuses que nous ne le pensions.

Après avoir établi ces trois groupes, nous avons noté le nombre des malades de chaque groupe qui avaient présenté telle ou telle catégorie d'accidents. Il est vrai qu'à la rigueur, chaque hystérique, si elle est assez gravement malade, a présenté à peu près tous les accidents. Il n'y a guère d'hystérique gravement atteint qui n'ait des attaques sous une forme quelconque, de troubles de la sensibilité et du mouvement, des troubles de la digestion, etc., mais il n'en est pas moins vrai que chaque malade a son caractère propre et présente, au moins pendant un certain temps, un ou deux phénomènes tout à fait prépondérants. Celle-ci a deux attaques par jour et a le bras gauche contracturé, mais ne présente pas de vomissements ni de mutisme, telle autre a des vomissements incoercibles mais n'a pas les membres contracturés. En ne considérant donc que les symptômes les plus importants, nous avons pu dresser le tableau suivant où l'on voit combien de malades, dans chaque catégorie, ont présenté des attaques, des sommeils, des contractures, etc.

PREMIER TABLEAU

	1er GROUPE sans loc. latérale 138 malades.	2e GROUPE gauche. 148	3e GROUPE droit. 102
Attaques de diverses formes.	47	81	39
Sommeils, somnambulismes, fugues.	33	26	10
Contractures.	17	44	21
Paralysies.	15	22	31
Chorées, tics, tremblements.	22	10	21
Dysesthésies localisées, topoalgies.	8	21	11
Anorexie.	11	23	13
Vomissements.	9	11	5
Troubles abdominaux.	4	11	2
Troubles de la miction.	5	2	3
Troubles trophiques.	4	2	3
Aphonie.	4	1	5
Bégaiement, troubles de l'articulation.	2	1	6
Mutismes, diverses formes d'aphasie.	7	2	14
Toux nerveuse.	3	0	7
Hoquets, aboiements.	8	1	6

	1er GROUPE sans loc. latérale 138 malades.	2e GROUPE gauche. 148	3e GROUPE droit. 102
Rires.	3	1	3
Polypnée, suffocations.	2	0	1
Idées fixes.	19	15	13
Hallucinations.	5	10	3
Délire.	17	15	15
Confusion mentale, stupeur.	4	5	1

Ce tableau nous montre déjà la fréquence relative de tel ou tel accident. Nous avons 47 malades dans le premier groupe, 81 dans le second, 39 dans le troisième qui ont présenté des attaques. Au contraire, nous n'avons que 9 malades dans le premier groupe, 11 dans le second, 5 dans le troisième qui ont présenté des vomissements incoercibles. Cette statistique est analogue à celle qui avait été déjà établie par Briquet. Elle confirme celle-ci sur bien des points et nous donne une idée approximative sur la fréquence de tel ou tel symptôme.

Mais nous ne pouvons comparer les différents groupes entre eux à cause du nombre différent des malades qu'ils contiennent. Pour faire cette comparaison, nous avons commencé par réunir des symptômes du même ordre, par exemple, les attaques, les somnambulismes, les fugues, puis les contractures, les paralysies, les chorées dans la classe générale des troubles du mouvement. Nous avons conservé ainsi six classes de symptômes : 1° les attaques, 2° les troubles du mouvement des membres, 3° les troubles des fonctions de la nutrition, 4° les troubles des fonctions de respiration, 5° les troubles du langage, 6° les troubles intellectuels. Nous arrivons alors au second tableau où l'on voit le nombre des malades qui ont présenté telle ou telle classe d'accidents. Enfin, nous avons ramené ces nombres à la même proportion en portant le nombre des malades de chaque groupe à 100, ce qui nous donne le troisième tableau :

DEUXIÈME TABLEAU

	1er GROUPE 138 malades.	2e GROUPE 148	3e GROUPE 102
Attaques, sommeils somnambulismes, fugues.	80	107	49
Troubles du mouvement des membres.	54	7	73
Anorexie et troubles des fonctions de nutrition.	33	49	26
Aphonie, aphasies, troubles du langage.	13	4	23
Toux, hoquets, troubles de la respiration.	16	2	17
Idées fixes, délires, troubles intellectuels.	45	45	32

TROISIÈME TABLEAU

	1er GROUPE 100	2e GROUPE 100	3e GROUPE 100
Attaques, sommeils, somnambulismes, fugues.	57,9	72,2	48
Troubles du mouvement des membres. . .	39,1	37,8	71,5
Troubles des fonctions de nutrition. . . .	23,9	33,1	25,4
Aphonie, aphasies, troubles du langage. .	9,4	2,7	22,5
Toux, hoquets, troubles de la respiration. .	11,5	1,3	16,7
Troubles intellectuels.	32,6	30,4	31,3

Ce troisième tableau répond, d'une manière intéressante, à la question que nous nous étions posée au début relativement aux troubles du langage.

Dans le premier groupe, qui contient des malades ayant des accidents sur les deux côtés du corps, en même temps que des malades sans accidents localisés à droite ni à gauche, nous trouvons 9,4 sur 100 sujets qui présentent des troubles du langage. Au contraire, si nous prenons le second groupe, qui contient les hystériques gauches, nous trouvons 2,7 avec des troubles du langage, et dans le troisième groupe, celui des hystéries droites, 22,5. La différence est tout à fait caractérisque. Le petit nombre des cas de troubles de la parole, coïncidant avec des accidents siégeant à gauche, se compose de cas qu'il n'est pas impossible d'expliquer : ainsi il sagit, dans une observation de bégaiement fortement exagéré, à la suite d'une émotion et d'une attaque, mais chez un individu qui était déjà bègue auparavant, depuis son enfance. Dans une autre observation, nous sommes en présence d'un mutisme par imitation. Ces exceptions n'infirment donc pas la règle qui nous montre, si l'on en croit cette petite statistique, la prédominance énorme des troubles de la parole chez les hystériques atteints d'accidents du côté droit, ainsi que cela est connu pour les aphasies organiques.

Mais ce tableau ainsi que les précédents, nous permet aussi de faire une constatation inattendue. Tandis que tous les autres symptômes sont à peu près en même nombre dans l'hystérie gauche et dans l'hystérie droite, il est bien surprenant de voir que les troubles respiratoires, la polypnée, le hoquet, la toux, le rire, etc., qui constituent des accidents fort curieux de l'hystérie, se présentent avec une prédominanee marquée dans le groupe des hystéries droites : 11,5 pour le premier groupe à symptômes bilatéraux ; 1,3 pour le groupe gauche ; 16,7 pour le groupe des hystéries droites, 10 fois plus dans le troisième groupe que dans le second. Cette différence ne se montre pour aucun autre accident. Nous n'osons pas tirer de conclusion ferme d'une statistique. Demain nous aurons peut-être à observer une série de hoquets graves avec anesthésie et paralysie gauches. Nous présentons seulement comme un fait curieux le résultat de notre calcul. S'il se confirmait, on pourrait peut-être remarquer qu'il s'explique par un certain rapport entre les fonctions de la respiration et les fonctions du langage. Il est probable que la respiration n'est troublée, chez l'hystérique, que dans ses éléments les plus élevés, en rapport avec les fonctions psychologiques de l'émotion et de l'attention ; il n'est pas absurde de penser que, considérés à ce point de vue, elle se rapproche des fonctions du langage. Faut-il émettre la supposition hardie que, précisément à cause de son rôle dans la parole, le cerveau gauche a plus d'influence sur la mécanique de la respiration que le cerveau droit et que les centres corticaux de la respiration sont non pas exclusivement mais d'une manière prédominante du côté gauche ?

Si ce tableau nous a permis de faire une remarque que nous ne soupçonnions pas, relativement aux troubles de la respiration, d'origine corticale ou psychique, d'autre part, il est loin de confirmer une supposition que nous étions disposés à concevoir *a priori*. Si l'on songe au rôle attribué au cerveau gauche dans une des opérations intellectuelles les plus élevées, on aurait pu croire que les troubles du cerveau gauche, et, par conséquent, les symptômes siégeant à droite devaient, plus fréquemment que les troubles du côté opposé, amener les accidents d'ordre intellectuel, les grands délires. Cette supposition a même joué un rôle dans certaines études, en particulier dans celles des psychologues anglais, en particulier dans celles de M. H. W. Myers sur les variations de la personnalité. Cet auteur admettait un engourdissement du cerveau gauche et un fonctionnement exclusif du cerveau droit quand certains malades, Louis V..., par exemple, présentaient une personnalité grossière et mauvaise, et inversement la prédominance du cerveau gauche, quand la personnalité était intelligente et bonne. Nous n'avons pas à discuter ces hypothèses ; nous nous bornerons à remarquer que les malades ayant présenté des troubles intellectuels graves, sont à peu près aussi nombreux dans nos deux derniers groupes : 30,4 pour 100 dans le deuxième groupe des hystéries gauches, et 31,3 pour 100 dans le groupe des hystéries droites. Cela n'indique pas un rôle bien spécial des affections du cerveau gauche dans les troubles intellectuels.

Ici encore, comme à propos des accidents de la respiration considérés au point de vue mécanique, nous n'avons pas la prétention de tirer des conclusions d'un petit calcul portant sur un nombre restreint de malades. Nous nous bornons à indiquer les réflexions que nous suggère une statistique toujours intéressante en elle-même.

CHAPITRE II

UN CAS D'HÉMIANOPSIE HYSTÉRIQUE TRANSITOIRE[1]

Dans un précédent travail[2], j'ai eu l'occasion d'étudier assez longuement l'hémianopsie chez les hystériques, à propos d'un cas fort curieux. Ce phénomène n'est pas seulement intéressant comme une curiosité clinique, assez rare et fort controversée dans l'hystérie ; c'est encore un fait qui peut avoir un grand intérêt au point de vue de l'interprétation physiologique des symptômes de la névrose.

Il est bien entendu par tout le monde que l'hystérie est une maladie cérébrale ou plutôt corticale, bien qu'elle puisse être déterminée par des causes générales : arthritisme, auto-intoxications, infections, etc. Mais, la localisation précise, dans l'écorce, de tel ou tel trouble hystérique est, jusqu'à présent, bien difficile en l'absence de lésions constatées anatomiquement.

La plupart des symptômes sont complexes, presque toujours compliqués par une foule de phénomènes psychologiques, qui semblent indiquer la participation simultanee de la plupart des centres corticaux. Le trouble ordinaire de la vue chez l'hystérique, le rétrécissement concentrique du champ visuel, qui peut siéger exclusivement dans un œil est difficile à rattacher à une altération des centres occipitaux. La lésion, l'engourdissement d'un seul de ces lobes produirait l'hémianopsie homonyme des deux yeux et non le rétrécissement concentrique d'un seul côté. Il y a

1. Publié dans la *Presse médicale*, le 25 octobre 1899, p. 241.

2. Conférence faite à la Salpêtrière le 25 janvier 1895, publiée dans les *Archives de neurologie*, n° 99, en mai 1895, et dans mon livre, *Névroses et idées fixes*, 1898, I, 243. Aux observations rapportées dans cette étude, il faut ajouter : les cas qui sont signalés dans le travail de Mittchell et Scheinitz, *Journal of nervous and mental diseases*, New-York, janvier 1894, qui m'ont été obligeamment indiqués par M. H. Patrick, de Chicago; l'observation de MM. Lannois et Tournier, *Revue de médecine*, 1er janvier 1896 ; les observations intéressantes contenues dans le mémoire de M. Wilfrid Harris, « Hemianopia », *Brain*, 1897, 309.

donc là un trouble complexe, qui nécessite probablement l'intervention de centres de la vision supérieurs. Dans ces conditions, il est important de relever dans l'hystérie des phénomènes simples dont la localisation anatomique soit déjà bien connue d'autre part. C'est à ce point de vue que je considère l'étude de l'aphasie[1] et celle de l'hémianopsie comme particulièrement intéressantes dans l'hystérie. Aussi me semble-t-il utile de signaler, en quelques mots, une observation nouvelle dans laquelle ce phénomène s'est présenté d'une manière transitoire au cours du traitement d'une amaurose unilatérale.

*
* *

Cette observation d'hémianopsie a été prise sur une femme âgée de quarante-deux ans, que j'ai eu l'occasion de soigner récemment pour tout un ensemble d'accidents hystériques.

Jm..., en effet, est une grande hystérique qui a présenté depuis l'âge de seize ans à peu près tous les accidents de la névrose : attaques, périodes d'anorexie, périodes assez longues de délire pendant plusieurs semaines, contractures siégeant sur les membres, sur le tronc, troubles de la digestion, de l miction, anesthésies variées, etc. C'est une longue histoire pathologique que nous ne pouvons étudier ici ; j'indique seulement le dernier accident caractéristique pour lequel j'ai dû traiter cette personne. A la suite de diverses émotions, les phénomènes nerveux, qui n'avaient jamais disparu, ont pris une forme particulièrement pénible.

Jm... a éprouvé depuis six mois des douleurs dans le ventre, dans le dos, dans les jambes. Elle est devenue de plus en plus incapable de marcher et n'a plus pu modifier une attitude singulière du corps : elle est, en effet, penchée en avant et du côté gauche, presque pliée en deux et ne peut se relever. La jambe gauche est complètement raidie dans sa partie supérieure, quoique l'articulation du genou et celle du pied soient encore à peu près mobiles. La malade ne peut se servir de ses jambes pour marcher et elle tombe dès qu'elle est debout. Elle souffre encore d'une rétention d'urine, de douleurs violentes à la face, du côté gauche, et de maux de tête.

1. Raymond et Pierre Janet, *Névroses et idées fixes*, 1898, II, 447.

L'examen de la malade nous montre que la plupart de ces accidents sont déterminés par des contractures : contractures des muscles du tronc, surtout des muscles droits de l'abdomen, contracture de la hanche gauche, contracture du sphincter de l'urètre, contracture des muscles de la mâchoire du côté gauche, etc. A ces contractures s'ajoutent des phénomènes paralytiques dans la partie inférieure de la jambe gauche et divers troubles viscéraux sur lesquels il n'y a pas lieu d'insister ici.

L'examen de la sensibilité, important dans cette matière, nous montre, bien entendu, de grandes altérations de la sensibilité musculaire ou kinesthésique, généralisées à tout le corps, une dysesthésie considérable des muscles dès qu'on essaye de les remuer, que nous avons déjà signalée comme un des phénomènes importants des contractures, une diminution notable de la sensibilité tactile sur tout le côté gauche avec aggravation sur quelques régions. L'anesthésie est plus forte à la hanche gauche, presque complète dans la région des adducteurs de la cuisse gauche. Elle est aussi très marquée à la face, dans toute la région de l'œil du côté gauche. Les sens spéciaux, le goût et l'ouïe sont fortement diminués de ce côté ; l'odorat est supprimé dans la narine gauche. Enfin, l'œil gauche, que nous avons particulièrement à étudier, présente une amaurose complète.

*
* *

Quand je veux examiner la vision de l'œil gauche, Jm... proteste en disant que cet examen est inutile, car cet œil est perdu depuis plus de dix ans, à la suite d'une atrophie du nerf optique. Ce diagnostic, dit-elle, lui a été affirmé par l'oculiste qui l'a soignée dans son pays. En insistant, j'apprends de quelle manière bizarre la vue a été perdue complètement dans l'œil gauche, quand la malade avait l'âge de vingt-sept ans. A la suite d'une vive contrariété, Jm... a ressenti des suffocations, une vive douleur aux tempes et à la tête, surtout en arrière. Elle n'eut pas une attaque de nerfs véritable, mais resta longtemps très angoissée et la tête endolorie. Quelques mois après, à propos d'un petit bouton qu'elle dut soigner sur la paupière de l'œil droit, elle essaya d'appliquer un bandeau sur cet œil droit et, à sa grande stupéfaction, elle s'aperçut que, malgré l'ouverture de l'œil gauche, elle était absolument aveugle. C'est à ce moment seulement qu'elle fit examiner cet œil gauche et que l'on constata une perte complète de la vision, attribuée, paraît-il (je n'ai sur ce point que l'affirmation de

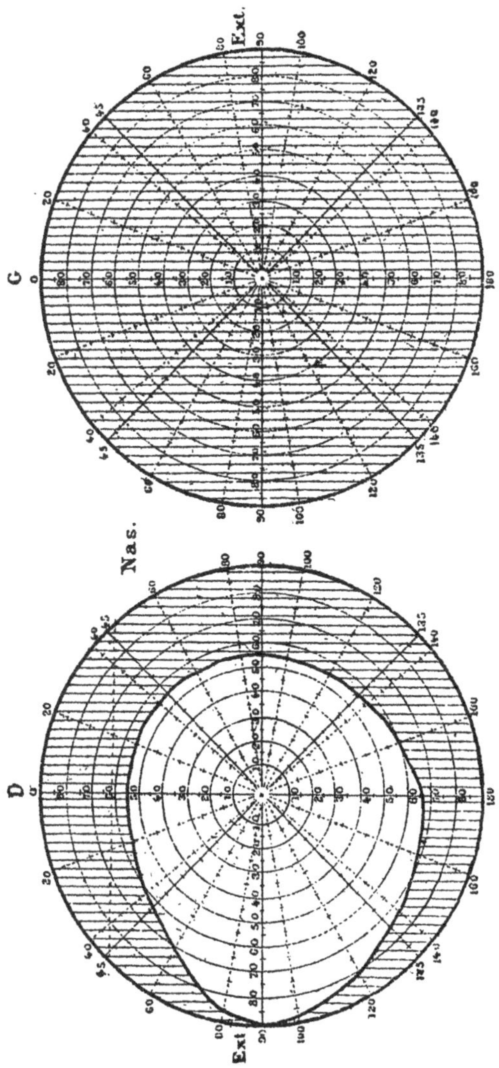

FIGURE 13.

malade), à une atrophie du nerf optique. En remontant en arrière, Jm... est convaincue, et nous sommes disposé à la croire, que cette amaurose a été déterminée au moment de l'attaque avortée et des douleurs de tête qui s'étaient produites quelques mois auparavant. Depuis quinze ans, cette amaurose, prétend la malade, n'a jamais disparu ; au contraire, il y a eu, par moments, une aggravation très étrange.

Toujours à la suite d'émotions, Jm... a cru voir devant ses yeux comme un éclair rouge. Elle a fermé les yeux : quand elle les a rouverts, elle était tout à fait aveugle, aussi bien de l'œil droit que de l'œil gauche. Cette cécité a duré douze jours et a disparu subitement, comme elle était venue. Cet accident si grave s'est encore reproduit une fois, mais la cécité n'a duré que sept jours. Depuis plusieurs mois, cet accident ne se reproduit plus et Jm... ne se plaint plus de sa vision. Elle s'est habituée, dit-elle, à la perte de l'œil gauche et elle voit très bien avec un seul œil. Il est remarquable, en effet, de constater que l'œil droit ne présente actuellement aucun trouble hystérique : l'acuité est normale, les couleurs sont bien distinguées et le champ visuel tout à fait étendu. Nous avons donc, avant tout traitement de la malade, pris un premier dessin des champs visuels (fig. 13) dans lequel l'œil droit a un champ normal de 60° du côté interne et 90° du côté externe, et l'œil gauche tout à fait perdu, a un champ absolument nul.

L'examen de l'œil gauche ne confirme pas le diagnostic que nous suggère la malade. Nous n'avons pu faire examiner le fond de l'œil, mais des signes suffisants nous permettent de mettre en doute l'atrophie du nerf optique. D'une part, le réflexe lumineux est complètement conservé. D'autre part, on peut répéter sur la malade certaines expériences faites sur l'amaurose unilatérale des hystériques. J'ai pratiqué sur elle la petite expérience suivante, qui peut s'ajouter aux expériences de Pitres et de Bernheim. Les deux yeux étant ouverts et la malade prétendant ne voir absolument que par l'œil droit, j'appuie avec l'ongle au-dessous de l'œil droit de manière à déplacer l'axe visuel de l'œil, et la malade se plaint naïvement qu'elle voit deux objets au lieu d'un. Il est trop évident que cette duplication des objets par le déplacement d'un œil serait impossible si l'autre œil ne voyait pas. Cette expérience confirme ce que nous supposions déjà par toute l'histoire de la malade et par la conservation des réflexes : c'est que l'amaurose de l'œil gauche est de nature hystérique et ne porte que sur la perception des objets quand l'œil gauche est seul ouvert. Mais, quoi qu'il en soit, l'amaurose est à ce moment complète et, l'œil droit étant fermé, la malade prétend être dans l'obscurité absolue.

*
* *

Je résume rapidement le traitement qui a été appliqué aux contractures du tronc et de la hanche gauche. Ce traitement est bien connu. Il réussit en général facilement, surtout quand les malades sont hypnotisables et suggestibles. J'ai insisté sur les principaux points de ce traitement dans une communication à la Société de Médecine de Paris . La malade étant hypnotisée, j'ai cherché par le massage et la mobilisation des parties contracturées à lui rendre le sentiment clair de ces parties et de leur mouvement; puis, je l'ai dressée à les mouvoir elle-même en apportant une très grande attention à ces mouvements et aux sensations qu'ils déterminaient. J'ai rencontré au début une difficulté singulière et intéressante. La malade retrouvait très vite et d'une manière remarquable le mouvement du côté gauche, mais, à ce même moment, elle perdait en grande partie les fonctions intellectuelles et restait dans un état demi-délirant. Je ne pouvais faire disparaître ce délire qu'en laissant les contractures et les paralysies se rétablir. J'ai déjà souvent insisté sur ces équivalences dans l'hystérie. Je les avais étudiées déjà, en 1889, à propos d'une jeune fille atteinte de vomissements incoercibles, qui tombait dans un état de délire complet dès que l'on supprimait les vomissements et qui ne retrouvait la raison qu'en recommençant à vomir. Il semble que l'hystérique dispose d'une quantité totale de force nerveuse, insuffisante pour subvenir simultanément à toutes les fonctions et qu'elle ne puisse rétablir une fonction qu'en en perdant une autre. Quoi qu'il en soit, j'ai pu triompher de cette difficulté en rétablissant plus lentement les mouvements du côté paralysé et en habituant la malade à reprendre possession de son côté gauche, en modifiant et en supprimant les idées fixes qui rappelaient les émotions les plus graves. Après cinq à six semaines, toutes les fonctions motrices étaient bien rétablies.

*
* *

C'est à ce moment que je me suis préoccupé de modifier l'état

1. P. Janet, *La France médicale*, 6 décembre 1895, et *Névroses et idées fixes*, I, p. 347.

de l'œil gauche, malgré l'opinion de la malade qui persistait à le croire incurable. J'ai appliqué à cet œil des procédés déjà décrits depuis longtemps par les auteurs des théories sur l'æsthésiogénie. Ces pratiques me servaient autrefois à provoquer ce que j'appelais le somnambulisme total, c'est-à-dire un état dans lequel les hystériques retrouvaient toute leur sensibilité et tous leurs souvenirs. Ces procédés consistent essentiellement à attirer l'attention du sujet sur une partie du corps par un procédé quelconque[1]. Dans un cours à la Salpêtrière, je mettais le fait en évidence par cette expérience simple qui consiste à coller un pain à cacheter sur la main anesthésique d'une hystérique et à la forcer à le conserver. Au bout de quelques minutes, cette main que la malade a regardée et qui la préoccupe est redevenue sensible. Par des procédés de ce genre, je forçais Jm... à faire attention à son œil gauche dont je touchais les paupières et que je massais légèrement. Comme il arrive souvent dans ces cas, quoique ce ne soit pas régulier, le retour de la sensibilité fut annoncé par des souffrances. Jm... se mit à crier qu'elle souffrait dans son œil, dans la tempe, que l'œil grossissait, qu'il allait éclater. En même temps elle souffrait dans la tête, sans que j'aie pu parvenir à obtenir une localisation bien précise de cette souffrance cérébrale. La malade souffrait, disait-elle, dans le côté malade de la tête, c'est-à-dire pour elle le côté gauche. Au bout de quelque temps de ces souffrances, elle fut étonnée de constater que la vision revenait, très confuse d'abord, ne permettant de distinguer que le jour et l'obscurité. A la troisième séance d'exercices, la vue fut plus nette et permit de reconnaître les objets, surtout lorsqu'ils étaient placés à une petite distance de son œil, car il y avait un spasme permanent de l'accommodation. C'est à ce moment que se produisit un fait inattendu, que je n'avais pas encore observé dans des circonstances semblables. Jm..., qui avait toujours l'œil droit fermé, se plaignait de ne voir que très mal de son œil gauche et me dit spontanément qu'elle ne voyait que la moitié des objets. En l'interrogeant avec plus de précision, je constate que cet œil ne voit que la moitié droite des objets (par rapport à la malade) et ne voit aucunement la moitié gauche. Un objet que je tiens à la main et qu'elle voit à sa droite disparaît quand il dépasse de

1. *Revue philosophique*, 1887, 1888. « *Automatisme psychologique*, 1889, pp. 87, 95 et passim. *Névroses et idées fixes*, 1898, I, p. 237.

quelques degrés la ligne médiane. C'est tout à fait une hémianopsie gauche.

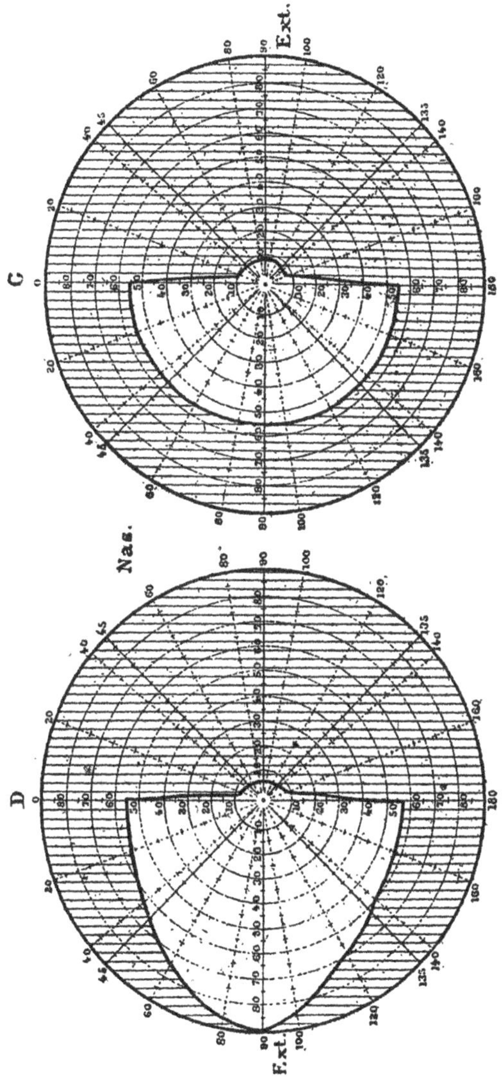

FIGURE 14.

Ce qui me paraît plus curieux encore, c'est qu'après avoir découvert l'œil droit, qui d'ordinaire voyait très correctement, cette hémianopsie persista. La malade continua à déclarer qu'elle ne voyait plus que la moitié droite. A ce moment j'ai pris avec précision le champ visuel que l'on voit reproduit (fig. 14). C'est une hémianopsie homonyme du côté gauche avec persistance de la vision centrale dans un rayon de quelques degrés. En un mot

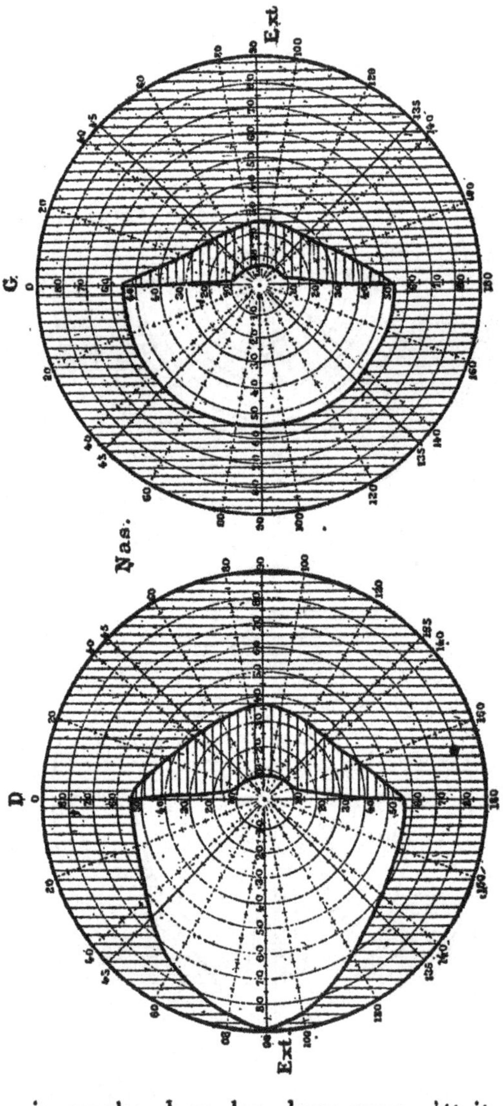

FIGURE 15.

l'hemianopsie gauche dans les deux yeux s'était substituée à l'amaurose unilatérale de l'œil gauche. On peut encore dire que c'est un fait d'équivalence hystérique ; les choses se passaient comme si la sensibilité restait au total la même et se répartissait différemment. Dans le traitement du premier cas d'hémianopsie hystérique que j'ai signalé, j'avais noté quelque chose d'analogue. Quand l'hémianopsie disparut, la sensibilité visuelle répartie sur tout le champ devint beaucoup moindre et la malade se plaignit de tout voir dans un brouillard. On pourrait appliquer à ces transformations une remarque faite autrement par Cabanis à propos de faits du même genre qu'il avait observés chez des névropathes. « La sensibilité, disait-il, se comporte à la manière d'un fluide dont la quantité totale est déterminée et qui toutes les fois qu'il se jette en plus grande abondance dans un de ses canaux diminue proportionnellement dans les autres[1]. » Il n'en est pas moins vrai que la substitution de l'hémianopsie homonyme à l'amaurose unilatérale est une forme bien remarquable d'équivalence. Elle nous indique une disposition à la division des champs visuels, à la vision hémiopique qui se manifeste dès qu'on change l'équilibre des centres de la vision.

Cette hémianopsie ne dura pas très longtemps ; lorsque je revis la malade, trois jours après, tout avait disparu et les choses étaient revenues spontanément à l'état initial, c'est-à-dire l'amaurose complète de l'œil gauche avec champ visuel intact à droite. Une nouvelle séance d'exercices amena plus rapidement que la première fois la même modification, le retour de l'hémianopsie ; mais, cette fois, en exerçant la malade, je cherchai à dépasser ce point et à la forcer à voir du côté gauche. J'obtins alors un champ visuel encore assez curieux (fig. 15) ; la vision s'étendit du côté gauche toujours en partant du centre, plus dans l'œil droit que dans l'œil gauche. Mais, cette portion du champ visuel située à gauche de la ligne médiane resta extrêmement obscure. La vision y était très affaiblie. Si on excitait trop vivement la vision de l'œil droit, son champ visuel s'élargissait, mais celui de l'œil gauche diminuait. J'ai pu constater ainsi toutes sortes de formes curieuses du champ visuel qui se modifiait à mesure que la vision faisait des progrès, jusqu'à ce que les deux champs visuels aient pu être rétablis d'une manière à peu près complète (fig. 16).

Malheureusement ce rétablissement de la vision supprimée depuis plus de dix ans, reste extrêmement fragile. Il suffit de la plus légère émotion pour dissocier de nouveau les perceptions visuelles, pour faire retomber la malade dans son état antérieur.

1. Cabanis, *Rapports du physique et du moral.* second mémoire, § 6. *Œuvres,* 1824, III, p. 153.

Quoique Jm... soit partie avec une vision à peu près intacte, je doute qu'elle l'ait conservée bien longtemps.

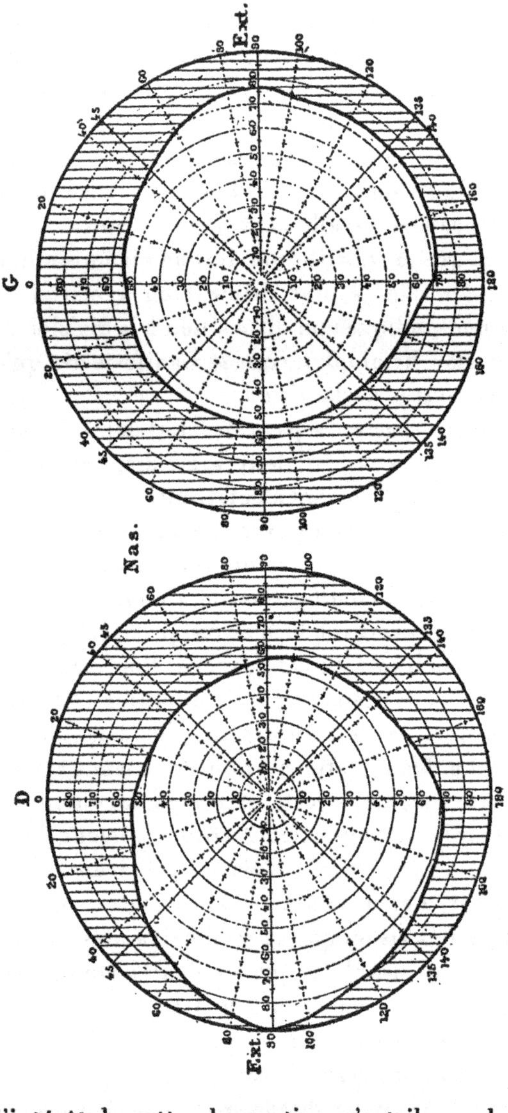

Figure 16.

Aussi l'intérêt de cette observation n'est-il pas dans le traitement de l'amaurose unilatérale hystérique dont on connaît d'innombrables exemples ; il est dans l'apparition spontanée de l'hémianopsie au cours du traitement. Sans doute il y a ici une grande difficulté, qu'il ne faut jamais méconnaître. La répartition de la sensibilité chez les hystériques se modifie très facilement sous l'influence des idées du sujet ou des paroles que l'on prononce devant lui. Nous savons que l'hémianopsie peut très bien se produire par suggestion et dans un travail précédent j'en ai rapporté des exemples.

Avons-nous affaire à un cas de ce genre ? En excitant cette malade à voir, lui ai-je dit involontairement qu'elle voyait à moitié ? l'a-t-elle compris ainsi ? Je ne le crois pas. Rien dans mes observations antérieures d'amaurose ne me portait à penser à l'hémianopsie. Mais comme c'est toujours un danger à redouter, cette observation a besoin de confirmation.

J'espère que ceux qui auront l'occasion de traiter dans les mêmes conditions des cas d'amaurose hystérique voudront bien observer si, dans le retour de la vision, il n'y a pas une période d'hémianopsie. Si on la constatait comme je viens de le faire, ce serait un fait intéressant pour montrer les lois de la sensibilité chez l'hystérique. Peut-être ces faits pourraient-ils nous renseigner davantage sur le rôle que les centres occipitaux, ou d'autres centres au-dessus d'eux, jouent dans les troubles de la vision chez ces malades. Mais, il est inutile de s'engager dans des hypothèses aventureuses à propos d'un fait qui a besoin de vérification et que je me borne à signaler.

CHAPITRE III

UN TROUBLE DE LA VISION PAR EXAGÉRATION DE L'ASSOCIATION BINOCULAIRE[1]

Il s'agit ici d'une observation curieuse qui soulève des problèmes intéressants relatifs au mécanisme de la vision, mais dont l'interprétation reste tout à fait hypothétique.

I

La malade Mme Z..., âgée maintenant de 65 ans, a toujours été plus qu'une névropathe, elle a présenté pendant toute sa vie une série d'accidents de nature hystérique bien caractérisée. Bouleversée à l'âge de 14 ans par une émotion violente à la suite de la mort accidentelle de sa sœur, elle a perdu l'usage des jambes et est restée paraplégique sur son lit pendant un an. Depuis ce moment elle a eu successivement ou simultanément des attaques hystériques avec catalepsie et somnambulisme, du mutisme, des contractures du cou, des spasmes du bras droit, des algies variées, portant sur les doigts, la nuque, la langue et diverses paralysies. Les derniers accidents nets de ce genre ont eu lieu vers l'âge de 50 ans : elle avait encore à ce moment quelques petites crises de bavardage incoercible, dernier reliquat de ses anciens somnambulismes.

Depuis ce moment les accidents proprement hystériques ont cédé la place à des phénomènes d'une autre nature qui avaient toujours existé mais qui ont pris un grand développement. Très arthritique, elle fut tourmentée par les migraines, les constipations opiniâtres, la colite muco-membraneuse qui s'est accompagnée d'entéroptose et de sténose évidente de l'intestin, puis par l'artériosclérose de plus en plus généralisée avec bourdonne-

1. Observation publiée dans les *Annales d'oculistique* en juillet 1900 ; présentée à la Société neurologique de New-York et publiée dans *The Medical Record*, 11 mai 1907.

ments d'oreilles et dureté croissante de l'ouïe, avec troubles cardiaques et phénomènes d'aortite : les crises d'asthme cardiaque ont été des plus violentes, aggravées sans doute par l'état névropathique. Mais, malgré tous ces troubles, Mme Z... conservait une intelligence remarquable, une grande activité, une énergie singulière qui lui ont permis de ne jamais se décourager et de jouer un rôle considérable dans des entreprises importantes. Ce n'est que le dernier accident qui lui a enlevé ses moyens d'occupation et qui semble avoir troublé plus sérieusement son esprit.

Il y a trois ans, en juin 1900, à la suite de quelques prodromes, elle fut atteinte d'hémorragies rétiniennes disséminées dans les deux yeux. La vision fut très atteinte pendant les premiers jours (ODV = 1/10 : OG voit les doigts à 0m,50), mais au bout de quelques semaines elle réapparut dans l'œil droit. M. Valude, qui a soigné la malade et qui m'a communiqué les renseignements consignés sur toute cette phase de la maladie, a constaté l'amélioration progressive de cet œil droit et il a noté que l'hémorragie a été complètement résorbée en ne laissant que quelques petits points de sclérose insignifiants dans la partie périphérique de la rétine, incapables de gêner la vision. Au contraire, il constate, dès le début, dans l'œil gauche, un pointillé hémorragique très abondant avec localisation marquée à la macula. Aussi cet œil gauche n'a-t-il retrouvé que momentanément un peu de vision et celle-ci s'est-elle effacée définitivement par les progrès de la sclérose, si bien qu'au bout de deux mois la vue était complètement perdue dans l'œil gauche et presque intégralement restaurée dans l'œil droit.

Mais à ce moment ont commencé des troubles qui ont toujours été en s'aggravant. La malade se plaignait de voir par son œil gauche des phénomènes lumineux, « des barres de feu, des éclairs, des raquettes, des chandelles romaines ». Ces éclairs étaient accompagnés de violentes douleurs au fond de l'œil. Il est difficile d'expliquer complètement ces douleurs survenant au cours de la sclérose de la rétine. M. Valude a bien noté dans les deux yeux une tendance au glaucome chronique simple avec légère excavation du nerf optique. Mais la tension oculaire restait presque normale et surtout les pupilles demeuraient très mobiles ; il est impossible, comme il me l'écrit, dans ces conditions, d'expliquer par un glaucome sans hypertension oculaire de telles illuminations et de pareilles douleurs. Il est plus probable qu'il s'agit de phénomènes d'irritation du nerf optique, tels qu'ils ont été constatés à la suite des hémorragies rétiniennes. Quoi qu'il en soit, « ces coups de fusil perpétuels » déterminaient des souffrances horribles et prirent graduellement un développement invraisemblable : jour et nuit la malade portait la main à son œil gauche, le serrait convulsivement et poussait des cris de douleur. Sans doute la vision était redevenue bonne de l'œil droit, et, il est bon de le remarquer maintenant, dans l'intervalle des crises de douleur Mme Z... pouvait voir et même lire assez bien avec son œil droit. Mais cette vision conservée ne lui était d'aucun usage, car elle ne pouvait ouvrir les yeux sans être éblouie par des fulgurations dans l'œil gauche et sans être forcée de les refermer à cause des violentes douleurs.

Cet état intolérable se prolongea plus d'un an et la malade en arrivait à exprimer des idées de suicide : enfin, en désespoir de cause, dans une consultation entre M. Valude et M. Dufour (de Lausanne), il fut décidé qu'il fallait sacrifier cet œil gauche absolument inutile, puisqu'il n'avait pas conservé l'ombre de vision et qu'il était le point de départ de l'irritation du nerf optique. L'énucléation, dont la malade ne voulait à aucun prix, ne parut pas indispensable et il fut décidé que l'on se bornerait à la section du nerf optique, opération qui fut déjà conseillée par de Græfe dans des circonstances semblables. L'opération fut faite par M. Valude en mars 1902: elle réussit fort bien, mais fut très pénible à cause de l'hémorragie consécutive et de l'épanchement du sang dans tous les tissus avoisinants. La région des paupières, surtout dans l'angle interne de l'œil, resta longtemps douloureuse et la malade conserva des impressions de gêne, de douleur dans le nez, dans les paupières, dans l'orbite, impressions que nous devons remarquer, car elles joueront un rôle dans les troubles ultérieurs.

Quand ces grandes douleurs et ces troubles immédiatement consécutifs à l'opération eurent disparu, on put constater les résultats de cette intervention. Un premier résultat tout à fait essentiel était obtenu d'une manière définitive. Mme Z... ne voyait plus les fulgurations qui traversaient l'œil gauche et elle n'éprouvait plus les violentes douleurs qui auparavant avaient déterminé son désespoir. Ce premier résultat suffisait pour transformer la vie de la malade; il n'a peut-être pas été apprécié suffisamment à cause des troubles singuliers de la vision qui ont persisté, mais il était des plus importants.

Au premier examen, l'état des yeux semblait cependant être satisfaisant. En effet, quand l'hémorragie fut résorbée et que le pansement put être enlevé, on constata que l'œil gauche avait admirablement conservé sa vitalité. Je dois avouer mon ignorance : je ne soupçonnais pas que l'on pût sectionner le nerf optique en conservant à ce degré l'aspect normal de l'œil. Seuls les mouvements oculaires ont été sérieusement troublés. Pour atteindre le nerf optique on est obligé de sectionner le droit externe qui est recousu après l'opération ; peut-être aussi, comme M. Valude est disposé à le croire, la pointe des ciseaux a-t elle légèrement entamé le droit interne. Après l'opération l'œil se portait fortement dans l'angle externe, plus tard il reprit plus de mouvement et put s'avancer fortement du côté droit, quand la malade faisait un effort. Mais encore maintenant ces mouvements ne sont pas récupérés entièrement et il reste un certain degré de strabisme divergent. L'état de la pupille de cet œil est à noter, celle-ci est presque constamment très contractée, en état de myosis, malgré l'absence de perception lumineuse, peut-être en raison d'excitations qui persistent dans l'œil. Cette pupille n'est pas absolument immobile, un léger massage de l'œil gauche suffit pour qu'elle se dilate, mais elle ne tarde pas à se resserrer. L'œil droit n'avait aucunement souffert ni de l'opération, ni de ses suites ; quand on enleva les pansements, on constata qu'il était resté normal et un examen sommaire montra que la vision était conservée, l'acuité visuelle était suffisante et le champ visuel étendu. On en conclut que la malade pouvait désormais se servir de son œil droit et que, n'étant plus troublée par les douleurs de l'œil gauche, elle pouvait voir correctement.

II

C'est ici que commence la perturbation singulière de la vision qui se développa à la suite de cette opération et qui a donné lieu à nos recherches psychologiques. Mme Z... voyait correctement au premier moment, mais elle se plaignait de ne pas pouvoir profiter de cette vision, car, disait-elle, il y avait devant elle un nuage bizarre toujours en mouvement qui lui dérobait la vue des objets. En vain faisait-elle tous ses efforts pour fixer un objet, pour suivre une ligne, la vision était troublée par ce nuage en mouvement et il lui était impossible de rien saisir avec netteté. Non seulement la lecture était impossible, mais même la vision des objets de la chambre était si difficile que la malade avait de la peine à se conduire. Bien plus, ce nuage mouvant ne tardait pas à déterminer du vertige et un état nauséeux, si bien que pour retrouver le calme il fallait refermer les yeux. En un mot la malade était sans doute délivrée des douleurs et des éclairs qui la tourmentaient précédemment, mais elle se plaignait de n'avoir fait aucun progrès, car elle se sentait encore plus incapable de se servir de son œil droit. Ces troubles singuliers allèrent en augmentant pendant près d'une année sans qu'aucun progrès se manifestât et le désespoir de cette malade très névropathe ajoutait encore à tous les troubles précédents.

Évidemment des phénomènes de ce genre méritent d'être appelés des *troubles nerveux de la vision,* et il est tout naturel que l'on ait considéré comme névropathiques des troubles qui ne justifiait aucunement l'état organique des yeux. Mais, quand on désire remédier quelque peu à ces troubles par un traitement psychothérapique, comme cela est presque toujours nécessaire dans les névroses, il faut préciser davantage, sinon l'altération cérébrale encore bien inconnue, au moins les modifications psychologiques qui déterminent ces troubles dits névropathiques. Est-il possible, pour arriver à ce résultat, d'apporter un peu plus de précision dans ce diagnostic ?

On a prononcé souvent à propos de ce cas le mot de *migraine ophtalmique*. Sans doute ce mot est pris souvent aujourd'hui dans un sens plus large qu'autrefois et on peut insister à ce propos sur la souffrance cérébrale souvent considérable qu'accuse la malade. Elle localise cette douleur d'une manière assez vague au vertex et à l'occiput : « Il y a, dit-elle, comme des fils qui tirent les yeux jusque dans le cou. » Il ne faut pas oublier que Mme Z... a longtemps souffert d'une contracture des muscles de la nuque consécutive à un choc et qu'elle a encore souvent des douleurs à cet endroit. Quand elle désigne la région occipitale comme siège des grandes douleurs, il ne faut pas conclure trop vite, comme on l'a fait trop souvent, qu'elle sent un trouble dans les centres occipitaux de la vision. Ces souffrances dans la tête ne surviennent pas sous forme de crises comme dans les migraines ; elles peuvent survenir à tout moment dès que le sujet essaye de voir : on ne peut parler ici de migraine ophtalmique que dans un sens excessivement vague en admettant, ce qui est bien vraisemblable, un épuisement, un trouble dans les centres corticaux de la vision.

Les accidents nerveux incontestables que la malade a présentés jusqu'à l'âge de 50 ans nous conduisent tout naturellement à songer à quelque trouble de nature hystérique. Cependant il n'est guère possible d'admettre l'*amblyopie hystérique* banale. Si l'on peut constater sur les deux yeux, mais à un faible degré, un peu d'anesthésie de la conjonctive, il n'y a certainement aucune anesthésie des paupières et surtout, comme on l'a remarqué, la vue semble intacte au moment de l'examen médical, l'acuité visuelle se montre au premier abord presque normale, il n'y a pas de dyschromatopsie et le champ visuel s'étend à 90° du côté externe, à 60° du côté interne. Le trouble hystérique, s'il existe, doit être d'une nature toute particulière.

Pour le découvrir, il faut analyser avec plus de précision les circonstances dans lesquelles la vue se trouve particulièrement altérée et les circonstances, s'il en existe de semblables, daus lesquelles le trouble diminue et dans lesquelles la vue se restaure momentanément.

La vision n'est conservée au premier moment qu'à une condition, c'est que la malade se borne à décrire l'objet placé devant elle, quel qu'il soit, sans choisir elle-même un objet. Dès qu'il s'agit de fixer, d'accommoder la vision, le trouble commence. C'est un nuage qui semble venir du côté gauche et qui graduellement s'étend à droite pour recouvrir à peu près tout le champ visuel. Notons qu'il ne le recouvre pas complètement; du côté externe une bande semble toujours rester plus claire. Ce nuage est brillant; il est composé de petits points, « c'est comme un fourmillement lumineux, comme les nuages blanc d'argent au moment de l'orage ». Ces points brillants sont mouvants, « c'est un grouillement de lumière qui danse devant moi, un tournoiement perpétuel, un papillotement comme lorsqu'on a regardé le soleil. Les objets qui restent encore visibles semblent vus comme s'ils étaient placés au fond d'un bassin plein d'eau qui a des vagues brillantes, au fond d'une cuvette d'eau que l'on secoue ». Plus la malade essaye de fixer, plus ce grouillement lumineux augmente, plus les objets deviennent vagues, mobiles, indistincts.

Il est facile de mettre en évidence par bien des exemples cette aggravation des troubles visuels que déterminent tous les efforts de fixation ou simplement tous les efforts d'attention. Mme Z... peut lire des mots au hasard dans un livre qu'on ouvre devant elle, mais tout est envahi par le nuage brillant, si elle cherche à suivre une ligne des yeux. Elle est incapable de faire une addition, quoiqu'elle voie les chiffres, « parce que les chiffres dansent et qu'elle est incapable d'attraper ceux qui sont au-dessous les uns des autres ». Il lui est impossible de faire passer un ruban dans les trous d'une dentelle, une tentative de ce genre lui fait perdre tout à fait la vision. Il est curieux de remarquer que les efforts moraux pour fixer l'attention déterminent le même résultat. Elle voit vaguement devant elle, si elle est bien tranquille et si elle se laisse aller à rêver ; mais « qu'une personne vienne en visite, qu'il faille écouter la conversation, chercher à répondre, m'animer un peu et je suis de nouveau perdue, c'est comme une trombe qui envahit tout... ». Le moindre effort physique pour soulever un poids amène aussi le même résultat inattendu et trouble tout à fait la vision.

Il avait été convenu, au début, que j'essayerais par des suggestions de dresser la malade à faire usage de ses yeux, à regarder fixement, à suivre un objet du regard. Ces premiers essais ont eu un résultat plutôt mauvais : plus la malade obéissait à la suggestion et faisait des efforts pour regarder avec fixité et avec attention, plus le trouble visuel paraissait augmenter.

Toutes ces remarques aboutissent à la même conclusion : les circonstances qui, directement ou par association, éveillent le fonctionnement supérieur de la vision, la fixation attentive, sont l'occasion du trouble visuel.

Inversement, il faut noter un certain nombre de circonstances assez singulières dans lesquelles ce trouble se trouve sinon supprimé, du moins singulièrement réduit. On a vu qu'au moment de l'ouverture des yeux, la vision vague sans choix, sans effort de fixation ou d'accommodation était assez bien conservée. Il faut noter beaucoup d'autres circonstances du même genre : le matin au moment du réveil, quand elle reste encore à demi assoupie, Mme Z... remarque elle-même qu'elle voit très bien. « Il faudrait, dit-elle, ne jamais me réveiller complètement. » J'ai montré bien souvent ailleurs que cette remarque est également vraie pour beaucoup d'autres troubles nerveux et même pour certaines formes d'aliénation. Ces troubles qui ne portent que sur les fonctions supérieures, sur les degrés les plus élevés de la tension psychologique et de la tension nerveuse ne se manifestent qu'au moment du réveil complet, quand ces mêmes fonctions supérieures commencent à se mettre en jeu.

On observe encore d'autres cas où la vision paraît se restaurer : de temps en temps, mais rarement, un éclairage particulier ou une position fortuite de la malade amène un changement subit et pendant quelques instants Mme Z... est tout étonnée de voir parfaitement, comme elle voyait autrefois; mais cette vision est courte et la malade ne sait plus ce qu'il faudrait faire pour la retrouver. Elle prétend avoir observé que, pour retrouver ces moments, il faut qu'elle reçoive la lumière sur le côté gauche de la figure, de telle manière que l'ombre de son nez qui est assez grand vienne complètement protéger son œil droit : aussi voit-elle mieux à la lumière d'une petite lampe placée tout à fait de côté. Elle réclame un bandeau qui serre fortement son œil gauche : le bandeau est presque toujours insuffisant, mais si l'on serre fortement cet œil gauche avec les doigts de manière à l'empêcher de bouger, on obtient ces instants de vision plus normale; dès que l'on cesse de contenir l'œil, un flot de nuages brillants vient recouvrir le champ visuel. Enfin je remarquai que la malade usait d'une manière particulière d'une grosse loupe entourée d'une épaisse monture métallique. L'œil droit avait conservé assez de vision pour que la loupe fût en elle-même inutile, et cependant la malade prétendait que cette loupe était nécessaire pour qu'elle pût lire quelques lignes. En réalité, elle plaçait cette loupe devant son œil droit obliquement de manière que la forte monture prolongeât en quelque sorte l'ombre du nez et isolât encore plus complètement l'œil droit de l'œil gauche.

Ces quelques observations semblaient montrer que l'œil droit était capable de voir toutes les fois qu'il était isolé de l'œil gauche et que l'intervention de l'œil gauche, quoique aveugle, était l'origine du trouble de la vision. Pour le vérifier j'ai essayé quelques expériences dans lesquelles la vision monoculaire de l'œil droit fut encore plus nette. En voici une singulière : Mme Z... était autrefois habituée à tirer au pistolet et savait viser avec l'œil droit sans se servir de l'œil gauche. Je l'ai priée, en tenant un pistolet et même un simple morceau de bois, de répéter l'effort de la visée A sa grande surprise, elle voyait alors parfaitement net l'objet visé sans nuage et sans fourmillement. Il lui était même possible de toucher avec l'extrémité du morceau de bois un point déterminé, tandis qu'elle était incapable auparavant de saisir avec la main un gros objet. Dans une autre expérience, je la faisais regarder au travers d'une lunette d'approche et elle voyait encore à distance les objets parfaitement précis. Je n'ai pas eu l'occasion de lui apporter un microscope, mais il est bien probable que dans cet instrument elle aurait vu très nettement les préparations. Enfin je la faisais regarder simplement au travers de tubes de papier et elle devenait, par ce moyen très simple, capable de lire sans difficulté. Il fallait que le tube fût exactement appliqué contre l'œil droit : en effet, il suffisait qu'un rayon lumineux pénétrât dans l'œil du côté interne pour qu'aussitôt le nuage brillant vînt de nouveau envahir le champ visuel. Voilà tout un ensemble de faits qui semblent nous montrer que le trouble de la vision s'atténue ou disparaît quand l'œil droit fonctionne seul sans la participation de l'œil gauche. Cette remarque n'est pas en contradiction avec la précédente qui nous a montré l'exagération du trouble dans tous les efforts de fixation et d'attention. En effet, dans l'attention, il y a convergence des deux yeux et l'association des deux yeux existe alors au plus haut degré. Or, nous venons de voir qu'il faut précisément supprimer cette association pour rétablir la vision distincte.

III

Comment interpréter les phénomènes précédents ? Voici une explication que je propose au moins à titre d'hypothèse. On sait qu'il existe chez l'homme normal deux visions différentes, la vision binoculaire avec convergence et la vision monoculaire dans laquelle les deux yeux fonctionnent indépendamment l'un de l'autre. Mais on n'est pas disposé à parler d'ordinaire de ces deux visions quand il n'existe plus qu'un seul œil ; au premier abord on croit qu'un borgne ne peut avoir que la vision monoculaire. Il en est ainsi probablement pour ceux qui perdent un œil dans la première enfance, mais ceux qui deviennent borgnes à l'âge adulte conservent le mécanisme cérébral de la vision binoculaire dans toutes les circonstances où cette vision s'exerce d'ordinaire et ils ne prennent le mécanisme cérébral de la vision monoculaire que dans des circonstances particulières, quand ils font une de ces actions dans lesquelles nous sommes habitués à faire fonctionner un œil isolé. En un mot, quoique cela semble paradoxal, les observations précédentes me conduisent à supposer qu'un borgne peut conserver le mécanisme cérébral de la vision binoculaire quand il lit avec attention, ce que l'on peut vérifier d'ailleurs en observant les mouvements de convergence conservés par son œil aveugle ou son moignon et qu'il n'adopte le mécanisme cérébral de la vision monoculaire qu'en visant avec un pistolet ou en regardant au microscope. D'ordinaire, la conservation de cette association des deux yeux ne le gêne guère, soit parce que l'œil aveugle suit très bien les mouvements de l'œil sain, soit parce que le sujet s'inquiète peu des mouvements incorrects de l'œil aveugle. Peu à peu, dans ce dernier cas surtout, le borgne perdra l'habitude de cette vision binoculaire inutile, mais s'il est âgé et surtout s'il est névropathe il aura beaucoup de peine à renoncer à cette habitude.

Si nous appliquons à notre cas cette supposition, il est vraisemblable que Mme Z..., malgré la section de son nerf optique gauche, cherche encore toutes les fois qu'elle est bien réveillée, qu'elle fait attention, qu'elle veut suivre une ligne à exercer la vision binoculaire. Elle essaie encore de faire converger ses deux yeux, de les accommoder l'un et l'autre de la même manière et elle ne se borne pas à faire le travail de la fixation et de l'accommodation avec l'œil droit seul.

De quoi dépendrait cette sorte d'entêtement à exercer la vision binoculaire malgré la perte d'un œil? On pourrait dire d'abord qu'il y a là une de ces idées fixes, ou, si l'on préfère, un de ces états psychologiques devenus fixes, tels qu'on les observe perpétuellement chez les hystériques. Depuis son hémorragie rétinienne survenue il y a plus de deux ans, Mme Z... a la préoccupation constante de son œil gauche : elle a eu de si fortes émotions a propos de cet œil, elle a si souvent essayé de voir avec l'œil gauche, puis elle a suivi avec tant de terreur les progrès de sa cécité croissante, elle a tellement souffert quand il était traversé par les éclairs, puis quand il a été opéré, qu'il lui est impossible de l'oublier. Sans revenir ici sur l'étude de ce mécanisme, je rappelle que l'émotion rend suggestible, qu'elle fixe dans l'esprit et transforme en phénomènes automatiques les phénomènes mentaux qui ont coïncidé avec elle. Mme Z... a gardé fixes dans l'esprit les sensations relatives à l'œil gauche. Un an après l'opération, elle soutient encore qu'elle voit la lumière par cet œil gauche : elle en est si préoccupée que par moments elle croit voir cet œil devant elle et elle en reconnaît par une sorte d'hallucination la forme et la couleur. Bien entendu, la vision rappelle plus que toute autre opération psychologique les sensations et les images relatives à l'œil gauche et cette personne moins que tout autre borgne ne peut plus voir sans penser à son œil gauche, sans le mettre en jeu et sans essayer par conséquent la vision binoculaire. Comme il arrive chez des hystériques, les efforts de la volonté ou de l'attention, les émotions, les excitations quelconques qui ne peuvent aboutir complètement déterminent des dérivations et ramènent plus violemment l'état automatique. Enfin on peut ajouter que Mme Z..., âgée et névropathe, est moins capable que tout autre de changer ses habitudes visuelles ; l'épuisement de ses centres visuels déterminé par tous les accidents précédents se manifeste ici par le défaut d'adaptation à une situation nouvelle, et c'est là une raison de plus pour que la malade persévère dans la recherche de la vision binoculaire.

Eh bien, cette vision binoculaire est précisément devenue impossible. Non seulement l'œil gauche est aveugle, mais ses mouvements mêmes ne peuvent pas s'exécuter comme ceux de l'œil droit. On a vu que l'opération l'a laissé en état de strabisme divergent ; on a noté aussi que sa pupille peu mobile ne présente pas correctement le réflexe consensuel. Il est bien probable que cet œil présente des modifications du même genre du côté du cristallin. Enfin, on peut admettre que tous les nerfs sensitifs de l'œil et de l'orbite étant conservés, ce strabisme, cette accommodation incomplète de l'œil gauche sont sentis plus ou moins consciemment.

Je suis disposé à croire que c'est ce sentiment plus ou moins confus du défaut de convergence et du défaut d'accommodation de l'œil gauche qui, chez un sujet très névropathe et entêté à chercher une vision binoculaire impossible, vient troubler la fixation et l'accommodation de l'œil droit.

On peut faire à ce propos quelques remarques intéressantes. Dans la vision dite binoculaire de Mme Z..., l'œil droit ne parvient pas à rester fixe, il oscille sans cesse ; la pupille également, après avoir réagi à la lumière, ne garde pas le même degré de contraction, elle oscille et présente du hippus. De même dans ces conditions, l'accommodation à la distance est très défectueuse et surtout très instable. Le malade change sans cesse de lunettes, espérant voir mieux avec des verres différents ; en effet, elle voit mieux un instant, mais tout devient trouble immédiatement, car l'accommodation ne se maintient pas. Cette instabilité dans la vision de près ne peut s'expliquer complètement par l'hypermétropie moyenne, augmentée de presbytie dont est atteinte cette malade. Enfin, elle n'a pendant cette vision binoculaire aucune amplitude d'accommodation ; dès que l'on avance ou que l'on recule l'objet, il cesse d'être vu. Au contraire, si pour un moment on isole l'œil droit de l'œil gauche, en le plaçant dans les conditions de la vision monoculaire, en le faisant regarder à travers un tube, par exemple, cet œil se fixe et regarde une position sans bouger, la pupille reste immobile pour une lumière donnée et enfin, comme le vérifiait encore dernièrement M. Valude, l'accommodation bien meilleure augmente beaucoup d'amplitude. Les choses se passent, en un mot, comme si les troubles de l'œil gauche réagissaient sur l'œil droit dans la vision binoculaire, tandis qu'ils ne réagissent pas sur lui dans la vision monoculaire ; cette réaction fâcheuse est d'ordinaire presque constante parce que le sujet cherche constamment à exercer la vision binoculaire.

Quant à la forme particulière que prend le trouble de la vision il n'est pas facile de l'expliquer entièrement. Le nuage est dû probablement au défaut d'accommodation, son caractère mouvant dépend peut-être de cette instabilité de la fixation et de l'accommodation. Comment expliquer ces points brillants qui font penser à des phosphènes lumineux? Je lisais dans le travail très intéressant de M. Louis Dor sur le surmenage visuel que des spasmes des muscles extrinsèques pouvaient comprimer assez fortement le globe oculaire pour faire naître des phosphènes. Si le fait était admis par les oculistes, on pourrait supposer ici des spasmes de ce genre survenant dans la vision binoculaire et ne survenant pas dans l'autre. Peut-on penser également que le nerf optique gauche irrité par la cicatrice donne naissance à un fourmillement lumineux qui devient conscient dans la vision binoculaire et qui reste inconscient dans l'autre : il est difficile de conclure. Ce nuage vient toujours du côté gauche, il recouvre la partie du champ visuel qui d'ordinaire participe le plus à la vision binoculaire. Il est probable que cette partie du champ visuel est la plus associée avec les sensations de l'œil gauche et en ressent plus vite le contre-coup. Il est impossible de prétendre interpréter avec précision tous les détails.

Quelques essais thérapeutiques peuvent apporter une vérification intéressante à ces hypothèses sur la pathogénie. Nous avons fait faire à Mme Z... une paire de lunettes bizarres. Sur le cercle de la monture de l'œil droit était enchâssé un petit tube métallique aussi large que l'orbite et d'une hauteur de 5 centimètres. Au travers de ce tube la malade retrouvait facilement la vision distincte ; aussi peu à peu nous avons pu réduire la hauteur du tube qui est devenue inutile dans la partie externe et qui n'a plus dans la partie interne qu'une hauteur de 1 centimère et demi. Ainsi réduit, ce tube n'entraînerait pas nécessairement la vision monoculaire, mais il devient comme un excitant, une condition favorable pour reprendre cette vision qui s'exerçait déjà dans le tube d'une lorgnette ou dans l'acte de la visée. Ce tube très court ou plutôt ce petit écran placé dans l'angle interne de l'œil suffit actuellement non seulement pour que la malade puisse se conduire très correctement, mais pour qu'elle puisse lire facilement pendant plus d'une heure. Il est vrai que la lecture dans ces conditions détermine une grande fatigue. Au bout d'un certain temps l'œil gauche ne reste plus tranquille, « il voudrait voir lui aussi, dit Mme Z..., je lé sens qui travaille, il fait des efforts pour voir que je ne puis pas empêcher, il se remue pour voir en dessous comme un lapin dans son terrier », et alors il ne tarde pas à agir sur le droit et le nuage brillant revient par intervalle. C'est-à-dire que cette vision monoculaire non habituelle devient pénible et que ce petit écran de 1 centimètre n'est plus suffisant pour la maintenir ; la malade tend à revenir au mode de vision habituel qui est impossible chez elle et qui ramène les troubles.

Nous espérons que peu à peu malgré l'âge de la malade et malgré ses antécédents névropathiques, l'habitude de la vision monoculaire se développera et qu'elle pourra s'effectuer même en l'absence de tout appareil spécial. La thérapeutique des troubles nerveux consiste bien souvent, comme on l'a dit, dans une rééducation, mais encore est-il nécessaire de déterminer exactement par l'analyse psychologique le point sur lequel doit porter cette rééducation.

Cette observation nous paraît intéressante pour ajouter un détail aux études si curieuses relatives à la vision binoculaire.

M. Parinaud, dans ses belles recherches sur le strabisme, a montré que la vision binoculaire est une fonction de perfectionnement et qu'elle peut disparaître facilement chez les névropathes. Beaucoup d'hystériques perdent cette vision et quoiqu'elles aient les deux yeux ouverts ne voient en réalité que d'un seul. On voit qu'il peut se présenter chez ces malades un trouble inverse : c'est la persistance exagérée de cette vision binoculaire dans des cas où elle est devenue inutile ou impossible. En recherchant si nous ne trouverions pas dans nos observations un autre cas comparable à celui de Mme Z..., nous avons noté un trouble singulier présenté par une malade du service de M. le Pr Raymond. Cette malade présente un scotome considérable dans la vision de l'œil gauche : je ne discute pas ici la nature de ce scotome. Il en résulte qu'elle se plaint constamment d'avoir la vision troublée, de voir les objets à travers un nuage gris. Or, elle voit parfaitement de l'œil droit, et toutes les fois qu'on l'amène à regarder uniquement de l'œil droit elle voit très nettement. Nous ne sommes pas étonné de ce fait, parce qu'ici l'œil gauche, malgré le scotome, a conservé de la vision et nous trouvons tout simple que cette vision altérée se mêle avec celle de l'œil droit. Nous ne sommes pas habitué à faire la même réflexion à propos d'un individu absolument borgne : le mécanisme cérébral de la vision binoculaire subsiste cependant et notre observation a essayé d'établir que les deux formes de vision binoculaire et monoculaire peuvent persister même chez un individu adulte qui n'a qu'un œil.

CHAPITRE IV

UN CAS DU RYTHME DE CHEYNE-STOKES DANS L'HYSTÉRIE INFLUENCE DE L'ACTIVITÉ CÉRÉBRALE SUR LA RESPIRATION[1]

I

Depuis plusieurs années, nous étudions les modifications de la respiration que présentent les malades hystériques et les divers névropathes, car ces troubles nous semblent jouer un rôle assez considérable dans l'évolution des névroses. D'un côté, on sait que les émotions ont un retentissement considérable sur la respiration et les troubles émotionnels sont au premier rang dans les névroses. D'autre part, les changements de la respiration en modifiant soit la quantité d'oxygène, soit la quantité d'acide carbonique contenu dans le sang, doivent avoir une grande influence sur l'activité cérébrale. Un physiologiste contemporain, M. R. Dubois dans ses belles études sur les marmottes et les animaux hibernants[2], n'a-t-il pas soutenu que le sommeil était dû à une accumulation de CO^2 dans le sang. Nous espérons montrer un jour que l'on trouve également des changements remarquables du chimisme respiratoire chez les hystériques en état de somnolence ou de sommeil. Quelques-unes de ces modifications ont déjà été indiquées par l'un de nous[3]. Pour le moment nous n'insistons que sur la mécanique respiratoire et sur les altérations que présentent les graphiques de la respiration pris sur des hystériques.

Bien entendu, on constate d'abord ces modifications au plus haut degré quand on prend le graphique respiratoire de malades

1. Communication présentée en collaboration avec M. Raymond au IVe Congrès de psychologie réuni à Paris en 1900, *Comptes rendus du Congrès*, 1901, p. 524.

2. Raphaël Dubois, *Étude sur le mécanisme de la thermogenèse et du sommeil. Physiologie comparée de la marmotte*, 1896.

3. *Névroses et idées fixes*, 1898, I, p. 326.

qui présentent des troubles visibles de la respiration. Nous avons déjà publié de ces graphiques à propos de contractures ou de paralysies du thorax, de l'abdomen, du diaphragme[1], ou bien à propos de ces accidents si curieux : les rires, les bâillements, les hoquets, les météorismes[2], etc. Mais il ne faut pas croire que les modifications du graphique respiratoire n'existent que dans ces cas. Après avoir pris systématiquement ce graphique chez la plupart des hystériques, même lorsque rien de particulier n'attirait l'attention sur leur respiration, nous avons constaté des changements et des irrégularités très remarquables. En même temps, nous avons pratiqué autant que cela est possible, les mesures spirométriques et nous avons constaté dans la plupart des cas une diminution intéressante de la ventilation. Ces recherches nous ont permis de remarquer une altération curieuse de la respiration chez une malade qui ne semblait aucunement en être affectée. Cette altération rappelle le rythme de Cheyne-Stokes et avec plus de netteté peut-être que toute autre, elle nous permet de vous présenter quelques remarques sur les rapports entre l'activité cérébrale et les fonctions respiratoires.

La malade qui fait le sujet de cette observation est une jeune fille de dix-huit ans que nous désignerons sous le nom de Léa. Son père était alcoolique et hystérique, sa mère est morte tuberculeuse, ses deux sœurs ont eu des attaques. Elle-même, depuis le début de la puberté, à quatorze ans, et à la suite de quelques émotions, a présenté un grand nombre d'accidents hystériques variés. Elle a eu des attaques convulsives, des contractures des jambes et du tronc, de l'aphonie. Pendant de longues périodes elle a été anorexique, pendant d'autres périodes elle était boulimique, mais présentait des vomissements incoercibles. Actuellement, ces divers accidents réapparaissent de temps en temps, mais le trouble principal pour lequel elle avait été amenée à la Salpêtrière consiste en attaques de sommeil avec attitudes cataleptiques. Soit après une aura qui l'avertit et lui permet de se coucher, soit tout d'un coup, surprise au milieu de ses occupations, la malade s'endort et reste immobile en gardant exactement la position qu'elle avait. Elle reste ainsi inerte pendant plusieurs heures. Ces attaques de sommeil cataleptique présentent chez elle de grandes

1. *Névroses et idées fixes*, I, p. 292, II, p. 411.
2. *Ibid.*, II, p. 352, 357, 485, 494.

variétés : tantôt les yeux sont ouverts, tantôt ils sont fermés, tantôt l'aptitude à la catalepsie est complète des deux côtés du corps, tantôt elle est incomplète. Dans le premier cas, on peut déplacer facilement les bras, les jambes ou la tête, et ils garderont la nouvelle attitude. Dans le second cas, cette aptitude à se laisser modifier n'existe que d'un côté du corps, le côté droit, tandis que les membres du côté gauche retombent lourdement si on les déplace. Dans d'autres crises tous les membres présentent un assez

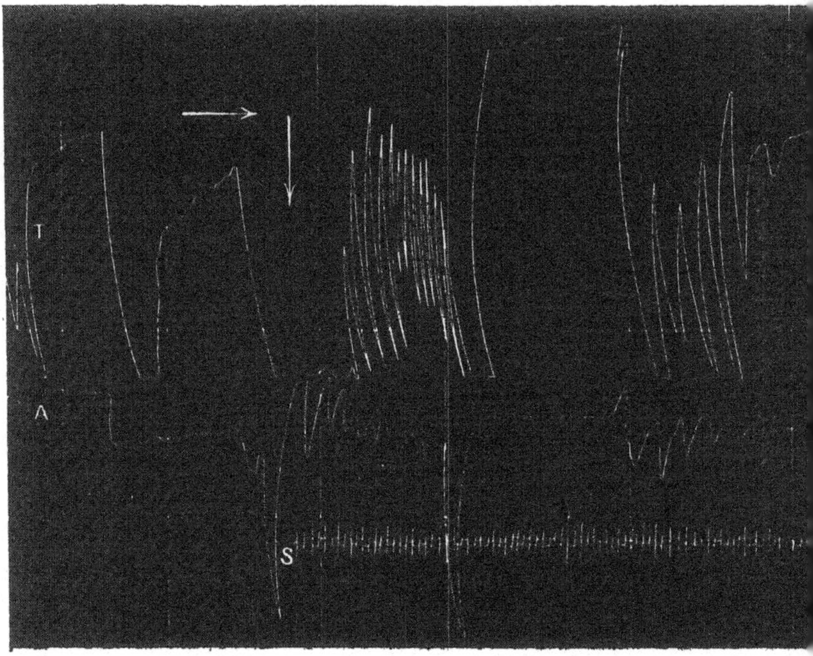

Figure 17. — Tracé de la respiration de Léa, pris ave
T, resp. thoracique; A, resp. abdomidale; S, inscription du temps

grand degré de raideur ; ils restent dans la position initiale mais ne peuvent pas être déplacés par l'opérateur. Pendant ces périodes de sommeil la physionomie reste quelquefois absolument inerte ; souvent au contraire elle s'anime, on voit la bouche sourire ou les yeux verser des larmes. Dans ce dernier cas la malade, qui ne se souvient de rien au réveil, peut cependant retrouver pendant un sommeil hypnotique consécutif le souvenir des rêves variés qui ont rempli l'état cataleptique.

On voit que ces attaques seraient très intéressantes à étudier.

Nous les signalons seulement pour faire comprendre quel est l'accident principal de la malade en ce moment. Bien entendu, Léa présente à un haut degré beaucoup de stigmates de l'hystérie : contractures incomplètes sur différents points du thorax, de l'abdomen ou des membres, troubles de la vue, de l'ouïe, de l'odorat, anesthésie musculaire presque complète du côté droit, plaques d'anesthésies cutanées extrêmement mobiles, mais toujours prédominantes à droite. Les troubles de l'intelligence sont caractéristiques ;

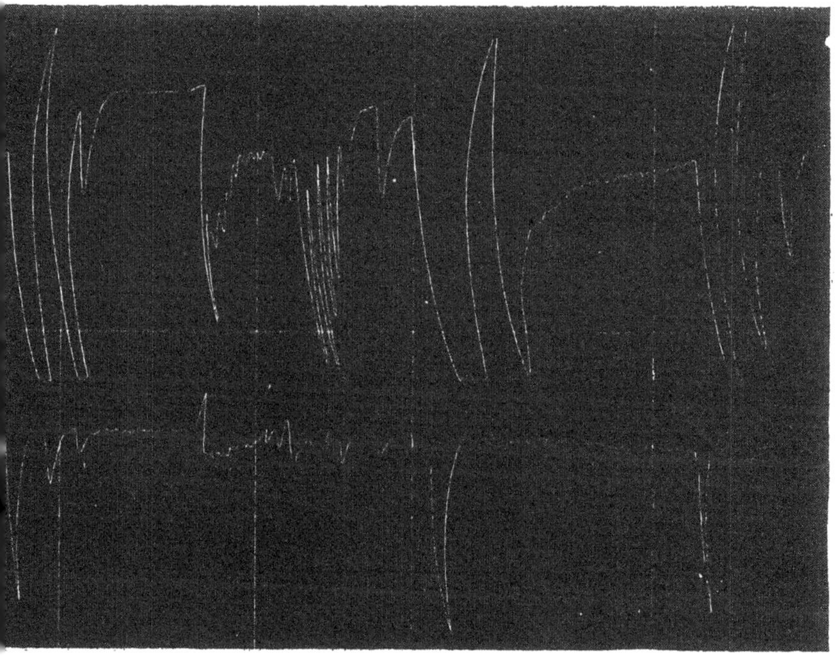

mographe de Verdin (Cf. *Névroses et idées fixes*, I, p. 321).
les. — Les lignes horizontales et verticales servent de points de repère.

il y a certainement un fort degré de somnolence continuelle, et le passage, soit à l'attaque cataleptique, soit au sommeil hypnotique provoqué est très facile. La malade est extrêmement suggestible et elle est constamment troublée par deux idées fixes en rapport avec les émotions qui ont déterminé le début des accidents. On observe les amnésies localisées classiques en rapport avec les attaques et les sommeils et un certain degré d'amnésie continue qui se rattache au dernier symptôme. Ce qui domine, en effet, cet état, c'est une extrême diminution de l'attention, une aprosexie remarquable sur laquelle nous aurons à revenir à propos des modifications respiratoires.

II

Quand on examine la façon dont respire cette malade, on s'aperçoit rapidement que même pendant les périodes en apparence les plus normales, elle présente fréquemment des pauses respiratoires assez prolongées qui quelquefois atteignent 41 ou même 49 secondes. Dans l'intervalle qui sépare ces pauses, la respiration est plus active, précipitée, et souvent prend la forme de profonds soupirs. C'est là un type de respiration assez fréquent au cours de l'hystérie[1], nous l'avons déjà observé chez quatre malades, aussi faut-il l'enregistrer avec plus de précision. Un très grand nombre de graphiques de la respiration de Léa, pris à divers moments, à plusieurs mois d'intervalle, pendant la veille, pendant certaines attaques, pendant le sommeil hypnotique, nous présentent toujours des caractères à peu près les mêmes : les figures 17, 18, 20 en donnent des exemples. Quoique nos graphiques soient fort irréguliers, ils rappellent certainement le rythme de respiration, décrit par Cheyne, de Dublin, en 1816, puis par Stokes et connu sous le nom de Cheyne-Stokes. On remarquera aussi dans ces graphiques, outre la grande irrégularité de la respiration, la discordance et parfois l'antagonisme entre la respiration abdominale et la respiration thoracique.

Cependant, si au point de vue du rythme, nous rapprochons cette respiration de celle de Cheyne-Stokes, nous remarquons tout de suite que le syndrome de ce nom est loin d'être ici complet. Les modifications du pouls, de la tension sanguine, des pupilles, de la sensibilité, de l'intelligence, que l'on constate quelquefois pendant les pauses respiratoires quand elles sont très prolongées, sont ici peu visibles. Le pouls nous a semblé un peu accéléré pendant les pauses, 104 au lieu de 82 dans une observation, mais ce résultat n'est pas constant et il nous a semblé le plus souvent peu modifié, les pupilles sont constamment un peu contractées. La sensibilité est toujours fort diminuée et l'état de confusion ou plutôt de distraction est perpétuel. On pourrait dire

1. *Névroses et Idées fixes*, 1898, I, p. 326, II, p. 367, 368.

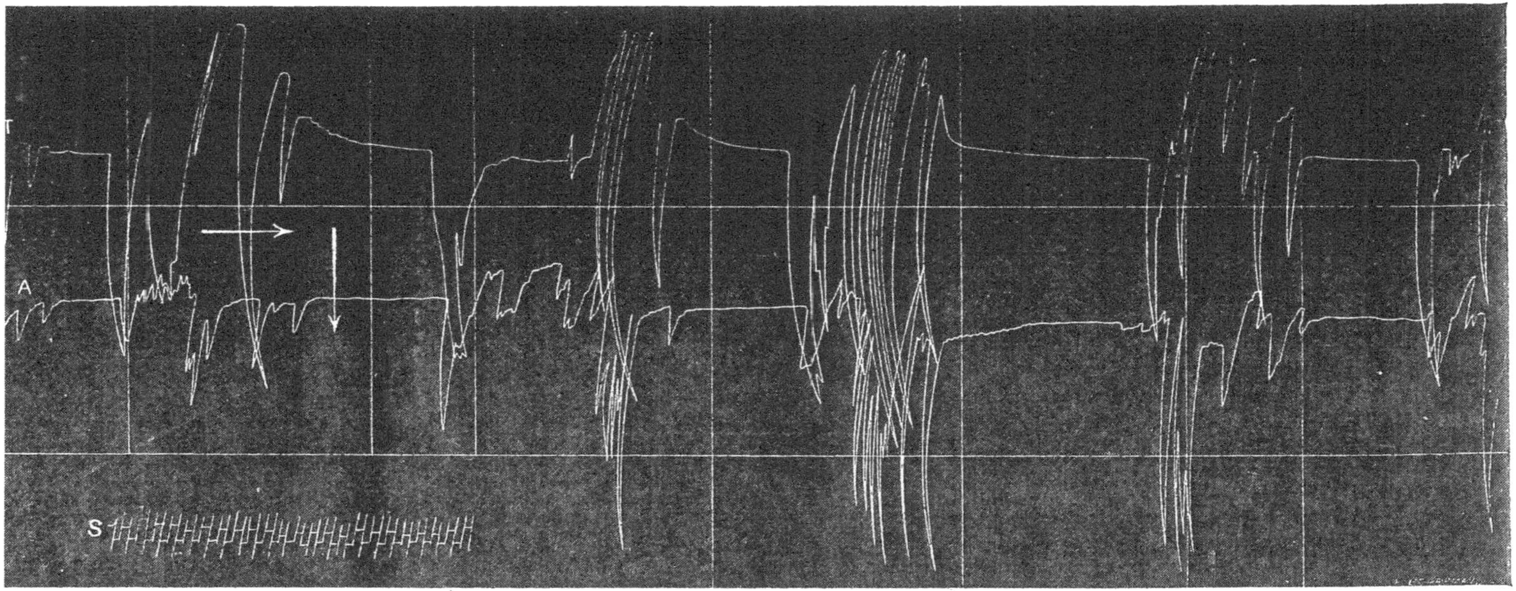

FIGURE 18. — La malade est en état de sommeil hypnotique, des suggestions variées qui lui commandent de ralentir, de régulariser sa respiration, d'imiter une respiration régulière, n'ont aucun effet. Mêmes signes que figure 17.

que les symptômes caractéristiques de la pause respiratoire dans le Cheyne-Stokes complet existent plus ou moins d'une manière constante.

Pour comprendre autant que possible le mécanisme de ce rythme singulier de la respiration nous avons cherché quelles influences pouvaient le faire varier, le faire disparaître au moins momentanément. Nous avons déjà remarqué que le sommeil hypno-

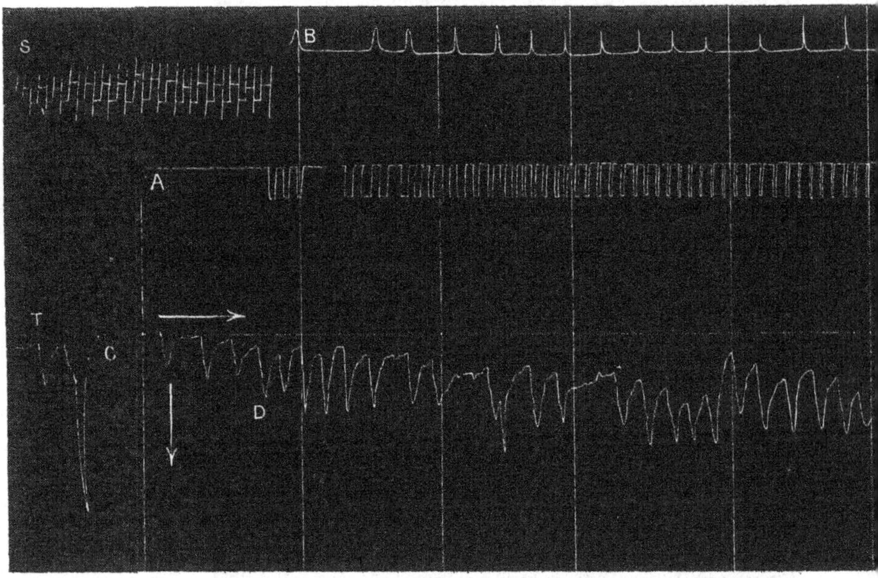

Figure 19. — Graphique de la respiration thoracique pendant que l'attention est dirigé

tique, quelques-unes des attaques de sommeil cataleptique, celles où la malade ne manifestait aucun sentiment, n'avaient sur ce point aucune influence. Les graphiques restaient semblables dans ces divers états. Les efforts volontaires de la malade étaient visiblement impuissants ; d'ailleurs il faut remarquer à ce propos que Léa ne gouverne nullement sa respiration, ne peut pas arriver sur notre demande, à l'accélérer, à la ralentir, à la transformer. Le fait est fréquent chez les hystériques qui en même temps sentent mal leur respiration ; chez beaucoup nous avons constaté une insensibilité toute particulière pour l'asphyxie commençante que l'on peut mesurer d'une manière intéressante avec l'appareil de M. Bloch[1]. L'un de nous reviendra sur ces faits dans une étude plus générale sur la respiration des hystériques. Nous remarquons maintenant que chez notre malade la suggestion portant directement sur l'acte respiratoire et faite, soit pendant la veille, soit pendant le sommeil hypnotique, n'est pas plus efficace que la volonté propre du sujet pour modifier le rythme de Cheyne-Stokes. Nous donnons ici (fig. 18) le graphique obtenu pendant

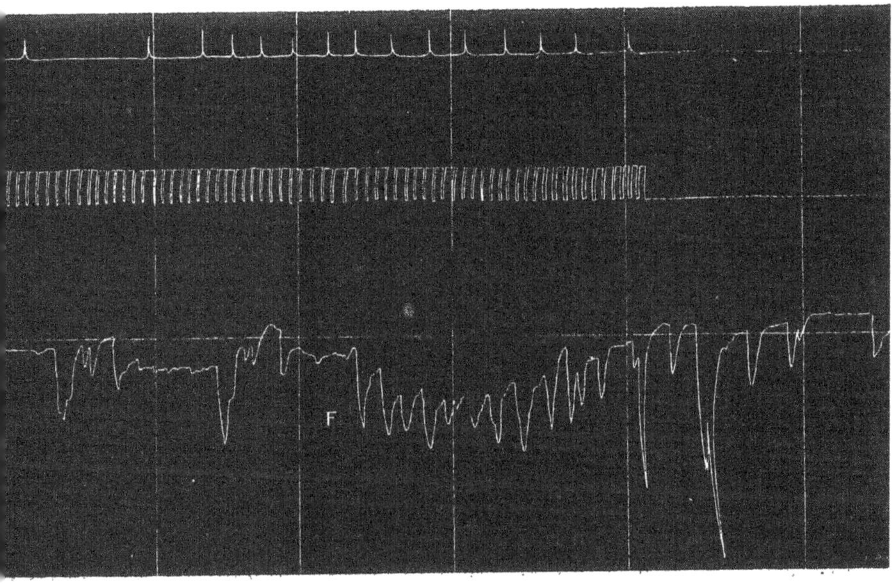

ux visuels. A, signaux lumineux; B, réactions du sujet; T, respiration thoracique; S, secondes.

l'hypnose après avoir longtemps suggéré à la malade de copier, de répéter notre propre respiration.

Un autre procédé permet souvent de modifier les phénomènes hystériques, c'est l'œsthésiogénie ou l'excitation des diverses sensibilités de manière à faire disparaître les anesthésies. Ce procédé, bien connu des anciens magnétiseurs, a été fort bien étudié par Burq et par son école. J'ai montré souvent autrefois[2] comment, en excitant et en dirigeant l'attention du sujet, on pouvait

1. Bloch, *Archives de physiologie*, janv. 1897, p. 112.

2. *Automatisme psychologique*, 1889, p. 95, 114, 121, 296, 333, etc. *Stigmates mentaux des hystériques*, 2e édit., p. 25. *Névroses et idées fixes*, 1898, I, p. 237.

faire disparaître toutes les anesthésies et déterminer des états curieux dans lequels toutes les fonctions mentales de l'hystérique étaient momentanément restaurées et que je désignais sous le nom de somnambulisme total. Ce procédé n'a qu'un résultat médiocre si on l'applique à la respiration de Léa. Cette malade n'a pas d'anesthésie respiratoire semblable à celle dont nous parlions tout à l'heure, elle sent fort bien l'asphyxie commençante, si on l'empêche de respirer. Elle a rarement le thorax tout entier anesthésique et le retour de la sensibilité tactile sur toute la surface du thorax ne nous a pas semblé modifier beaucoup le rythme respiratoire. Si cette modification se produit, c'est que par ce procédé on a vivement excité l'attention de la malade et nous rentrons alors dans un autre ordre d'études.

III

Quand on essaye d'appliquer ce procédé d'œsthésiogénie par l'attention, on constate une faiblesse extraordinaire de l'attention et une grande difficulté pour la diriger. La malade toujours distraite, rêveuse, parle à tort et à travers, rit ou pleure sans motifs et ne suit que rarement une idée quelques minutes. Dans la conversation elle ne répond bien qu'à des questions brèves et souvent semble ne pas du tout se préoccuper de son interlocuteur.

C'est pourquoi nous nous sommes préoccupés d'exciter autant que possible, par tous les moyens, cette attention si faible. A de certains moments, pendant la période des règles, par exemple, il est impossible d'y parvenir. C'est aussi à ce moment que la respiration qui présente nettement le type périodique peut le moins être modifiée. A d'autres moments, quand la malade est bien portante, n'a pas eu d'attaques, a été reposée par un sommeil prolongé, on peut beaucoup mieux et pendant plus longtemps arriver à fixer l'attention. On peut diriger l'attention sur les sensations fournies par le corps et on se rapproche des pratiques de l'œsthésiogénie ; on peut aussi la diriger sur des sons, sur des lumières, sur des objets du monde extérieur ou même sur des idées abstraites. Quel que soit l'objet sur lequel on dirige fortement l'attention, nous avons cru remarquer que, au bout de peu d'instants, la respiration se modifiait et perdait en grande partie son caractère périodique.

Des graphiques intéressants que nous ne pouvons reproduire ici, nous montrent la respiration devenue régulière pendant que la malade écoute avec attention une conversation tenue à voix basse derrière une porte. Pour l'intéresser nous lui avions fait croire que deux de ses compagnes parlaient d'elle. D'autres nous montrent la même régularité, quand elle essaye de suivre le tic-tac d'une montre que nous éloignons lentement de son oreille. Dans le graphique reproduit en partie (fig. 19) l'attention porte sur des phénomènes visuels et un dispositif permet au moins dans une certaine mesure de vérifier si l'attention a été réelle. Une petite lampe électrique s'allume, et s'éteint rapidement et chaque fois qu'elle s'allume le signal Desprets intercalé dans le circuit marque un trait descendant sur la ligne A. La malade doit compter les lumières et serrer un tube de caoutchouc quand la lampe s'allume pour la troisième fois : ces mouvements de la malade s'inscrivent sur la ligne B. Enfin, la respiration thoracique est inscrite sur la ligne T. Les pauses respiratoires qui existaient au début en C disparaissent à peu près en D au moment où la ligne B indique une attention à peu près correcte, elles reparaissent quand l'attention se fatigue en E et disparaissent de nouveau en F quand on constate que Léa répond encore régulièrement aux signaux lumineux. La même expérience donne des résultats analogues quand on attire l'attention sur des sensations de contact. Nous n'avons pu réussir à constater des modifications de la respiration quand la malade devait faire un petit calcul mental ; il est probable que Léa se prêtait très mal à cette expérience car elle répondait à tort et à travers. Mais une observation peut remplacer cette dernière expérience. Pendant certains accès de sommeil cataleptique la malade semble fort émue, elle pleure et manifeste sur sa physionomie une expression de terreur ou d'amour. Nous pouvons, en interrogeant la malade pendant le sommeil hypnotique, savoir qu'elle a eu des rêves et qu'elle voyait soit une belle-mère, soit un amoureux. Nous sommes arrivés à prendre le graphique respiratoire pendant ces états de rêve. La figure 20 nous montre un de ces graphiques fort curieux : en A la malade est en plein état de rêve et la respiration est devenue régulière, en B le même état persiste ; en C la malade se réveille ou du moins sort de son rêve émotionnant pour revenir à son état dit de veille, c'est-à-dire à cet état fort confus qui lui est habituel, le rythme périodique redevient tout à fait net; en D elle se rendort et recommence son rêve amoureux, la respiration a repris le type régulier. Il serait facile de multiplier ces exemples qui seraient tous du même genre.

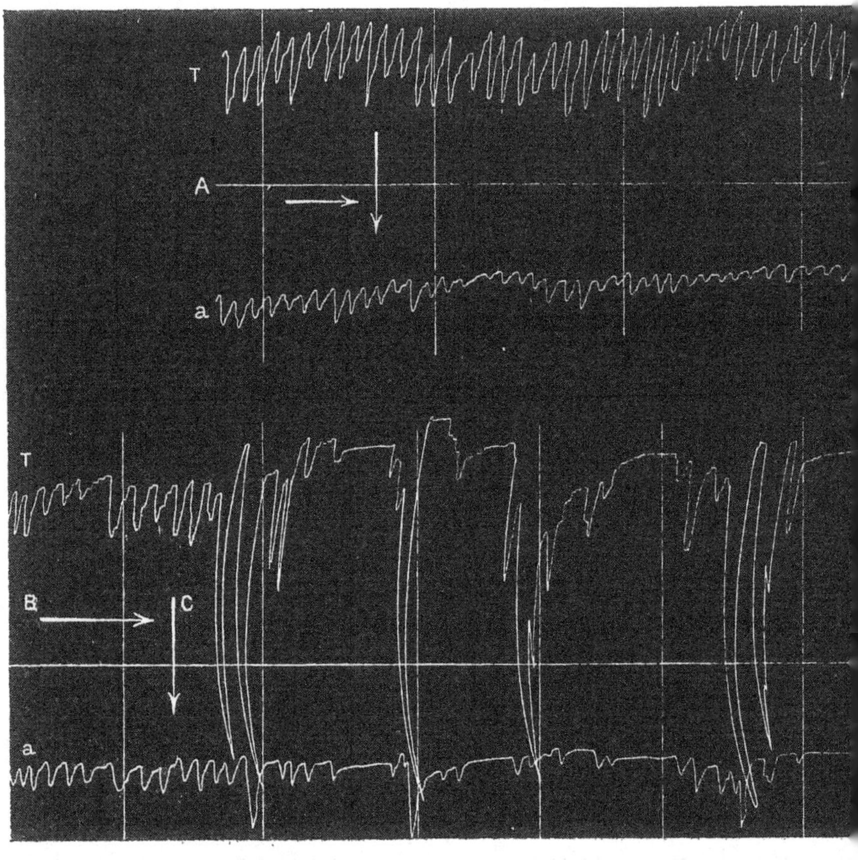

FIGURE 20. — Respiration pendant l'état de sommeil cataleptique avec
En D, elle retombe dans l'état de sommeil avec hallucina

IV

L'interprétation de ces faits, évidemment complexes, est assez difficile. Notre collègue, M. Marillier, nous suggérait en écoutant cette communication au Congrès une explication intéressante.

Ne pourrait-on pas comparer cette respiration de Cheyne-Stokes à une sorte de tic moitié conscient, moitié subconscient dont la malade aurait pris l'habitude et qui disparaîtrait quand l'attention serait dirigée sur quelque autre point. Ce phénomène se rapprocherait de beaucoup d'autres accidents semblables chez les hysté-

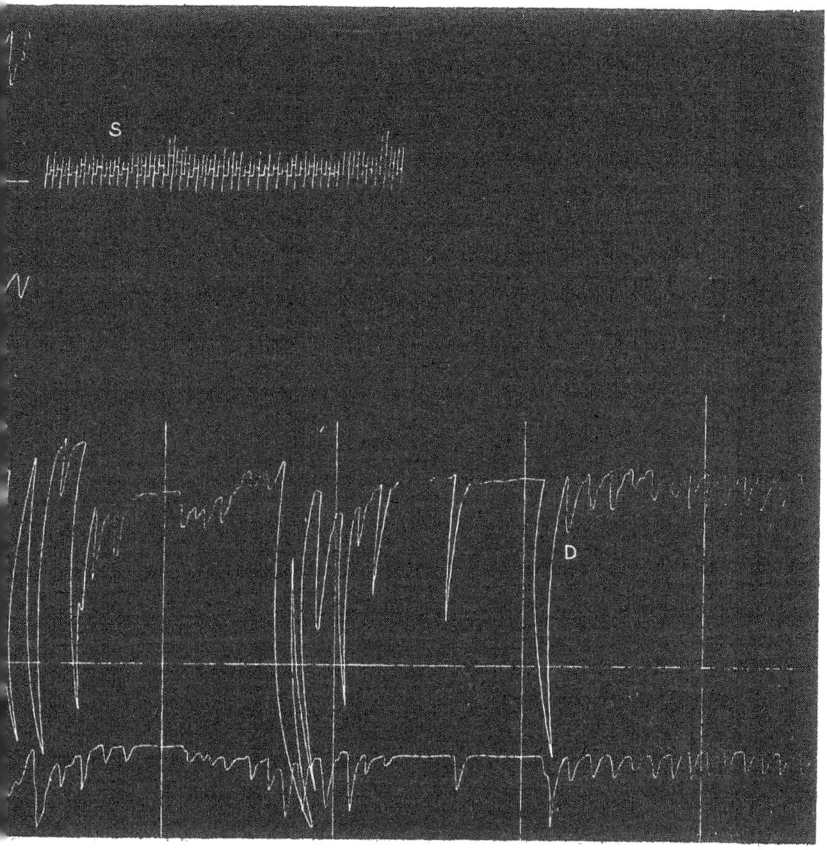

A et B, respiration pendant le rêve ; en C. La malade se réveille ;
ration thoracique ; a, Resp. abdominale ; S, secondes.

riques. Nous objectons à cette interprétation simple que la malade a souvent en même temps d'autres accidents : contracture douloureuse des pieds, tic de tremblement de la mâchoire, etc. Ces phénomènes devraient la distraire suffisamment et lui faire oublier son tic de respiration. Il n'en est pas ainsi puisqu'il persiste. Cependant, il y a dans cette explication quelque chose qui nous paraît vrai. La malade a sur bien des points du thorax et de l'abdomen des contractures incomplètes. Ces contractures n'empêchent pas la respiration puisque nous l'avons vue devenir complète; mais ces contractures des muscles intercostaux et abdominaux rendent la respiration douloureuse, surtout au début. La malade le sait très bien : elle se plaint que nous lui faisons du mal quand nous la forçons à respirer. Elle est plus à son aise quand elle ne respire pas. Cette douleur et l'appréhension peuvent contribuer à réduire la respiration au minimum. Chez certains sujets dans ce cas, la respiration se réduit en amplitude. Ici, elle se réduit en fréquence par des pauses. L'attention pourrait avoir comme résultat de distraire l'esprit de cette douleur et de laisser, par conséquent, la respiration s'effectuer. Comme la précédente, cette explication ne nous semble pas complète, parce que, d'autres accidents et même des idées fixes absorbantes qui devraient également distraire de la douleur ne suppriment pas le Cheyne-Stokes.

Il faut, évidemment, entrer dans des suppositions plus intéressantes, mais évidemment moins solides. Le fait principal, c'est la coïncidence d'un état d'aprosexie, de distraction avec cette respiration en Cheyne-Stokes et la disparition de cette respiration quand l'activité de l'attention paraît se restaurer. Il est donc probable que l'activité de l'attention, c'est-à-dire une activité cérébrale supérieure, est liée avec une certaine activité respiratoire. La respiration ne dépend pas uniquement du bulbe, mais encore de l'écorce cérébrale.

C'est la conclusion à laquelle sont parvenus tous ceux qui ont essayé d'analyser et d'interpréter le syndrome de la respiration périodique. Les anciennes interprétations de Traube 1869, de Filehne 1874, de Cufer 1878, qui faisaient jouer uniquement un rôle aux phénomènes bulbaires ne semblent plus aujourd'hui suffisantes. Les recherches de Lépine, de Richet, de Fr. Franck, les observations de Biot, de Saloz, de Stein, de Pick 1896, etc., ont montré que ce symptôme se présentait au cours de maladies où le cerveau lui-même présentait une altération grave. On le note dans les hémorragies et dans les tumeurs cérébrales[1], dans les méningites, dans la paralysie générale, dans les maladies qui déterminent une intoxication des centres cérébraux et qui s'accompagnent d'état délirant, la fièvre typhoïde, la variole, la pneumonie et sur-

1. Note sur un cas de tumeur cérébrale, *Archives générales de médecine*, octobre 1891, *Névroses et idées fixes*, 1898, p. 537.

tout l'urémie. Ces études sont résumées avec beaucoup de netteté dans le travail de M. Rabé sur la théorie cérébrale du Cheyne-Stokes[1]. A ces études sur les lésions organiques du cerveau, il faut ajouter les travaux sur les modifications de la respiration dans la folie : M. H. Kellog[2] montre la fréquence de la respiration périodique dans les états de mélancolie ou simplement de dépression.

Dans un autre groupe d'études, les intoxications d'origine externe, surtout celles qui sont déterminées par le chloral ou la morphine et qui sont évidemment caractérisées par une diminution de l'activité cérébrale, produisent souvent cette respiration intermittente[3].

Enfin le beau travail de Mosso sur la respiration périodique[4] nous présente des observations et des graphiques tout à fait analogues à ceux que nous étudions ici. « Les mouvements de la respiration, dit-il, ne sont pas toujours uniformes ; dans le repos et spécialement dans le sommeil apparaissent chez l'homme comme chez les animaux des périodes, c'est-à-dire des groupes d'inspirations qui augmentent et diminuent successivement d'amplitude, c'est la respiration périodique par opposition a la respiration uniforme. » Dans le graphique respiratoire pris pendant le sommeil profond d'un homme de 77 ans, Mosso nous présente un véritable type de Cheyne-Stokes, qui disparaît non seulement au réveil, mais même pendant les rêves ou dans le sommeil incomplet du sujet.

Il est facile de constater l'analogie au moins apparente entre certains phénomènes de l'hystérie et les états de sommeil et d'engourdissement cérébral, aussi n'est-il pas surprenant de retrouver dans l'hystérie cette respiration que Mosso observait dans le sommeil. D'ailleurs, un des sujets à respiration périodique que nous avons déjà décrits, Sa[5], présente en même temps une apathie, une indifférence remarquables et une tendance continuelle au sommeil.

1. Rabé, Théorie cérébrale de Cheyne-Stokes, *Presse médicale*, 1899, p. 228.
2. H. Kellog, The journal of nervous and mental disease, mars 1893, p. 308.
3. Cf. en particulier V. Pachon, *Recherches expérimentales et cliniques sur la fréquence et le rythme de la respiration*, 1892.
4. Mosso, Respiration périodique et respiration superflue ou de luxe. *Archives italiennes de biologie*, 1885, t. VII, p. 49.
5. *Névroses et idées fixes*, II, p. 368.

D'après toutes ces observations qui, si nous ne nous trompons, sont encore précisées par les expériences que nous venons de faire sur Léa, il semble probable que l'activité de l'écorce cérébrale a une grande influence sur le rythme de la respiration. Faut-il parler d'un centre particulier de l'écorce, quelques petits détails, à notre avis sans précision suffisante, pourraient dans notre observation se rattacher à cette hypothèse. 1° L'anesthésie et les accidents hystériques chez notre sujet siègent surtout à droite : nous avons déjà relevé cette coïncidence de l'anesthésie droite et des accidents respiratoires chez les hystériques[1]. Peut-on en conclure que le centre cortical de la respiration comme celui du langage avec qui il a évidemment des rapports, siège plutôt dans l'hémisphère gauche ? Nous n'osons tirer une conclusion de ces quelques observations et nous nous bornons à signaler l'hypothèse. 2° C'est l'attention qui joue dans les expériences précédentes le rôle le plus net. En outre, le malade se plaint constamment d'une douleur au front, en barre, au dessus des deux sourcils. Quelques observateurs en concluront peut-être qu'il s'agit du lobe frontal qui, d'ailleurs, a déjà été présenté à plusieurs reprises comme le centre cortical de la respiration. L'interprétation de ces douleurs céphaliques des hystériques est fort délicate et nous ne pouvons qu'indiquer ici cette remarque. Si ces hypothèses relatives à un centre cortical spécial de la respiration ne se confirmaient pas, il n'en resterait pas moins évident que l'écorce cérébrale dans son ensemble a une influence sur la respiration quand nous voyons les oscillations de son activité et, en particulier, les oscillations de l'attention avoir une influence aussi manifeste sur le phénomène de la respiration périodique.

1. Note sur l'hystérie droite et l'hystérie gauche, *Revue neurologique*. 15 décembre 1899, p. 851 ; dans ce volume, p. 455.

CHAPITRE V

UN CAS DU PHÉNOMÈNE DES APPORTS[1]

Je dois d'abord m'excuser de venir vous présenter une petite observation sur un fait en réalité peu important et qui ne nous apprend rien de bien nouveau, cela est excusable dans une séance de rentrée, après la belle étude de M. Bréal et à défaut d'autres communications plus importantes. En outre, si je ne me trompe, nous ne devons pas dans nos observations songer uniquement à nous-mêmes. Nous devons, quand l'occasion s'en présente, recueillir les faits qui peuvent être instructifs pour d'autres; il n'est pas mauvais de montrer que nous pouvons voir quelquefois de ces phénomènes considérés par bien des personnes comme miraculeux et que nous ne dédaignons pas d'en faire l'analyse. Voici donc une petite observation que j'ai eu l'occasion de faire à la Salpêtrière, il y a déjà deux ans, à propos du fait que les spirites et beaucoup d'occultistes appellent le « Phénomène des apports ».

A cette époque, on amena dans le service de M. Raymond une jeune fille de 26 ans, Meb, troublée, disait-on, par des hallucinations très pénibles. Cette malade était conduite par deux dames, sa mère et sa tante, appartenant à la petite bourgeoisie, d'un milieu relativement cultivé. Le père de la jeune fille, mort depuis quelques années, était un ancien officier, et la famille avait conservé assez de relations dans un monde de militaires et de commerçants. La malade elle-même était une jeune fille bien vêtue, s'exprimant facilement, ayant évidemment une éducation et une instruction plutôt supérieures à la moyenne.

La maladie qui l'amenait à la Salpêtrière était déjà intéressante et mériterait une étude. Nous ne pouvons nous y arrêter : il s'a-

1. Communication à la société de Psychologie du 5 décembre 1901, publiée dans le *Bulletin de l'Institut psychologique* en décembre 1901, p. 329.

gissait d'hallucinations intenses de tous les sens et de caractère particulièrement érotique. Elle avait rencontré deux ans auparavant, dans une administration, un jeune employé qui avait fait sur elle une vive impression. Cet individu assis à son bureau l'avait regardée fixement, ses grands yeux, sa moustache noire avaient troublé la jeune fille : elle avait beaucoup rêvé à lui, la nuit d'abord, puis le jour, tant et si bien que Joseph, c'était le nom qu'elle donnait au personnage, avait fini par lui apparaître à tous moments. Joseph allait et venait par la pièce, il fumait des cigares dont elle percevait l'odeur, il lui parlait, il lui faisait des déclarations qu'elle entendait parfaitement. Il la taquinait, la pinçait, puis arrivait à la déshabiller et finissait par se conduire d'une manière absolument inconvenante. La conduite de Joseph ne pourrait même pas être racontée en latin, et le médecin de la famille s'étonnait non sans raison des ordures qu'inventait cette jeune fille qui se prétendait très chaste. Nous connaissons le degré d'obscénité auquel parviennent de semblables phénomènes automatiques.

De telles hallucinations de la vue, puis de tous les sens, systématisés de cette manière, ne se rencontrent guère que dans l'hystérie. D'ailleurs, on pouvait retrouver, d'une manière très faible, il est vrai, quelques stigmates. Les yeux, ce qui est intéressant, étaient normaux, le champ visuel n'était pas rétréci, mais il y avait une légère hypoesthésie sur tout le côté droit : l'æsthésiomètre donnait 55 à la face antérieure du poignet droit et 25 seulement au point correspondant à gauche. D'ailleurs, on le verra plus tard, la malade était facilement hypnotisable, il s'agissait donc d'hallucinations complexes chez une hystérique et c'est dans ce sens que j'ai rédigé l'observation de la malade présentée par M. Raymond dans un de ses cours.

Après avoir constaté la nature du phénomène actuel, j'insistais tout naturellement près des parents pour demander ce qui avait précédé et préparé des hallucinations aussi remarquables. Cette jeune fille, disais-je, n'a-t-elle pas eu autrefois d'autres accidents nerveux, des attaques de nerfs, des sommeils, par exemple ? Les deux dames protestèrent avec indignation que la malade n'avait jamais rien eu de semblable. Je demandai alors s'il n'y avait pas eu auparavant d'autres hallucinations visuelles. A ce moment, il se produisit comme un embarras dans la famille : la tante disait oui, la mère disait non. Puis les deux dames se disputèrent et la mère répétait : « Mais c'est tout autre chose, cela ne regarde pas le médecin. » Cela piqua ma curiosité, et, en interrogeant séparément les deux dames et la malade, je parvins à reconstituer une assez bizarre histoire.

Cette jeune malade, fille d'un père absinthique, mort dans un asile, avait toujours été bizarre ; en particulier, elle avait toujours eu des hallucinations. Les premières dataient de l'enfance : à 8 ans, elle voyait des anges, avec de belles robes blanches, qui lui apparaissaient même en plein jour. Au moment de la puberté, de 10 à 12 ans, elle fut beaucoup troublée par ces images toujours de caractère religieux. Il s'y mêlait des hallucinations auditives, car les anges lui donnaient oralement de bons conseils et lui apprenaient son catéchisme. Elle prit l'habitude, sans que nous sachions l'origine de cette idée, de baptiser l'un de ses anges du nom de sainte Philomèle et depuis « la petite sainte », comme elle l'appelait, joua un très grand rôle dans sa vie. A l'âge de 12 ans, les règles étant bien établies, les hallucinations ont semblé disparaître jusqu'à 17 ans. A ce moment, différentes émotions, un amour contrarié, la maladie et l'internement du père, l'ont troublée, et les hallucinations ont recommencé : en somme, elles n'ont plus cessé jusqu'à la maladie actuelle, à l'âge de 26 ans. Nous ne sommes pas surpris de voir des hallucinations d'abord mystiques devenir ensuite érotiques et obscènes : c'est un fait bien connu.

Mais pourquoi donc la mère de cette jeune fille refusait-elle de constater que les hallucinations existaient depuis une dizaine d'années ? C'est que depuis ce moment cette dame, devenue veuve, malheureuse, et probablement prédisposée, était elle-même tombée dans les croyances spirites. Elle avait la plus grande admiration pour les hallucinations de sa fille et croyait très sincèrement à l'intervention des esprits et des anges dans cette affaire. Elle ne se décidait à considérer comme pathologiques que la dernière hallucination de Joseph, parce que celle-ci avait eu des conséquences obscènes qui la révoltaient. Les premières, étant élevées et consolantes, ne pouvaient être de la maladie. C'est un peu l'argument dont se servait autrefois sainte Thérèse pour distinguer les vraies et les fausses extases. Quand j'essayai quelques objections et quand je me permis de comparer sainte Philomèle à Joseph, les trois dames s'indignèrent et se laissèrent aller à me déclarer « qu'il y avait des arguments démonstratifs de la réalité de sainte Philomèle et des anges. *C'était les objets que la Sainte avait apportés du ciel* et que Joseph serait parfaitement incapable d'apporter. » C'est ainsi que j'ai appris, à ma grande surprise, que les hallucinations se compliquaient de phénomènes d'apports.

Dans les études d'occultisme, on donne ce nom d' « apports » à des objets matériels parfaitement réels qui, grâce à l'action du médium, mais sans intervention des forces humaines connues, sont transportés d'un lieu à un autre. Il n'est pas de revue du spiritisme où l'on ne parle à chaque instant de fleurs, de bijoux, de tableaux, qui apparaissent devant le médium, tandis qu'on les croyait à des endroits très éloignés et sans que l'on puisse expliquer leur passage mystérieux d'un lieu à un autre. Ce phénomène a remplacé dans beaucoup de séances spirites l'ancienne écriture automatique trop décriée depuis les travaux psychologiques qu'elle a provoqués. Le phénomène des apports n'a pas été étudié de la même manière que l'écriture automatique, parce que nous n'avons pas l'occasion de l'observer aussi souvent. Pour ma part, c'est le seul cas que j'aie connu. Aussi ai-je cherché à l'analyser : je me garde bien de donner mon observation relative à ce fait et mon explication comme valable dans tous les cas ; les choses peuvent se passer ailleurs d'une tout autre manière moins intéressante ou plus intéressante peut-être. Je me borne à dire comment les choses se passaient dans le seul cas que j'ai pu voir.

Je dois dire, pour être exact, que mon enquête n'a pas pu être continuée avec les trois personnes du début. Ma curiosité, d'apparence sceptique, a malheureusement indisposé la mère qui s'est fâchée contre moi et n'a plus voulu me donner aucun renseignement. La tante a été de meilleure composition ; mais elle a fini par s'éloigner aussi quand elle a vu, disait-elle, que je ne prenais pas les choses au sérieux. Ce qui fait qu'en somme les renseignements et documents me viennent du médium lui-même qui s'est montré dans cette circonstance beaucoup moins crédule que ses propres admirateurs.

Cette jeune fille pour me convaincre m'a apporté une collection des objets donnés miraculeusement par la Sainte. J'en ai une boîte pleine : ce sont, comme vous pouvez voir, des plumes d'oiseau, surtout du duvet, qui provient probablement d'un édredon. quelques fleurs desséchées, des cailloux colorés bizarrement, quelques fragments de verre et quelques bijoux communs en argent, comme ce petit ange aux ailes déployées, qui semble un morceau d'une broche cassée. Meb avait, disait-elle, des tiroirs pleins de ces objets, elle les conservait précieusement, parce qu'elle croyait sincèrement qu'ils avaient été non pas créés, mais transportés par le pouvoir de la Sainte. Toute sa famille, une cousine surtout, et quelques amis, vénéraient ces reliques et partageaient la même conviction.

Je dois vous dire d'abord que, à tort ou à raison, je suis disposé à croire à la sincérité de cette jeune fille. Je l'ai connue pendant un an, je l'ai vue hallucinée et malade, mais je n'ai eu aucune raison pour croire qu'elle a simulé quelque chose volontairement. En outre, elle s'est mise à ma disposition avec une très grande naïveté pour m'aider à trouver les procédés dont se servait sainte Philomèle. Elle m'a aidé à mettre l'erreur en évidence, elle a été très étonnée quand je la lui ai montrée et n'a pas demandé mieux que d'y renoncer. Aujourd'hui, dans ce groupe de spirites, il n'y a plus que la mère qui soit restée croyante, mais elle est indéracinable.

Meb. m'a d'abord raconté aussi exactement que possible comment les choses se passaient. De temps en temps, n'importe à quel endroit, mais surtout dans l'escalier, dans l'appartement, dans sa chambre, elle trouvait des *objets qui n'étaient pas du tout à leur place*. C'est là le fait essentiel : objets à une place anormale et bizarre, par exemple des cailloux brillant dans l'esscalier, sur le palier du second étage, des plumes d'oiseau sur la table de la salle à manger, un petit bijou inconnu au milieu de son édredon, des plumes et des morceaux de verre rangés de manière à former une croix sur une petite table de sa chambre à coucher. Ces objets, ou plutôt la place de ces objets, l'étonnaient et alors elle ne tardait pas sans trop savoir pourquoi à être saisie par la croyance que la Sainte les avait apportés là. Elle ne savait pas toujours d'où venait la croyance, mais elle la possédait fermement. C'est alors qu'elle la communiquait aux autres. Quelquefois les choses se passaient même en public et tout le monde éprouvait le même étonnement : ainsi, pendant un dîner de famille, des plumes étaient réellement tombées du plafond sur la table, la surprise fut générale, et tout le monde fut d'accord, avant même qu'elle ne parlât, pour dire que ces plumes n'étaient pas venues naturellement et devaient avoir été apportées par la Sainte.

Pour aller plus loin, j'ai cherché à raviver les souvenirs du sujet de toutes les manières, pendant la veille d'abord, et ensuite pendant le sommeil hypnotique. Il suffisait de diriger l'attention avec soin sur les instants qui avaient précédé ou suivi la découverte des objets. Meb a retrouvé des souvenirs avec étonnement et j'ai pu constater que chez elle les apports ne se faisaient pas toujours de la même manière. Il faut distinguer trois formes du phénomène qui se rapprochent l'une de l'autre d'ailleurs avec une complication croissante.

Le premier cas est le plus simple : l'objet se trouve réellement à sa place, par hasard. C'est un caillou brillant sur un trottoir ou sur l'escalier ; il déterminerait chez tout le monde un instant d'étonnement ; il frappe davantage la malade dont l'esprit est préoccupé par ces objets à place bizarre. Cela détermine une émotion, et, à la suite, une sorte de petit étourdissement, d'abaissement du niveau mental, dans lequel elle se rend moins compte de la réalité et se trouve de nouveau au milieu d'hallucinations. La Sainte apparaît, et c'est elle tout simplement qui affirme avoir placé là ce caillou pour leur faire plaisir. L'idée des apports qui préoccupe la malade, en raison de son milieu spirite, donne naissance à un phénomène subconscient qui amène l'hallucination visuelle et auditive. Cette transformation de l'idée en hallucination a comme conséquence de faire naître la conviction dans l'esprit de cette hystérique suggestible. La conviction est contagieuse et tout le petit groupe est en admiration devant ce caillou trouvé par hasard.

C'est là le cas le plus simple : une complication survient quand il s'agit d'objets étranges dans la chambre même de la malade. Ici les choses se passent le plus souvent pendant la nuit. Meb est une somnambule, personne n'en doute, c'est elle qui se levait la nuit en dormant, cherchait au fond d'un coffret une petite pierre bleue en forme de cœur et la cachait dans la poche d'un tablier, ou bien disposait les morceaux de verre en croix sur la table, avec des plumes tirées de l'édredon, ou faisait deux marques sur l'édredon qui ressemblaient à deux ailes. Au réveil, la malade était stupéfaite de ce qu'elle voyait, et, que Philomèle intervînt ou n'intervînt pas par hallucination, la même croyance s'imposait.

Enfin dans le troisième groupe l'attaque de somnambulisme était diurne, la malade hypnotisée s'en étonne elle-même : « Mais c'est vrai, c'est moi qui ai cherché ce petit ange en argent dans un vieux coffret à bijoux, c'est moi qui l'ai apporté au milieu de la chambre, c'est trop fort, c'est moi qui prenais des plumes dans l'édredon et qui les répandais sur l'escalier... » Je lui fais retrouver le souvenir d'une scène très curieuse. Avant le dîner de famille, elle se voit monter sur la table, y placer un tabouret pour s'élever plus haut et coller des plumes au plafond avec un peu de farine mouillée d'eau, puis elle est descendue tranquillement, a tout mis en ordre, et est rentrée dans sa chambre pour s'habiller sans aucun souvenir de cette mauvaise plaisanterie. Au dîner, quand les plumes, décollées peut-être par la chaleur de la lampe, sont tombées, elle a été sincèrement stupéfaite. « Mais, dit-elle, comment se fait-il que j'allais faire ces choses ? » Et, en fait, on peut se demander pourquoi dans ses petits somnambulismes elle cherchait ainsi à se tromper. L'explication est fort simple : il suffit par suggestion de faire recommencer la scène devant nous. Elle a ainsi apporté des cailloux au musée de la Salpêtrière et a préparé la surprise avec une grande conviction. Pendant ce travail, elle a une figure digne et souriante, elle répète de bons conseils, ou des phrases de catéchisme ; en un mot, elle se croit sainte Philomèle. Non seulement la malade avait des hallucinations de sainte Philomèle, mais elle avait encore spontanément, pendant peu de temps, il est vrai, de ces changements de personnalité aujourd'hui bien connus et se transformait elle-même en sainte Philomèle.

Depuis plus d'un an, sainte Philomèle et Joseph sont exorcisés. La malade en a souffert d'abord, car, ainsi qu'il arrive souvent, elle a commencé à ce moment seulement à présenter d'autres troubles hystériques, attaques, et troubles de l'estomac ; tout cela s'est terminé presque complètement. Je vous répète en terminant qu'il peut exister d'autres phénomènes d'apports ; je me suis borné à en décrire un seul assez intéressant.

CHAPITRE VI

L'AMNÉSIE ET LA DISSOCIATION DES SOUVENIRS PAR L'ÉMOTION[1]

Il n'est pas inutile de recommencer une étude déjà ancienne à propos de nouvelles observations, c'est un moyen de vérification et de correction. J'ai eu l'occasion, il y a quelques années, d'étudier les phénomènes de l'amnésie rétrograde et de l'amnésie continue déterminées par l'émotion sur une malade qui a acquis quelque célébrité[2]. Mme D... présenta à la suite d'une violente émotion une amnésie rétrograde de plusieurs mois et, ce qui est plus étrange, une amnésie continue tout à fait complète qui la rendait tout à fait incapable de conserver même quelques instants le souvenir des divers événements de la vie.

Dans plusieurs études j'ai cherché à montrer le rapport de cette amnésie remarquable avec l'idée persistante de l'accident initial et avec l'émotion du début que cette idée contribuait à entretenir. J'ai pu montrer les métamorphoses singulières de cette amnésie qui a pris à la longue la forme peu connue de la mémoire retardante : le sujet semble oublier tous les événements de sa vie au fur et à mesure qu'ils se produisent, mais il finit toujours par en retrouver nettement le souvenir un certain temps, huit jours ou deux mois plus tard. Tout en retrouvant en définitive tous les souvenirs, il conserve toujours une amnésie rétro-

1. Étude publiée dans le *Journal de psychologie normale et pathologique* de septembre 1904, p. 417 ; un extrait de cette étude a été communiqué à l'Académie de médecine dans sa séance du 26 juillet 1903.

2. A propos de cette malade Mme D..., voir les études suivantes : Charcot, Sur un cas d'amnésie rétro-antérograde, *Revue de Médecine*, fév. 1892, p. 81. — Souques, Essai sur l'amnésie rétro-antérograde dans l'hystérie, les traumatismes cérébraux et l'alcoolisme chronique, *Revue de Médecine*, mai 1892, p. 367. — Pierre Janet, Communication au congrès de psychologie expérimentale réuni à Londres le 1er août 1892, *Revue générale des Sciences*, 30 mars 1893, pp. 167-179. *Névroses et idées fixes*, 1898, I, p. 109.

grade des dernières périodes de la vie : ce trouble persiste en grande partie encore aujourd'hui après douze ans de maladie. Une perturbation aussi profonde de la mémoire et de l'organisation des souvenirs survenant subitement et persistant douze ans après une seule violente émotion me paraît un fait des plus remarquables qu'il faut étudier pour essayer de comprendre le mécanisme de l'émotion. Un phénomène de ce gence me semble bien plus grave, bien plus considérable dans la constitution même de l'émotion que les quelques troubles respiratoires et les quelques palpitations cardiaques que l'on veut trop souvent considérer comme l'essentiel de l'état émotif. Quoique les amnésies émotionnelles se présentent assez souvent sous des formes imparfaites, des cas aussi remarquables que celui de Mme D... sont rares, et dans la première étude je ne pouvais rapprocher de celle-ci que quatre cas assez incomplets. J'ai eu l'occasion dans ces dernières années d'étudier un cas nouveau d'amnésie émotionnelle très comparable dans ces grandes lignes à celui de Mme D..., quoique présentant des différences intéressantes de détail. C'est à propos de ce cas que je voudrais reprendre l'étude de certaines modifications de la mémoire que peut déterminer l'émotion.

I. Antécédents. — Irène est une jeune fille de vingt-trois ans, qui a présenté pendant deux ans, à la suite des émotions causées par la mort de sa mère, un état hystérique très grave caractérisé essentiellement par des crises de somnambulisme avec hallucinations et par une amnésie très profonde. Ce sont ces deux phénomènes que je désire étudier particulièrement : aussi je me borne à signaler rapidement les antécédents et les autres troubles qui évidemment prédisposaient cette personne aux accidents névropathiques.

Le père était un abominable ivrogne qui se faisait entretenir par sa femme et par sa fille et qui certainement a contribué à la mort de l'une et au délire de l'autre ; il a fini par mourir il y a peu de temps d'une pneumonie qui s'est ajoutée à un état de délirium pour lequel il était traité dans un asile. La mère était une psychasténique tout à fait typique : elle a présenté pendant toute sa vie de la claustrophobie de la manière la plus singulière. L'agitation mentale déterminait chez elle une représentation très vive, tout à fait imagée des dangers qu'elle courait en restant dans sa chambre : il lui semblait que l'eau ou la neige envahissait la pièce et qu'elle était forcée de grimper sur les meubles, de nager, enfin qu'elle était étouffée contre le plafond[1]. Vers l'âge de quarante-neuf ans, cette femme a été atteinte de tuberculose pulmonaire à marche rapide.

J'ai déjà eu l'occasion d'insister à ce propos sur un fait curieux, très important à mon avis, pour la théorie des phénomènes psychasténiques. Quand la tuberculose détermina chez elle cette excitation particulière que l'on observe dans cette maladie et surtout quand elle amena un petit état de fièvre presque continue, les obsessions et les phobies qui avaient rempli constamment toute la vie de cette femme disparurent définitivement et pendant les six derniers mois de sa vie, celle-ci fut au point de vue mental à peu près complètement normale[2].

Sous cette double influence héréditaire, il n'est pas surprenant que l'enfant ait présenté de bonne heure toute espèce de troubles nerveux : il paraît que dès ses premières années elle avait perdu le sommeil normal : incapable de dormir correctement, ou bien elle restait éveillée toute la nuit, ou bien elle dormait les yeux grands ouverts, ou bien elle entrait dans des crises de somnambulisme. De même elle n'a jamais su manger correctement, refusant presque toujours toute nourriture, ou bien, principalement quand elle était à la campagne, dévorant toutes les deux heures sans jamais se rassasier. La puberté aggrava ces dispositions et chaque époque menstruelle était l'occasion de grands évanouissements. Enfin, on peut signaler un singulier trouble de la nutrition : cette jeune fille au milieu d'une abondante chevelure noire présente deux mèches blanches, un peu au-dessus du front, du côté gauche. On prétend dans sa famille que ces mèches seraient apparues subitement à l'âge de huit ans, un matin après une nuit de cauchemars dans laquelle elle aurait rêvé à la mort de sa mère ; détail curieux, la peau qui supporte les cheveux blancs est encore aujourd'hui anesthésique sur la surface de deux pièces d'un franc, tandis que le reste de la peau du crâne et du front reste presque toujours sensible.

Le caractère de cette jeune fille était également anormal : toujours triste, inquiète, mécontente d'elle-même, elle avait constamment le sentiment qu'elle n'arrivait au bout de rien, que ses

1. *Obsessions et psychasténie*, obs. de Nae, I, p. 205, II, p. 206.
2. *Ibid.*, I, pp. 529, 650, II, p. 650.

émotions comme ses actions restaient incomplètes et insuffisantes, « la tête comme remplie d'affaires qu'on n'arrive jamais à finir ». Très intelligente et très travailleuse, elle était cependant incapable de rien faire, quand elle se trouvait en présence de quelques personnes ; timide au point de ne pouvoir manger devant quelqu'un, elle souhaitait « de n'avoir jamais besoin de personne, de pouvoir vivre toute seule dans un coin ». Comme toutes les personnes qui présentent cette aboulie sociale, elle avait en même temps par suite de cette contradiction que nous avons si souvent étudiée le besoin d'être dirigée et d'être aimée. Mais comme elle redoutait que l'on s'occupât d'elle, comme elle ne pouvait se décider à laisser voir son affection pour les gens, ses sentiments et son besoin même d'affection ont toujours pris un aspect très étrange qui mériterait une longue étude psychologique, si nous n'avions à considérer en elle d'autres phénomènes.

Ces insuffisances et ces sentiments d'incomplétude se rattachaient plutôt au début à la série des symptômes psychasthéniques, tels que les présentait sa mère à un si haut degré et, si la maladie avait évolué dans ce sens, Irène serait parvenue comme celle-ci aux phobies et aux obsessions. Mais, lorsqu'elle fut parvenue à l'âge de vingt ans, elle eut à soigner pendant un an sa mère gravement atteinte de tuberculose pulmonaire. Cette maladie dans un pauvre ménage d'ouvriers avec un père constamment ivrogne, une malade d'un caractère et d'une exigence intolérables fut pour la pauvre fille l'occasion d'un plus grand épuisement. Elle resta soixante nuits de suite sans se coucher, travaillant à la machine à coudre dans les rares instants de liberté que lui laissaient les perpétuelles réclamations de sa mère ou les scènes faites par le père, et soutenant par son travail tout le ménage. Les derniers jours et l'agonie dans cette famille de névropathes en désordre furent épouvantablement dramatiques. Ces fatigues et ce bouleversement émotionnel semblent avoir changé la direction de la névrose et avoir définitivement constitué l'hystérie dont il nous reste à étudier les principales manifestations.

II. Délire hallucinatoire avec hypermnésie. — L'observation d'Irène, d'après ce que je viens de dire au début, doit être rapprochée des grandes amnésies émotionnelles, et cependant en constatant les symptômes les plus bruyants que cette jeune malade présente tous les jours, on serait plus disposé à croire à une exagération de la mémoire. Plusieurs fois par jour, en effet, et souvent pendant plusieurs heures consécutives, Irène a des crises de somnambulisme spontané avec bavardage pendant lesquelles elle joue et elle raconte constamment tous les détails de la mort de sa mère. Il est important tout d'abord d'insister sur cette crise et sur la précision des souvenirs qu'elle semble manifester.

La malade qui sent un bourdonnement dans la tête et des suffocations s'étend sur son lit ; elle ne tarde pas à perdre connaissance et reste étendue, immobile, les paupières frémissantes. Bientôt elle a quelques mouvements convulsifs qui semblent être surtout les expressions émotionnelles de l'horreur qu'elle ressent et elle commence à parler. Au début, elle parle tout bas, bientôt elle s'anime, gesticule, crie et son visage présente des expressions d'une intensité et quelquefois d'une beauté remarquable : « Oh, c'est fini, je ne ferai plus de concessions, non j'en finirai moi aussi... Si l'on savait comme on souffre quand on n'a plus sa mère... J'irai la retrouver comme elle me le demande... N'est-ce pas ma petite maman, il vaut mieux que je meure, tu me l'as bien dit que nous devions mourir ensemble... Ah ! te voilà, tu viens me chercher, tu vas mieux, tu as repris ta bonne figure et tes joues roses, tu as mis ta grosse écharpe noire pour aller avec moi à la place Royale, emmène-moi vite... (elle fait un effort pour sauter du lit). Tu sais bien que je ne peux pas rester seule avec mon père... C'est une chose qu'on ne peut pas lui pardonner de se saouler le jour où elle est morte... Non, c'était trop horrible, il a vomi sur le lit... Et ses yeux à elle qui s'ouvrent... Et cette bouche qui s'ouvre, je l'ai déjà fermée dix fois, et ces jambes qui reviennent en l'air, il faut que je monte sur le lit pour les étendre... Oh ! elle tombe par terre... Il faut que je travaille à la machine, voilà soixante nuits que je ne me suis pas couchée... Oui, maman, je vais finir ce corset pour le donner demain, je dois déjà deux cent cinquante francs, il faut encore que je passe cette nuit... Et si je m'endors sur ma machine, cet homme qui est là, que le père a amené pour boire avec lui... Quand je me suis endormie sur la descende de lit, il a dégraffé ma robe, ah ! ce que je l'ai gifflé ce sale gascon... Et quand je pense qu'il faut à mon père quatre litres par jour et des petits verres... Il a juré hier qu'il ne me laisserait pas tout payer, qu'il aurait de l'argent, allons donc il ne serait pas rentré s'il en avait... Irène, ma fille, il vaut mieux que tu meurs, la vie ne fait que commencer pour toi et tu en as déjà trop vu... La voilà, la locomotive... (elle se lève de son lit, fait quelques pas dans la salle et se couche par terre tout de son long), là je suis sur les rails.... La voilà qui approche, elle s'arrête, il n'avance donc pas le train... Ah ! cela va être bientôt fini, quelle chance ! le voilà !... (elle pousse des cris aigus et a sur son visage une expression d'horreur vraiment tragique, puis elle retombe les yeux fermés et le corps raidi. Cette immobilité ne dure qu'un instant, bientôt elle se relève assise, les yeux ouverts, et recommence son bavardage). Papa fait donc chauffer la chemise à maman... Il ne comprend pas, il est saoul. Oh, c'est épouvantable... ses yeux se sont ouverts et sa bouche aussi, personne n'a voulu l'embrasser, et moi je n'ai pas eu peur... Elle me faisait bien manger dans la cuiller où elle avait craché pour voir si je l'aimais... Oh, son ventre est devenu tout bleu... Je ne dirai pas au médecin que j'ai bu une bouteille de laudanum et que cela m'a fait vomir... Mais cette mort ne vient donc pas. »

Des scènes de ce genre se répètent incessamment avec toutes sortes de détails nouveaux : elles sont très remarquables et à bien des points de vue, mais elles nous intéressent, surtout ici, à cause de la mémoire qu'elles manifestent. On constate, en effet, dans toutes ces hallucinations un certain nombre de souvenirs des plus précis.

D'abord l'image de la mère, sa figure, son costume même, soit pendant la maladie, soit même pendant l'état de santé antérieur se représentent avec la plus grande netteté. Le son de la voix, les diverses conversations, les dernières paroles parfaitement remémorées et reconnues. Autour de ces images prédominantes on peut grouper un grand nombre de faits dont le souvenir est constaté par les paroles et par les actes que je note pendant les crises : l'agonie et la mort du 7 juillet 1900, bien des événements antérieurs, les exigences cruelles de la mère, ses promenades quand déjà malade elle allait au Palais Royal (mai et juin 1900), l'accident de la passerelle de l'Exposition sur laquelle Irène s'est trouvée et dont elle parle fréquemment dans son délire (juin), la tentative du gascon dans sa chambre (début de juillet), la vue d'un homme qui s'est tiré un coup de revolver devant elle rue Mouffetard (juin). Puis on note des événements postérieurs à la mort de la mère, son enterrement, les rires d'Irène en allant au cimetière qui ont fait scandale, son premier essai de suicide, en absorbant une bouteille de laudanum (10 juillet 1900), la venue de ses oncles à Paris, les visites fréquentes de l'Exposition faites avec eux, la soirée qu'elle a absolument voulu passer au théâtre malgré son deuil (août et septembre), son second essai de suicide (octobre), la locomotive de la gare de Lyon qui lui a fait une si vive impression (novembre), son entrée à l'hôpital (12 décembre 1900). Elle se figure que c'est sa mère qui l'y a conduite et elle raconte dans son délire son entrée à l'hôpital, les questions qu'on lui a faites, les malades qu'elles a vues. Tous ces récits qu'elle fait ainsi dans son délire ont pu être vérifiés et sont rigoureusement exacts.

Ces hallucinations et ces souvenirs se présentent encore dans d'autres circonstances, sans qu'il y ait une crise ou un délire proprement dit. Irène fait des tentatives absurdes de suicide : elle s'élance contre une fenêtre qui est grillée, elle cherche à prendre une bouteille de médicaments, ou à s'étrangler. Quand on lui demande pourquoi elle fait ces absurdités, c'est, dit-elle, parce qu'une voix qui est celle de sa mère et qu'elle reconnaît très bien le lui commande brutalement. De même, elle cesse de manger « parce que sa mère le lui défend » ; si elle enfreint cet ordre, elle voit la tête de sa mère dans son assiette et elle a l'idée qu'elle mange sa mère. D'ailleurs cette image de la mère apparaît à tout propos : « si je parle à quelqu'un, je suis troublée, parce que maman apparaît à sa place... ; je n'ose écraser ou toucher aucune mouche, aucune petite bête, parce qu'il me semble que c'est elle, que je marche sur elle... C'est idiot, je vais finir par ne plus bouger du tout et par me laisser mourir comme cela... Le robinet d'eau criait, j'ai entendu comme si c'était maman qui criait, l'eau était son sang et mes mains étaient toutes rouges. »

Ces hallucinations lui apparaissent subitement comme un éclair au travers des actions normales qu'elles troublent. Elles ne sont nullement influencées par la volonté de la malade, qui ne peut ni les évoquer, ni les faire disparaître. Elles laissent à peine un souvenir vague pendant quelques instants : souvent nous jugeons par l'attitude d'Irène, par ses soubresauts, qu'elle éprouve un phénomène de ce genre, tandis qu'un instant après elle affirme n'avoir été dérangée par rien. Ces diverses hallucinations qui ont lieu pendant la veille, s'ajoutent donc à tous les phénomènes qui ont été observés pendant les crises pour nous montrer que le souvenir du visage de la mère, de ses paroles, de sa mort, de tous les petits faits qui ont précédé et suivi cet événement est conservé avec une précision qui semble plutôt exagérée.

Des crises et des hallucinations de ce genre se rattachent évidemment à l'hystérie et doivent être en rapport avec d'autres phénomènes de la névrose. Cependant, au moins dans la première période de la maladie, pendant le grand développement des crises, les autres accidents hystériques étaient rares. Ainsi, pendant près d'un an, Irène n'a présenté aucun trouble bien notable dans le mouvement des membres, ni paralysies, ni contractures. Ce n'est qu'à la fin de la maladie, quand les troubles mentaux eurent été supprimés, qu'elle a eu assez souvent des contractures, surtout à la jambe droite.

Il en est de même pour les troubles de la sensibilité qui furent rares et peu marqués pendant la première période de la maladie qui n'apparurent de temps en temps, d'une manière toujours peu accentuée, qu'à la fin en même temps que ces quelques contractures.

En effet, l'examen des diverses sensibilités a été fait avec soin à bien des reprises dans les intervalles qui séparaient les grandes crises délirantes. Ainsi j'ai fait sur cette malade quelques recherches sur la précision des mouvements en rapport avec la sensibilité kinesthésique, recherches que je ne puis étudier ici en détail. Le sujet devrait enfiler avec une aiguille des trous de plus en plus fins percés dans une plaque métallique (filière des sondes de Charrière) sans en toucher les parois : le contact de l'aiguille contre les parois faisait résonner un timbre électrique. Chaque trou étant numéroté suivant son diamètre, on peut marquer un chiffre pour le dernier trou enfilé correctement et la moyenne de dix expériences peut servir à exprimer la précision des mouvements. Je m'étais servi autrefois de ce petit appareil en 1889, dans mes cours sur l'anesthésie hystérique : je l'avais construit pour mettre en évidence les modifications du mouvement en rapport avec l'anesthésie. Chez Irène cette mesure me donne comme moyenne dans une série d'expériences les chiffres de 8. 5, 10, 11, 9, ce qui ne montre guère de troubles bien nets, car les individus les plus normaux arrivent très difficilement sans une étude spéciale aux chiffres de 6 et de 5. Si on répète cette même expérience sur Irène quand elle est émotionnée, par exemple quand elle vient de recevoir une mauvaise nouvelle de son père, elle n'obtient plus que les moyennes de 15, 14 ou 16. On retrouve le même changement chez d'autres sujets sains ou malades : c'est une des expériences dont je me suis servi dans mon cours de l'année dernière pour montrer les modifications des mouvements dans l'émotion.

Comme cette étude de mouvement le fait prévoir il y a peu de troubles de la sensibilité. Quand le sujet est bien calme et qu'il n'a pas eu de crises délirantes depuis quelques heures, on ne peut mettre en évidence aucune altération de la sensibilité kinesthésique. On constate aussi que, à peu près sur tout le corps, le tact est bien conservé ; les mesures avec divers aesthésiomètres donnent partout, sur les bras, sur la poitrine, sur le front, sur la nuque, des chiffres à peu près normaux. Il n'y a que la région épigastrique qui présente une diminution notable de la sensibilité et à de certains moments une véritable anesthésie tactile. Les sens spéciaux sont également à peu près intacts : l'ouïe n'est pas altérée, la vue est ou semble être normale, car les diverses mesures ne montrent pas d'altérations appréciables ni pour l'acuité visuelle, ni pour le sens des couleurs, ni pour le champ visuel ; l'odorat est conservé, le goût est peut-être un peu diminué, mais il distingue encore les saveurs principales. Dans ces périodes de calme, il n'y a guère que la sensibilité à la douleur qui présente une altération permanente, car il y a constamment un degré marqué d'analgésie surtout sur le côté droit.

Il n'en est plus de même, si on examine Irène immédiatement après les grandes crises, ou pendant les périodes de fréquentes hallucinations. L'anesthésie cutanée augmente alors surtout à droite sans jamais devenir complète, elle se développe sur la jambe droite, le tronc et le bras droit, la figure et le front ont toujours paru conserver une sensibilité à peu près normale, sauf un certain degré d'analgésie. Ce qui est frappant, c'est que la sensibilité musculaire qui était auparavant bien conservée a également diminué à droite, au point que la malade oublie son bras quand on le met en l'air et présente à un faible degré le syndrome de Lasègue. Après certaines crises, j'ai observé un fort rétrécissement du champ visuel surtout pour l'œil droit, mais cela est rare et dure peu. Les sensibilités viscérales sont évidemment modifiées, car la malade refuse souvent de manger et ne sent plus la faim d'une manière correcte. Cela est à rapprocher de son anesthésie hypogastrique, quoique je ne sois pas convaincu, comme je l'ai dit souvent, que l'anorexie soit exclusivement en rapport avec l'anesthésie de l'estomac. De temps en temps, la malade se plaint d'une sensation d'étouffement et dit que sa poitrine se glace ; mais j'ai toujours constaté, même en employant l'appareil de Bloch qui mesure le moment où le sujet sent que sa respiration est gênée, que cette sensibilité respiratoire était à peu près normale. Les sensibilités abdominales, autant qu'on peut le constater par les dires de la malade qui affirme sentir les divers besoins, sont restées correctes.

En résumé, nous trouvons évidemment quelques stigmates d'hystérie, une analgésie presque permanente et diverses anesthésies passagères, mais ces stigmates sont assez légers et ne semblent pas en proportion de la gravité des crises somnambuliques. Et surtout, comme on les rencontre semblables dans toutes les formes d'hystérie, ils ne semblent guère en relation spéciale avec ce délire particulier, cette exagération de la mémoire, ces hallucinations qui remplissent les crises si fréquentes. L'hypermnésie semble jusqu'à présent le phénomène essentiel de la maladie.

III. Les amnésies. — Après avoir constaté ces hallucinations et cette exagération apparente des souvenirs, on éprouve un étonnement quand on entend les personnes qui conduisent la malade se plaindre d'un symptôme tout à fait inverse : « C'est, dit-on, qu'elle a oublié sa mère d'une manière invraisemblable. » Cet oubli n'est pas très évident au premier abord, car Irène, à qui on l'a reproché et qui en a honte, cherche à le dissimuler : « Je sais bien, dit-elle, que ma mère est morte au mois de juillet, on me l'a dit, et cela doit être vrai, puisque je suis en deuil et que je ne la vois pas auprès de moi... Parbleu je sais bien que je devais avoir une mère et qu'elle devait me ressembler, être brune comme moi... » C'est là une mémoire verbale, intellectuelle qui dissimule un oubli véritable.

En premier lieu on constate que cette jeune fille ne pense guère à sa mère qu'elle aimait tellement auparavant et pour laquelle elle s'est dévouée d'une manière vraiment folle. Il faut insister pour l'amener à y penser d'une manière volontaire et alors on constate qu'elle ne réussit pas à se représenter sa mère, à évoquer son image visuelle : « Autrefois, dit-elle, je me représentais très bien la figure des gens, et quant à maman, je pouvais l'imaginer devant moi presque comme si elle y était réellement... Maintenant je ne sais plus ce qu'elle est devenue, je n'y pense pas et, quand on me le fait remarquer, j'essaye de me la représenter, je ne le peux pas... De quelle couleur était-elle ? Comment est-ce qu'elle était coiffée ? Comment est-ce qu'elle était habillée ?... C'est drôle, je ne puis la revoir... C'est presque pareil pour les autres figures, pour mon père, pour ma tante..., et pour vous c'est pareil, je crois toujours que vous êtes blond et que vous n'avez pas de barbe... »

Si on l'interroge en second lieu sur la mort de sa mère, on voit qu'elle sait la chose comme un événement historique, mais qu'elle ne la sent pas, qu'elle n'en a pas la conviction : « Je ne me suis jamais mis dans la tête que maman soit morte... Que voulez-vous, je dis qu'elle est morte pour dire comme tout le monde, mais moi je n'en sais rien... Il me semble qu'elle voyage, qu'elle va revenir, qu'il n'y a pas lieu de s'en préoccuper et je n'y pense plus... Si on frappe à la porte, si la porte s'ouvre je sursaute, je crois toujours que c'est elle qui entre... D'ailleurs, si elle était vraiment morte, j'en aurais un chagrin énorme, car je ne l'ai jamais quittée et je l'adorais... et cela ne me fait rien... » Il y a là une curieuse séparation de la mémoire intellectuelle et de la représentation sensible et profonde.

Ce défaut de conviction se joint à une amnésie véritable qui d'ailleurs en est la raison d'être. La notion de la mort de la mère n'est dans son esprit qu'une idée tout à fait abstraite, réduite à son squelette et tout à fait dépourvue de ce cortège de souvenirs, de représentations de toute espèce qui forme dans notre esprit les croyances et les sentiments. « Ma mère est morte de phtisie, répète Irène, le médecin l'a dit... Elle a dû mourir chez elle dans son lit... Je ne sais pas si j'y étais... J'ai dû pourtant la soigner... Papa a dû être insupportable comme toujours... » C'est tout ce qu'on peut en tirer sur un événement qu'elle décrit d'une manière si dramatique, quand elle est en délire. Sur toutes les scènes invraisemblables qui se sont passées pendant cette nuit, on ne peut obtenir aucun détail : l'oubli en est absolu.

Il en est exactement de même, si on remonte en arrière et si on interroge la malade sur les événements qui ont rempli le début de juillet, les mois de juin et de mai. Les soins donnés à sa mère, les inquiétudes, les nuits passées à travailler auprès d'elle, les dettes, l'inconduite du père, etc., tout cela lui est absolument inconnu. Le gascon était un ami de son père, qui se saoulait avec lui, et qu'elle n'aimait guère, c'est tout ce qu'elle en sait.

L'ouverture de l'Exposition, la rupture de la passerelle sont des choses dont elle a peut-être entendu parler, mais qu'elle ne connaît pas autrement. En un mot, si l'on excepte les souvenirs surajoutés parce qu'elle en a entendu parler depuis, on ne peut lui faire retrouver la mémoire d'aucun des événements qui ont eu lieu pendant les deux mois qui ont précédé la mort de sa mère. Quand on remonte plus haut, l'amnésie est moins nette : Irène retrouve évidemment quelques souvenirs relatifs au mois de mars et au mois de février. Mais encore faut-il que ces souvenirs n'aient que très peu de rapport avec sa mère, car alors ils sont oubliés également. Ainsi elle ne sait pas si sa mère se levait ou si elle restait couchée à cette époque, elle ne se souvient pas des premiers vomissements de sang survenus pourtant en janvier à la suite d'une scène assez caractéristique avec le père... La limite de cette amnésie rétrograde n'est donc pas absolument nette, comme on l'a observé dans certains cas : l'amnésie est complète pendant deux mois et demi à peu près, puis elle devient plus vague, mais elle s'étend encore en arrière au moins sur trois mois d'une manière incomplète et systématique.

Si nous examinons maintenant les faits postérieurs à la mort de la mère, nous constatons exactement le même trouble : Irène ne sait pas si on l'a emmenée à l'enterrement; l'arrivée de ses oncles à Paris, les visites faites avec eux à l'Exposition sont oubliées; en un mot, les mois d'août, de septembre et d'octobre n'existent pas pour elle. Sur les événements postérieurs elle garde quelques souvenirs très confus. D'ailleurs on constate facilement la raison de ces derniers oublis, car on note constamment chez elle à un haut degré ce trouble de la mémoire que j'ai décrit sous le nom d'amnésie continue. Irène est entrée à l'hôpital en décembre et elle a paru sur le moment très bouleversée par cet internement. Mais au bout de peu de jours, elle était tout à fait indifférente, et maintenant, elle ne sait plus du tout quand elle est entrée, à quel propos, qui l'a conduite, si elle a été affligée oui ou non. Il lui semble qu'elle a toujours été ici et qu'elle n'a été émue par rien. Les différents événements du service ne l'impressionnent guère, elle ne parvient pas à retenir les noms des personnes qui l'approchent, ni leur figure, en un mot les premiers mois de son séjour à l'hôpital sont remplis par une amnésie continue qui s'ajoute à l'amnésie rétrograde précédente. A côté de l'hypermnésie qui remplit les crises, il faut donc faire place a une amnésie non moins grave qui remplit la veille.

Suivant une convention dont je me suis déjà servi dans plusieurs ouvrages[1], je représente cette amnésie par le schéma de la figure 21. Le triangle inférieur ombré représente le développement de la mémoire et son accroissement régulier, les taches noires représentent les amnésies : leur date d'apparition est indiquée par la coordonnée horizontale qui représente le cours du temps et les souvenirs.

IV. La Restauration des souvenirs. — Le fait intéressant sur lequel je désire appeler ici l'attention c'est la coïncidence singulière de l'hallucination avec hypermnésie et de l'amnésie. Il est évident que les deux troubles opposés portent exactement sur les mêmes pensées. Ce sont tous les événements relatifs à la mort de sa mère qui sont oubliés, ainsi que les faits environnants survenus à la même époque et en réalité intimement mêlés avec cette mort, et ce sont exactement les mêmes événements dont l'image extrêmement détaillée et précise devient envahissante pendant les crises. La figure de la mère si complètement oubliée pendant la veille est celle qui réapparaît avec une telle intensité dans les délires, dans les terreurs et dans toutes les hallucinations.

Il semble qu'il y ait une étroite dépendance entre ces deux faits et je l'avais déjà notée dans des observations précédentes. Mme D... cette femme bouleversée par un mauvais plaisant qui lui avait annoncé brusquement la mort de son mari, avait complètement oublié cet événement et avait même présenté à ce propos une amnésie rétrograde de plusieurs mois[2]. Mais j'ai pu mettre en évidence chez elle des hallucinations extrêmement fréquentes et difficiles à connaître, car la malade les oubliait immédiatement et ne pouvait les signaler elle-même à l'observateur. A tout instant elle voyait réapparaître l'individu et l'entendait lui

1. *Névroses et idées fixes*, 1898, I, pp. 125, 148.

2. L'amnésie continue, *Revue générale des Sciences*, 1893, p. 167. *Névroses et idées fixes* 1898, pp. 109, 116.

dire avec le même ton : « Madame D..., préparez un lit, car on va vous rapporter votre mari qui est mort. » Dans beaucoup d'autres observations que j'ai présentées à ce propos, la relation était identique.

Pour bien établir la dépendance de ces deux faits, il faut essayer

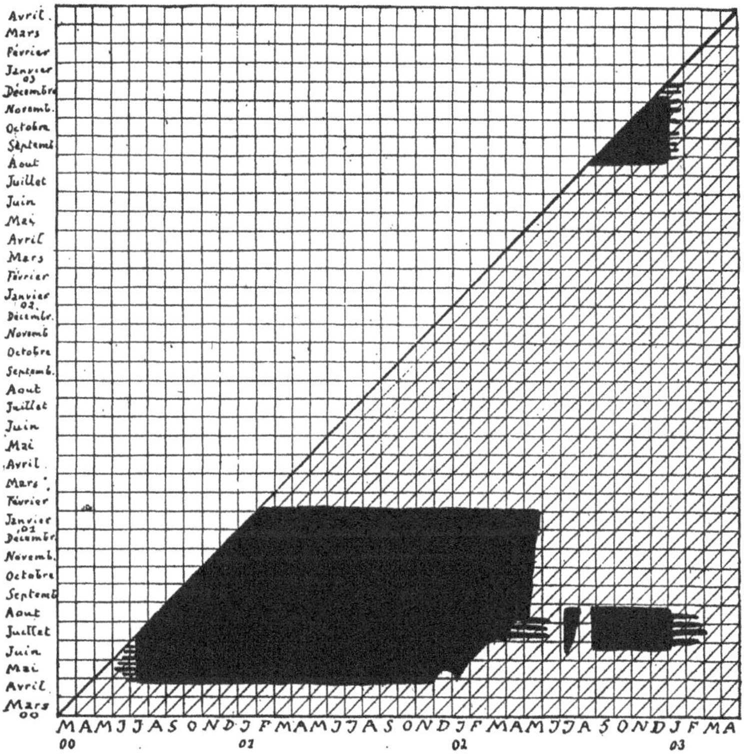

FIGURE 21.

de faire varier l'un d'entre eux pour voir si l'autre présentera des modifications parallèles. Quand j'ai étudié ce problème sur Mme D..., j'ai cherché à modifier le premier élément, l'idée fixe entretenant l'émotion, j'ai cherché à décomposer cette idée, à diminuer son importance et son caractère émotionnant ; le résultat a été fort net, l'amnésie a diminué dans la même proportion. A propos de ce cas nouveau présenté par Irène, je me suis proposé de faire l'expérience inverse, de modifier uniquement l'amnésie pour voir si l'hallucination se modifierait de la même manière.

Irène était depuis trois mois à l'hôpital sans que les traitements ordinaires, les toniques, l'hydrothérapie, quelques exercices gymnastiques, l'électricité statique et l'isolement de son milieu aient amené aucune modification dans son état : les crises délirantes semblaient plutôt augmenter de fréquence et de durée, l'amnésie rétrograde était complète et l'amnésie continue presque complète. Préoccupé à ce moment d'une autre catégorie de malades, les psychasténiques, je ne m'étais occupé de cette jeune fille que pour faire le diagnostic de son état et pour prendre l'observation à son entrée. Pour réaliser l'expérience que je me proposais de faire, je ne m'occupai aucunement ni des crises, ni des hallucinations, je ne dirigeai aucunement l'attention de la malade ni sur les mouvements, ni sur la sensibilité qui du reste était peu atteinte, je considérai Irène uniquement comme une amnésique et je cherchai seulement par une éducation dirigée dans ce sens à raviver ses souvenirs.

Chez une malade hystérique, ayant déjà des crises de somnambulisme naturel, il était tout indiqué de rechercher les souvenirs pendant les périodes de sommeil hypnotique ou de somnambulisme artificiel si analogue au premier. Il ne fut pas difficile, comme on le prévoit, d'hypnotiser cette jeune fille : son état psychologique très instable se laissait facilement modifier. Elle entrait dans des états psychologiques différents de son état de veille habituelle, pendant lesquels elle présentait une activité mentale suffisante pour comprendre les questions et y répondre, pour être facilement suggestionnée, mais dont elle ne conservait aucun souvenir quand elle revenait à son état précédent : ce qui est pour moi la définition d'un état hypnotique. Cette amnésie du sommeil hypnotique était plus complète et plus rapide que son amnésie ordinaire des événements de la veille, elle disparaissait dans un nouveau somnambulisme, car Irène suivant la loi commune retrouvait alors nettement le souvenir du somnambulisme précédent, ces états présentaient donc tous les caractères essentiels des états hypnotiques.

Je dois dire que l'examen de ces premiers états hypnotiques me causa une déception : dans ces états Irène ne retrouvait pas du tout les souvenirs perdus pendant la veille. Peut-être la dernière partie de l'amnésie, celle qui portait sur les événements récents était-elle un peu moins complète, mais l'amnésie localisée et rétrograde de la mort de la mère et des deux mois précédents n'avait subi aucune modification.

La constatation de cette amnésie persistant pendant le somnambulisme provoqué donne lieu à deux remarques intéressantes. D'abord il est curieux de voir que de tels souvenirs réapparaissent d'une façon si complète pendant la crise délirante et qu'ils sont tout à fait absents pendant le somnambulisme provoqué. Ce fait se rattache aux remarques que j'ai déjà faites autrefois sur le nombre et la variété des états somnambuliques. Il y a chez ces malades instables, dont la conscience est toujours incomplète, d'innombrables formes d'existence psychologique ou si l'on préfère des formes variées de l'activité cérébrale. Leur vie dite normale n'est d'ailleurs qu'une de ces formes aussi incomplète que les autres, tout au plus un peu plus stable[1]. Il suffit que ces formes d'équilibre mental soient assez distinctes les unes des autres pour déterminer des différences de mémoire et elles formeront autant de somnambulisme ou d'existences psychologiques. Dans le cas de notre malade il était facile de voir que le somnambulisme déterminé par des pratiques hypnotiques différait du somnambulisme de la crise par un point très important. Pendant sa crise Irène ne m'entendait aucunement, ne me répondait pas, et n'avait aucune conscience du monde extérieur. Dans son état hypnotique elle était encore très isolée puisqu'elle ne voyait rien et n'entendait aucune des personnes étrangères, mais elle avait son attention dirigée sur ce que je lui disais, elle me répondait et m'obéissait. Cette différence semblait être suffisante pour empêcher pendant l'hypnose la réapparition des souvenirs de la période oubliée.

La deuxième remarque que nous suggère l'oubli pendant l'hypnose des souvenirs atteints par l'amnésie rétrograde est relative au diagnostic de ces amnésies rétrogrades et continues chez les hystériques. Quand Charcot étudiait le cas remarquable de Mme D..., il voulait établir comme caractère essentiel de ce syndrome la réapparition immédiate des souvenirs pendant l'hypnose. Il refusait d'assimiler au cas de Mme D..., le cas d'une de mes malades, Marcelle, parce que chez elle les souvenirs ne revenaient pas immédiatement pendant l'hypnose. Nous allons voir

1. *L'automatisme psychologique*, 1889, p 125

en étudiant le somnambulisme d'Irène que ce caractère est très variable, que par des légères modifications de l'hypnose, par une éducation du sujet on peut le modifier et qu'il n'y a pas lieu de s'en servir pour établir une distinction entre ces malades.

En effet, comme il était plus facile d'isoler le sujet et de diriger son attention rendant l'état hypnotique, je forçai Irène pendant cet état à rechercher tel ou tel souvenir, je dirigeai les associations d'idées, j'excitai l'effort de toute manière. Il y a là à la fois suggestion et excitation de la tension psychologique par l'effort que faisait le sujet, par l'attention, par la confiance qu'on essaye de lui inspirer. La restauration des souvenirs dans ces conditions est un phénomène très complexe.

Ces expériences de restauration des souvenirs chez les amnésiques étant toujours intéressantes, il faut noter avec soin les différentes circonstances qui accompagnent les modifications de la mémoire. J'étudierai particulièrement ici les sentiments du sujet, l'ordre de réapparition des souvenirs, et les oscillations du niveau de la mémoire. Au premier point de vue je constate un fait, qui confirme d'une manière intéressante mes anciennes observations, ce sont les sensations de douleur cérébrale, au moment du changement de la mémoire. Ces douleurs avaient été autrefois chez Mme D..., tout à fait remarquables et caractéristiques, et il était très important d'éviter de les suggérer à ce nouveau sujet. Je ne crois pas que cette expérience de la restauration des souvenirs ait été refaite à l'hôpital depuis plusieurs années, ni qu'Irène ait pu jamais en entendre parler ; je suis certain d'avoir pris toutes les précautions moi-même pour n'y faire jamais aucune allusion. Aussi la réapparition de ces souffrances exactement de la même manière, me porte-t-elle à croire qu'il y a là un phénomène important qui accompagne la modification cérébrale. Pendant qu'Irène fait des efforts pour se souvenir, quand elle commence à retrouver des lambeaux de mémoire, on la voit pâlir, elle porte les mains à la tête, elle gémit, et, au milieu de quelques secousses convulsives et de rires spasmodiques, elle répète : « Cela me casse la tête, c'est comme si on la déchirait, comme si on sortait tout ce qu'il y a dedans, ma tête se fend en deux... » Il faut remarquer que ce sont les mêmes expressions que chez Mme D... : « Ma tête s'ouvre en deux... » Si on insiste trop, la malade a des vertiges et des vomissements et très souvent elle s'évanouit. Il est très difficile d'analyser ces douleurs cérébrales, et même d'indiquer exactement leur place. Une fois ou deux la malade désignait le front, mais une dizaine de fois elle se plaignait de l'occiput et y portait les mains ; le plus souvent la douleur m'a paru siéger au vertex : « Il y a quelque chose qui se tord dans ma tête en arrière et au-dessus... on dirait qu'on me prend la tête, qu'on l'ouvre, qu'on tire tout ce qu'il y a dedans en arrière et au-dessus... ça craque, en haut dans ma tête, quand un souvenir revient... » Ces douleurs si peu explicables d'ailleurs sont particulièrement graves, quand on réveille le sujet après une séance d'efforts pour retrouver les souvenirs. Tandis que le réveil est d'ordinaire facile et calme, il devient difficile après ce travail de restauration de la mémoire : le sujet se plaint de maux de tête, il a quelquefois des vomissements et des syncopes. Quoi qu'il en soit, les souvenirs se rétablissaient ainsi au moins pendant le sommeil hypnotique et quand la malade avait traversé ces maux de tête ils restaient persistants. C'est-à-dire qu'à moins d'accidents intercurrents et de rechutes en arrière, comme on en verra, on les retrouvait sans difficulté dans la prochaine séance de sommeil hypnotique. Le sujet revenait alors au type de Mme D..., avec souvenirs pendant l'hypnose et amnésie seulement pendant la veille.

Il fallut plus tard une seconde éducation pour réacquérir même pendant la veille ces souvenirs devenus nets et faciles pendant l'hypnose, mais ce second travail fut loin d'être aussi difficile que le premier.

Il n'était guère possible au début de constater l'ordre dans lequel réapparaissaient les souvenirs, car ils semblaient revenir confusément et pour ainsi dire tous à la fois : « Il y a trop de choses qui arrivent à la fois... Je ne puis pas me rendre compte de ce que je pense... Il me semble que je revois tout ensemble, que je mêle le tout... Les souvenirs sont trop bizarres, cela vient vite et cela disparaît... Cela saute d'un bout de phrase à un autre, je ne peux même pas vous les dire... »

Cette période de confusion dura peu et Irène exprima des souvenirs précis ; voici d'une manière générale l'ordre dans lequel ces souvenirs ont réapparu avec précision. Nous constatons d'abord l'application de la loi de M. Ribot, c'est-à-dire la réapparition des souvenirs en commençant par les plus anciens. Irène retrouve d'abord les souvenirs du début de l'Exposition au mois de mai, puis l'accident de la passerelle sur laquelle elle se trouvait en juin, les premiers signes de la maladie de sa mère en janvier, mars et avril. Ces souvenirs relatifs à la mère sont loin de réapparaître complets, même quand ils sont anciens, car il est impossible de préciser les faits ni d'évoquer la figure de sa mère. Puis nous obtenons non sans peine le souvenir des événements qui ont rempli les premiers jours de juillet, c'est-à-dire qui ont eu lieu quelques jours avant la catastrophe. Mais ici la loi cesse de s'appliquer correctement et il est impossible de continuer l'évocation des souvenirs suivant l'ordre du temps. Malgré tous les efforts possibles, les souvenirs des derniers jours, de la mort, de l'enterrement ne peuvent réapparaître consciemment. Le sujet souffre trop, il tombe en syncope ou commence des crises d'hystérie dans lesquelles les souvenirs cherchés se manifestent automatiquement d'une tout autre manière. Au milieu de ces efforts, le sujet commence à retrouver le souvenir des événements postérieurs à cette époque, il semble que la conscience a sauté involontairement une dizaine de jours. Voici les querelles avec le père ivrogne qui ne voulait pas mettre un crêpe à son chapeau, voici la visite des oncles, les promenades à l'Exposition, la maladie qu'Irène commence à avoir elle-même, les diagnostics bizarres des médecins, ses consultations à l'hôpital, enfin tous les faits des mois d'août, de septembre et d'octobre. Mais voici de nouveau une pierre d'achoppement : je ne puis lui faire retrouver le souvenir de son entrée à la Salpêtrière, ni celui d'un cours de M. Raymond dans lequel elle a été présentée, ce qui l'a fort émotionnée. Elle passe encore par-dessus pour en arriver facilement aux événements postérieurs.

Un peu plus tard il y a encore le souvenir d'un changement momentané de salle qui lui a été très pénible et qu'elle ne peut pas retrouver. Puis elle arrive assez vite à tous les événements récents que d'ailleurs depuis quelque temps elle retenait plus facilement. En un mot il y a une exception fort remarquable à la loi de réapparition des souvenirs suivant l'ordre du temps : les événements qui ont déterminé de violentes émotions ne réapparaissent pas à leur place. Ce n'est que lorsque la malade est beaucoup plus avancée dans la restauration qu'elle peut revenir en arrière et attaquer la restauration de ces pensées émotionnantes. Depuis deux mois déjà, Irène pouvait raconter tout l'hiver 1901 et même son entrée à l'hôpital en décembre 1900 quand elle réussit à peine et très péniblement à retrouver pendant l'état hypnotique la mémoire des derniers jours de sa mère en juillet 1900 : « Je vois son ombre, je vois ce qu'elle faisait, quand elle devenait méchante avec moi, mais je ne la vois pas bien ; il faut encore que je lui compose une tête... » Puis, après bien des malaises et des petites crises avortées, voici qu'apparaissent tous les souvenirs de l'agonie et de la mort. La pauvre fille recommence à raconter toute cette nuit dramatique qu'elle avait si souvent décrite et même jouée dans ses crises ; mais pour la première fois elle la raconte en conservant une certaine conscience d'elle-même et en pouvant en même temps parler à une personne auprès d'elle. Les rires convulsifs reviennent quand elle « aide sa mère à cracher son poumon, en retirant quelque chose de rose qui l'étouffe dans sa bouche ». Puis le progrès continue : « Tenez, je l'enferme papa, il ne viendra plus me déranger, il est saoul..., maman avait froid, elle demandait tout le temps l'heure qu'il était... oh, ma tête, je suis trop fatiguée, j'ai mal au cœur. » Puis elle passe au souvenir de l'enterrement, se rappelle qu'elle était au premier rang, riant comme une folle et refusant de rentrer ou de monter dans une voiture pour faire cesser le scandale : « Je ne pouvais pas comprendre, je ne sentais pas que c'était maman qu'on enterrait, je ne pouvais pas penser qu'elle était morte et quand j'essayais de le penser, cela m'agitait, me faisait rire à me tordre... J'ai pourtant suivi à peu près comme tout le monde, mais je n'y étais pas. » C'est après l'enterrement, elle peut l'expliquer maintenant, que l'agitation a augmenté, qu'elle courait dans l'escalier malgré ce qu'on lui disait et qu'elle a vu sa mère lui apparaître pour la première fois, lui parler et lui conseiller de mourir. « C'est depuis ce moment qu'elle a tout oublié et qu'elle a cessé de faire des efforts pour comprendre et pour retenir... » Enfin un dernier progrès s'obtient très difficilement, c'est l'évocation de l'image visuelle de sa mère. Cette image se formait évidemment peu à peu, Irène voyait déjà depuis quelque temps l'ombre, l'attitude et même le costume de sa mère, mais elle ne parvenait pas à voir sa figure : « c'est comme si elle était voilée, comme si elle n'avait pas de tête... » Tout d'un coup, elle pousse un cri, elle sanglote et se met à pleurer, ce qu'elle ne pouvait pas faire depuis un an : « Ah ! j'ai vu maman, je peux la revoir, cela me fait drôle, j'en ai eu chaud dans tout le corps de l'avoir revue un moment. » Après quelques jours d'efforts de ce genre elle put tout retrouver sans difficulté et cette grande amnésie était entièrement effacée.

Il s'en fallait de beaucoup cependant que la mémoire fût immédiatement reconstituée d'une façon définitive : ces souvenirs rétablis d'abord pendant le somnambulisme, puis pendant la veille étaient au début très instables. Il suffisait de laisser écouler un certain temps sans une séance nouvelle de somnambulisme et d'excitation de la mémoire pour voir les souvenirs récemment acquis s'effacer de nouveau. Pendant qu'elle garde les souvenirs, elle a à peu près constamment ce mal de tête du début ; puis, quand le mal de tête s'en va, les souvenirs disparaissent et, presque toujours, quand les souvenirs conscients se sont effacés, les hallucinations, au moins celle du visage de la mère, recommencent. Souvent cette rechute se fait graduellement, Irène qui était à son aise au début, se sent plus fatiguée et de plus mauvaise humeur les derniers jours, puis au milieu de la nuit elle est réveillée par un cauchemar et se sent tout autre, les souvenirs sont de nouveau disparus et elle ne peut plus se rendormir si ce n'est d'un sommeil incomplet et fatigant. On reconnaît ici tous les faits que j'ai décrits autrefois à propos de l'influence somnambulique et du besoin de direction chez les hystériques [1] ; le sujet retombe rapidement dans sa faiblesse qui est ici une amnésie, et il a besoin d'être remonté de nouveau.

A côté de cette descente régulière, ce qui est surtout caractéristique, ce sont les rechutes déterminées régulièrement par les émotions. Celles-ci amenaient toujours de la manière la plus nette un retour en arrière et une perte de ces souvenirs qui avaient été récemment retrouvés et qui avaient été les plus difficiles à conquérir.

Ainsi, quelques semaines après ce retour complet des souvenirs que je viens de décrire, la pauvre fille fut encore tourmentée par son père qui, pour trouver quelque argent, se mit à vendre les quelques meubles et les objets qui avaient appartenu à sa femme. Irène, à ce propos, perdit non seulement l'image de sa mère, mais encore le souvenir de sa mort, et il nous fallut un mois d'efforts pour réparer cette nouvelle amnésie. Le même accident se reproduisit un peu plus tard d'une manière moins grave à

1. *Névroses et idées fixes,* 1898, I, chapitre XII : L'influence somnambulique et le besoin de direction.

propos de la mort d'un petit garçon qui était son filleul. Au mois de septembre 1902, trois mois après sa sortie de l'hôpital, quand elle semblait être complètement rétablie, elle apprit assez brusquement que son père avait fini par mourir lui aussi dans un asile à la suite d'un accès de delirium tremens et d'une pneumonie. Irène eut de nouveau une de ses anciennes crises avec hallucinations et l'état amnésique se rétablit aussitôt. Cette nouvelle émotion détermina une certaine amnésie relative au père et une amnésie rétrograde du mois précédent, mais ce qui est remarquable, c'est qu'elle ramena d'une façon complète l'amnésie précédente presque aussi étendue : on peut voir cette rechute de l'amnésie sur le schéma (fig. 21). Comme cette amnésie s'accompagnait de nouveau des mêmes crises hallucinatoires, la malade a dû rentrer à l'hôpital en novembre 1902. Le même traitement dirigé uniquement contre l'amnésie, la fit disparaître plus facilement et plus rapidement que la première fois, et eut les mêmes effets thérapeutiques.

V. L'hallucination et l'amnésie. La désagrégation des souvenirs. — Cette excitation de la mémoire semble avoir une action des plus nettes sur tous les accidents et sur tous les stigmates de la névrose, je ne relève pour le moment que ce qui a rapport aux phénomènes de la mémoire. Depuis le moment où Irène fut capable de penser volontairement à sa mère, elle cessa d'y penser involontairement, depuis qu'il n'y avait plus d'amnésie, il n'y eut plus d'hypermnésie. Les crises hystériques cessèrent complètement, les hallucinations, toutes les terreurs subites d'origine subconsciente disparurent absolument.

Ces accidents semblaient ne pouvoir réapparaître que quelque temps après le retour de l'amnésie elle-même pour disparaître de nouveau quand elle cessait. On a vu, en effet, que dans le début de ces progrès la mémoire ne restait pas stable : Irène gardait ces souvenirs à sa disposition quelques jours, puis elle se les représentait moins nettement et un changement se produisait en elle ordinairement pendant la nuit. Elle se réveillait en sursaut comme après un cauchemar et ne pouvait plus se rendormir aussi bien. A partir de ce moment elle était de nouveau amnésique. Dans la journée suivante, elle avait des soubresauts, des terreurs inexplicables, puis des hallucinations, elle voyait la tête de sa mère soit par terre sous ses pieds, soit dans son assiette ; et deux ou trois jours après tout au plus les grandes crises avec délire recommençaient. Une séance d'excitation de la mémoire, soit pendant un sommeil hypnotique, soit même pendant la veille amenait le retour net des souvenirs et de nouveau la disparition de tous les accidents.

Il me semble que cette constatation tout à fait expérimentale apporte une réponse assez nette à la question que je m'étais posée au début de cette étude à propos des relations de l'hallucination et de ces diverses amnésies. Je me demandais si ces deux phénomènes que les malades nous présentent si souvent juxtaposés dépendaient l'un de l'autre. Dans une première étude sur Mme D., j'ai montré que la suppression de l'idée fixe amenait la suppression de l'amnésie. Nous constatons ici que le traitement de l'amnésie sans qu'aucun effort ait été dirigé contre des crises remplies par l'idée fixe amène également la suppression de celles-ci. Je peux donc dire que ces deux phénomènes en apparence opposés constituent un syndrome, qu'ils sont liés ensemble et que la maladie consiste en deux choses simultanées : 1° l'incapacité où est le sujet d'évoquer consciemment et volontairement les souvenirs : 2° la reproduction automatique irrésistible et inopportune de ces mêmes souvenirs. Sans entrer dans la théorie on peut dire que cliniquement la maladie consiste dans l'émancipation de certains souvenirs que la conscience générale ne gouverne plus et qui se développent indépendamment d'une manière exagérée.

Ainsi entendu ce système est beaucoup plus fréquent qu'on ne le croit et il constitue véritablement une des formes que l'hystérie peut revêtir à la suite d'un accident émotionnel. Au cas que j'ai déjà décrit il faut en ajouter quelques autres. Je rappelle l'observation d'une jeune fille de dix-huit ans Lie... que j'ai déjà étudiée dans un autre travail[1]. Elle présente depuis deux ans des crises d'hystérie dans lesquelles elle a toujours le même rêve, elle se défend contre des voleurs et appelle à son secours un certain Lucien. Comme elle répète dans toutes ses crises la même histoire, je lui demande, quand elle est éveillée, de quoi il s'agit et qui est Lucien. Il est impossible d'obtenir d'elle aucun renseignement : elle raconte que l'on s'est déjà moqué d'elle à propos de ce Lucien qu'elle appelle la nuit pendant son sommeil comme dans ses crises, sans savoir qui il est. Tout ce qu'elle peut

1. *Névroses et idées fixes*, II, p. 234.

dire c'est que depuis quelque temps elle est préoccupée par l'argent et songe sans cesse au moyen de conserver les quelques sous qu'elle possède tandis qu'elle n'avait autrefois aucun sentiment de ce genre. Ce n'est que plusieurs mois après que, ayant reçu des renseignements de sa famille pour me guider, j'ai pu lui faire retrouver les souvenirs pendant l'état hypnotique. A l'âge de seize ans, elle avait été domestique dans une maison de campagne qui avait été réellement incendiée et pillée par des cambrioleurs et Lucien était un domestique qui l'avait aidée à se sauver. L'oubli était tel que cette jeune fille venue à Paris quelque temps après chez d'autres personnes n'avait jamais pu raconter l'accident qui l'avait rendue malade, car c'est depuis ce moment qu'elle avait ses crises à forme de somnambulisme spécial. Chez elle aussi comme chez Irène, j'ai travaillé à la restauration des souvenirs qui fut d'ailleurs obtenue beaucoup plus facilement et qui amena immédiatement d'une façon beaucoup plus simple la disparition des crises.

Je retrouve dans mes anciennes observations le cas de Gib... jeune femme bouleversée par le suicide de sa nièce tombée d'une fenêtre devant elle. Elle a oublié tout ce qui concerne sa nièce ainsi que les journées qui précèdent l'aventure, mais elle a constamment des somnambulismes spontanés dans lesquels elle cherche à se précipiter par les fenêtres et des écritures automatiques dans lesquelles elle dessine constamment des fenêtres.

Dans l'observation remarquable de Marceline que j'espère reprendre un jour complètement on observe une quantité de faits de ce genre : amnésie rétrograde de quinze jours avec images obsédantes et subconscientes d'un cheval, parce qu'elle a failli être écrasée en traversant une rue, amnésie rétrograde de deux ans avec terreur automatique et image obsédante, parce qu'elle a rencontré dans la rue une personne qui lui rappelle un laboratoire où elle ne veut pas aller, etc. He... que j'ai présentée dans un précédent travail a en même temps l'hallucination et l'amnésie de la lionne qui lui a fait peur.

Quand j'ai présenté un résumé de l'observation d'Irène à la Société médico-psychologique, M. Briand a bien voulu ajouter un cas très net du même genre qu'il venait d'observer : une jeune femme a commencé des troubles hystériques après avoir vu le cadavre de son père à la salle des morts d'un hôpital. Elle a des crises délirantes et hallucinatoires dans lesquelles elle répète tous les détails de la scène ; en même temps elle a une amnésie complète de tout ce qui a rapport à la maladie et à la mort de son père.

En dehors de l'hystérie, dans les états psychasténiques le même syndrome existe, mais il prend alors une forme particulière à cause de la différence du terrain. Une femme de trente-six ans, Bre. [1], est très bouleversée par la mort de son mari qu'on lui apprend très brusquement. Elle a exactement comme Irène une amnésie de la figure de son mari : « elle en a seulement le souvenir intellectuel, elle peut en parler, elle peut raisonner sur lui, elle peut même le décrire : il était assez mince, nous dit-elle, très grand, le nez était fort, etc. ». Mais cette description est théorique, Bre. est incapable de se représenter aucun de ses traits, elle ne peut pas non plus évoquer le souvenir de sa voix, en un mot, elle prétend ne plus avoir aucune représentation sensible relative à son mari. En même temps, c'est une obsédée et elle est précisément obsédée par cette figure de son mari. Il y a comme une sorte de délire de l'interrogation qui vient se greffer sur une amnésie, elle a constamment la pensée dirigée vers ce mari dont elle ne se souvient pas. Les caractères psychologiques sont ici transformés, l'amnésie est incomplète, il n'y a pas d'hallucination véritable, et surtout il y a des manies d'interrogation, des sentiments de besoin, d'insuffisance qui n'existent pas dans l'hystérie : la lacune de la mémoire est sentie d'autant plus douloureusement qu'elle est plus incomplète. Nous n'avons pas à étudier ces formes diverses que prend le syndrome en dehors de l'hystérie, il nous suffit d'avoir constaté que cette association des deux phénomènes est fréquente et qu'elle constitue un syndrome clinique important.

VI. Les modifications de la conscience personnelle et de l'action. — L'interprétation psychologique de ces faits est beaucoup moins avancée que leur interprétation clinique, il ne faut pas songer dans notre ignorance du fonctionnement du système nerveux central à en chercher une explication complète, il suffit de relever peu à peu quelques caractères psychologiques qui serviront de base aux explications futures. Un certain nombre de ces caractères ont déjà été mis en lumière dans ma première étude sur cette ques-

1. *Obsessions et psychasténie*, II, p. 314.

tion. Comme ils me semblent encore être restés exacts, il suffit maintenant de les rappeler brièvement pour insister sur quelques points nouveaux que l'on peut y ajouter aujourd'hui. 1° Les troubles ne portent aucunement sur les événements antérieurs de la vie qui sont évoqués normalement dans le souvenir et qui ne se transforment pas en hallucinations ; 2° Les événements sur lesquels porte l'altération sont ceux qui ont été l'occasion d'une violente émotion, ceux qui s'y rattachent par association ou ceux qui les précèdent immédiatement dans le temps ; 3° Ces faits en apparence oubliés ne sont pas complètement effacés, leur trace subsiste dans le cerveau, puisque le souvenir peut en réapparaître après la guérison et puisque pendant la maladie ils se manifestent avec exagération dans les crises ; 4° La reproduction de ces événements par association d'idées persiste et serait même plutôt exagérée ainsi qu'on l'a vu par toutes les hallucinations d'origine subconsciente que présentait Irène. En un mot, toutes les opérations inférieures relatives à ces souvenirs paraissent intactes.

5° Le trouble n'existe que dans des opérations supérieures de la conscience, l'évocation volontaire ainsi que l'inhibition volontaire, en un mot dans la conscience personnelle de ces souvenirs[1]. « Il ne suffit pas, pour que nous ayons conscience d'un souvenir que telle ou telle image soit reproduite par le jeu automatique des associations d'idées, il faut encore que la perception personnelle saisisse cette image et la rattache aux autres souvenirs aux sensations nettes ou confuses, extérieures ou intérieures, dont l'ensemble constitue à ce moment notre personnalité. Qu'on appelle cette opération comme l'on voudra, que l'on forge pour elle le mot de personnification, ou que l'on se contente des termes vulgaires que nous avons toujours employés « perception personnelle des souvenirs », ou « assimilation psychologique des images », il faut toujours constater son existence et lui donner une place dans la psychologie des souvenirs comme dans celle des sensations. » Qu'une pareille fonction soit altérée dans ces cas d'amnésie, cela est trop évident d'après l'observation précédente, où l'on voit les souvenirs réapparaître toujours dans les états d'inconscience et disparaître toutes les fois que le sujet doit les exprimer consciemment. Les choses se passent donc comme si ces malades étaient devenus incapables d'avoir la perception

1. *Névroses et idées fixes*, I, p. 135.

personnelle de leurs souvenirs, comme si leur personnalité arrêtée définitivement à un certain point ne pouvait plus s'accroître par l'adjonction, l'assimilation d'éléments nouveaux. Ces notions qui semblaient autrefois singulières sont aujourd'hui devenues banales et l'anatomie même semble leur donner un point d'appui quand elle distingue dans l'écorce cérébrale des centres primaires pour les images et des centres secondaires hiérarchiquement plus élevés pour l'association et probablement pour ce que j'appelle l'assimilation des images.

6° Enfin la précédente étude mettait en évidence le rôle considérable de l'émotion pour produire cette dissociation de la synthèse mentale : « L'émotion, disais-je autrefois [1], a une action dissolvante sur l'esprit, elle diminue sa synthèse et le rend momentanément misérable. » Je montrais à ce propos ce pouvoir dissolvant de l'émotion sur les résolutions volontaires, sur les sentiments, sur la conscience des sensations et je faisais rentrer cette dissociation des souvenirs dans le groupe plus général de la dissociation des synthèses par les émotions [2]. Ces dernières remarques sont encore confirmées par nos observations récentes dans lesquelles nous voyons l'émotion conserver ce même rôle. Dans tous les cas que j'ai cités ce sont des émotions graves qui ont déterminé tous les troubles et nous voyons que de nouvelles émotions déterminent toutes les rechutes d'une manière absolument régulière. Ces caractères sont donc des faits acquis dont il nous suffit de constater la confirmation.

Peut-on faire aujourd'hui un pas en avant, c'est-à-dire peut-on analyser davantage ces troubles qui se produisent sous l'influence de l'émotion, et parvenir grâce à eux à des faits plus élémentaires. Il me paraît intéressant de faire remarquer que cette perturbation porte en apparence uniquement sur la mémoire et sur la conscience des souvenirs, mais, qu'elle est en réalité beaucoup plus profonde et plus générale. Il y a chez ces malades un trouble de l'action tout aussi bien qu'un trouble de la mémoire et celui-ci ne fait que dissimuler le trouble le plus grave de la volonté. D'abord ces malades ont évidemment une inertie générale, ils sont devenus incapables de rien faire d'utile. S'il ne s'agissait réellement que d'un oubli de trois ou quatre mois, si

1. *Automatisme psychologique*, 1889, p. 457.
2. *Névroses et idées fixes*, 1898, I, p. 145.

Irène avait uniquement oublié sa mère, elle n'en devrait pas moins être active, continuer son travail, assurer sa vie. Il est étrange, après tout, qu'un oubli, fut-il très grave, supprime toute activité raisonnable : c'est qu'il y a plus et c'est que ces malades sont avant tout incapables d'agir volontairement. « J'ai la sensation de ne pas vivre, dit Irène, je marche au hasard, je fais tout machinalement. Vous me demandez pourquoi je ne fais rien, je ne le sais pas, je ne sais plus aider personne, je ne m'intéresse à rien, j'aimais les fleurs autrefois, je jette maintenant celles que l'on me donne, j'aimais beaucoup ma tante et des amis, je ne les aime plus... Je m'ennuie, rien ne m'intéresse comme cela devrait faire, je ne ressens pas les choses telles qu'elles sont, il me faudrait quelque chose d'impossible pour m'exciter, j'en suis à souhaiter la mort des gens pour que cela me fasse une distraction... Ce qui m'énerve c'est de vivre ainsi sans but, sans savoir quoi faire, ni s'il faut faire quelque chose, c'est de vivre dans l'espace, où il n'y a rien à voir, rien à faire, dans un temps interminable. » Il y a là une aboulie profonde, un défaut d'adaptation au présent que nous n'avions pas assez remarqué dans nos précédentes études sur cette amnésie.

Mais il y a plus à dire, c'est qu'il y a chez elle une aboulie systématique très caractérisée, une incapacité totale pour faire les actions qui ont un rapport quelconque avec sa mère. Il faut étudier à ce propos comme un fait très curieux la conduite de cette jeune fille le lendemain de cette nuit terrible dans laquelle elle a assisté à l'agonie et à la mort.

Une personne raisonnable dans ces circonstances aurait à faire une foule d'actions pressées, ne fût-ce que pour avertir les parents, pour préparer l'enterrement, etc... Irène, dès l'aube, quitte la chambre mortuaire, et, sans chercher à se reposer, va se promener au hasard dans tout Paris; quelques heures après, comme elle est fatiguée, elle monte chez une de ses tantes et se borne à dire en entrant : « J'ai très faim, donnez-moi quelque chose à manger. » On la satisfait et on lui demande comment va sa mère : « Bien, répond-elle, elle a passé une bonne nuit. » Après avoir erré de nouveau quelques heures, elle entre chez une autre personne, chez qui elle répète exctement la même chose, demande à manger et donne de bonnes nouvelles de sa mère. C'est parce qu'on est inquiet de son attitude, qu'on la garde et qu'on va chez elle constater ce qui s'est passé.

Ainsi, elle est absolument incapable de dire à ses tantes chez qui elle entre que sa mère est morte ; c'est pourtant la première action qu'elle avait à faire. Cette conduite s'explique-t-elle par l'amnésie ? En aucune façon, l'amnésie retrograde ne sera constituée que dans quelques jours, après l'enterrement, après les premières hallucinations visuelles. Irène, quand elle retrouve la mémoire de ces singulières démarches, sait fort bien qu'elle avait à ce moment le souvenir de la mort de sa mère, mais « il lui semblait inutile d'en parler.... tout le monde devait le savoir sans qu'elle ait rien à en dire... » C'est là une explication surajoutée, une de ces agitations de la pensée qui généralise nos propres sentiments. Le fait principal qui reste ici manifeste est l'incapacité absolue de faire un acte utile en rapport avec la mort de sa mère.

Non seulement elle ne peut s'occuper de rien pour l'enterrement, mais elle est incapable de prendre même la tenue convenable. J'ai déjà raconté que pendant tout l'enterrement elle a des éclats de rire, des sauts, une démarche bizarre qui fait scandale. C'est de l'agitation physique sans doute, mais l'essentiel est toujours qu'elle ne peut pas faire l'acte adapté à la situation. D'ailleurs, elle sait très bien « qu'elle ne pouvait pas prendre l'idée que c'était sa mère qu'on enterrait ». Si nous continuons, nous voyons qu'elle ne se conduit jamais comme si sa mère était réellement morte : elle ne prend pas la direction du petit ménage, elle ne dirige pas le père comme faisait la mère, elle ne sait pas même porter le deuil, puisqu'elle veut à chaque instant aller au théâtre. On dirait qu'elle ne peut rien faire à la place de ces soins excessifs qui ont absorbé son temps pendant six mois. Maintenant qu'elle le pourrait, elle ne sait plus se coucher, et reste encore sans se déshabiller, comme elle faisait dans les deux derniers mois de la maladie. On peut donc dire qu'il y a un défaut complet d'adaptation à une situation qui a été créée par la mort de la mère et qu'il y a une aboulie spéciale comme une amnésie spéciale.

Inversement on constate des modifications importantes de la conscience, de l'activité en général, de l'action systématique en rapport avec ce deuil dans les mêmes circonstances qui ont amené, comme on l'a vu, des modifications de la mémoire. En premier lieu, immédiatement après les sommeils hypnotiques dans lesquels s'est effectué le retour des souvenirs et surtout quand Irène est parvenue à les exprimer correctement pendant la veille, elle éprouve des sentiments de bien-être tout particuliers. Elle sent un changement considérable : « Je ne suis plus la même, je reprends une vie nouvelle, ma tête me paraît neuve... » Elle a aussi le sentiment qu'elle perçoit les choses beaucoup plus nettement qu'auparavant : « Il me semble que je vois les choses pour la première fois... Avant je voyais la même chose, mais c'était comme dans un brouillard, comme dans un rêve lointain... C'est maintenant que je vous reconnais vraiment... » Ces sentiments s'étendent à d'autres phénomènes, il lui semble qu'elle respire mieux, que son cœur bat plus fort et plus vite, que ses bras et ses jambes sont plus forts, mais qu'en même temps elle sent beaucoup plus fortement la fatigue : « C'est bizarre, quand je vais mieux, que je fais des progrès, je suis toute courbaturée, on ne peut plus me toucher, tout le corps est comme brisé et me fait mal. Au contraire quand je retombe malade, je ne sens plus rien de cette fatigue. »

J'ai déjà eu souvent l'occasion, dès mes premières études sur « l'automatisme psychologique » de décrire de tels sentiments qu'éprouvent les hystériques et les psychasténiques dans ce que j'appelais « leurs somnambulismes complets, ou leurs instants clairs », je ne puis revenir ici sur leur interprétation et je me borne à une seule remarque. Sans doute, il est vraisemblable que dans de tels changements qui portent sur toutes les fonctions nerveuses, il y a une augmentation des phénomènes psychologiques élémentaires, des sensations, des mouvements et des images, que ces éléments doivent être plus nombreux et surtout se succéder plus rapidement. Sans nier la vérité de cette remarque, j'ai toujours insisté pour montrer qu'il fallait aussi admettre des modifications dans les fonctions centrales de coordination et de synthèse, que les sentiments d'élévation, d'ascension mentale, étaient dus surtout à une exaltation de ces fonctions supérieures. Le cas présent est plutôt favorable à cette interprétation : dans son état antérieur la malade avait à peine des traces d'anesthésie et le changement survenu dans l'état de la sensibilité, quoique réel, était si petit que l'on ne pouvait pas le mettre en évidence par des mesures. On ne peut pas dire non plus que les images élémentaires des souvenirs aient été excitées et augmentées puisque avant tout traitement elles étaient déjà beaucoup trop fortes et déterminaient de grandes crises d'hallucination. La véritable métamorphose, expérimentalement appréciable, était la modification de la largeur de la conscience, du nombre des souvenirs dont elle disposait, de la puissance plus grande de l'attention et de la volonté.

Voici, en effet, les modifications vraiment importantes qui accompagnaient ces sentiments d'élévation. La conduite a complètement changé : Irène redevient active et pratique, elle travaille, elle reprend son métier sans ennui et même avec intérêt, elle est capable de combiner ce qui lui est nécessaire et d'organiser sa vie, tandis que dans l'état précédent elle restait indéfiniment inerte.

Un autre changement, en apparence assez singulier, a été bien remarqué, c'est qu'elle devient sociable. Elle peut maintenant rester avec d'autres personnes et leur parler sans avoir ces accès de timidité ou de colère qui survenaient à tout moment et qui la rendaient incapable de frayer avec personne. L'aboulie sociale si caractéristique de cette jeune fille tend à disparaître dans ces moments où son niveau mental est relevé.

Enfin, ce que nous avons appelé la conduite spéciale, celle qui est particulièrement en rapport avec la mort de sa mère, devient aussi beaucoup plus correcte. D'abord la réapparition des souvenirs est accompagnée par une perception beaucoup plus claire de la situation réelle dans laquelle se trouve le sujet : Irène sait que son père et sa mère sont morts, elle le comprend maintenant et en éprouve un réel chagrin. Elle se rend compte de son isolement et se demande en pleurant s'il n'aurait pas mieux valu conserver les illusions qu'elle avait pendant sa maladie : « C'est la première fois que je me trouve aussi seule, aussi abandonnée depuis la mort de maman... Je ne peux plus me décider à rester seule chez moi ce que je faisais très bien auparavant. » En outre, elle sait prendre les résolutions pratiques, utiles, choisir une chambre pour elle seule, établir son petit budget ; en un mot, elle n'attend plus la direction de ses parents comme elle le faisait auparavant.

Telles sont les modifications de toute l'activité qui, jointes sans doute au développement des fonctions élémentaires de la sensibilité et de la mémoire, déterminent ces sentiments particuliers de force et de bonheur. Il est assez curieux de remarquer que ces sentiments de joie sont cependant en rapport avec des phénomènes douloureux. Non seulement elle se sent à ce moment courbaturée et comme brisée, non seulement elle a d'affreux maux de tête, mais encore, comme on vient de le voir, elle a de grands chagrins moraux. Tout cela n'empêche pas qu'elle n'éprouve une joie infinie au moment de ces restaurations douloureuses des fonctions supérieures et qu'elle ne jouisse de ses souffrances. Ce petit fait joint à bien d'autres du même genre pourrait nous montrer qu'il ne faut pas trop confondre la joie et la tristesse, fonctions supérieures avec le plaisir proprement dit et la douleur.

Quoi qu'il en soit, nous constatons non seulement des modifications de la conscience personnelle, mais des changements remarquables de l'action, surtout de l'action présente et adaptée, et nous voyons que ces changements de l'action sont exactement parallèles à ceux que nous avons notés dans les fonctions de la mémoire.

VII. L'abaissement de la tension psychologique. — Ces deux phénomènes de l'aboulie systématique et de l'amnésie systématique sont loin d'être indépendants l'un de l'autre : d'abord, en fait, on voit qu'ils se développent presque simultanément, ou l'un à la suite de l'autre. Irène, dès le matin qui suit la mort de sa mère, n'est plus capable d'agir, elle n'est plus du tout adaptée à la situation : elle a encore un peu la mémoire des choses, mais c'est déjà une mémoire purement abstraite, qu'elle est incapable d'exprimer au dehors, et par conséquent d'utiliser. Les jours suivants, l'aboulie va en augmentant, mais, en même temps, les souvenirs sont de moins en moins réels, elle ne peut pas plus se les exprimer à elle-même qu'elle ne pouvait les exprimer à autrui et l'amnésie ne tarde pas à se constituer.

Cette relation entre l'amnésie et l'aboulie que nous constatons en fait peut d'ailleurs parfaitement se comprendre. Sans doute, il y a une certaine mémoire, la seule que l'on étudiait autrefois, qui est à peu près indépendante de l'action. C'est la mémoire abstraite, désintéressée, celle qui récite simplement pour réciter, sans utiliser présentement cette reproduction des événements. Mais cette mémoire là, nous venons justement de voir qu'elle est parfaitement conservée chez Irène et chez tous ces malades. Elle constitue précisément les crises : ce n'est pas elle qui est troublée dans les cas que nous étudions. A côté de cette mémoire, il y en a une autre qui est la vraie, c'est la mémoire engagée dans l'action présente, utilisée par elle, celle dont M. Bergson disait justement, « ce qui caractérise l'homme d'action, c'est la promptitude avec laquelle il appelle au secours d'une situation donnée tous les souvenirs qui s'y rapportent, mais c'est aussi la barrière infranchissable que rencontre en lui en se présentant au seuil de la conscience, les souvenirs inutiles ou indifférents[1] ». Nous savons que c'est en rendant un souvenir actif qu'on le fait entrer dans le groupe des états qui constitue à ce moment la personnalité. Ce qui manque à Irène, c'est la conscience personnelle, actuelle des souvenirs, c'est-à-dire tout justement cette mémoire qui est liée à l'action. Nous pouvons donc faire un pas de plus dans l'interprétation de ces singuliers états, en disant que la malade a perdu la faculté de faire les actes qui ont un rapport même lointain avec une certaine situation et que c'est là ce qui détermine la difficulté qu'elle rencontre dans l'évocation consciente des souvenirs relatifs à cette même situation.

Dans une étude récente, j'ai essayé de grouper tous les faits qui ont rapport à cette insuffisance de l'action présente. En examinant chez un très grand nombre de malade l'ordre de fréquence et de rapidité avec lequel se perdent les fonctions psychologiques, j'ai pu mettre en évidence cette notion que les phénomènes psychologiques se disposent en une hiérarchie de difficulté et de complexité croissante suivant qu'ils ont un rapport de plus en plus étroit avec la réalité donnée dans le présent. Il se peut que cette série d'opérations correspondent à des organes, à des centres hiérarchiquement superposés et de plus en plus difficiles à mettre en fonction ; il se peut aussi que cette gradation de fonctions dépende d'une modification dans la tension du courant qui doit circuler dans le système nerveux central. Beaucoup de ces études ont mis en évidence ce fait remarquable que la perfection d'un fait psychologique semble dépendre de l'état général de tout le système nerveux comme si toute la force du courant nerveux jouait un rôle dans chacun de ces faits.

Quoi qu'il en soit, au plus haut degré de la hiérarchie se trouve l'action présente, l'attention présente, la jouissance du présent, au-dessous l'action et la pensée désintéressée, sans préoccupation exacte de la réalité donnée et présente, puis le jeu des images, la mémoire inutilisée du passé, la représentation

1. Bergson, *Matière et Mémoire*, 1896, p. 166.

imaginaire, les mouvements incoordonnés des viscères ou des membres[1].

Un grand nombre de maladies de l'esprit nous ont paru consister dans un abaissement de la tension psychologique et nerveuse telle que ces études nous permettent de la comprendre. Certains phénomènes supérieurs, fonction du réel, action volontaire avec adaptation nouvelle, avec sentiment de liberté et de personnalité, perception de la réalité, croyance, certitude, douleur et jouissance du présent, notion exacte du présent vont devenir impossibles, tandis que les autres groupes d'opérations, action et perception désintéressée ou avec distraction, et à plus forte raison, raisonnement, rêverie et émotion mal coordonnée vont rester parfaitement faciles[2].

Les faits précédents rentrent évidemment dans cette catégorie et on peut dire que ce sont aussi des cas d'abaissement brusque du niveau mental par diminution de la tension psychologique et nerveuse. Comme je l'ai montré cet abaissement détermine à la fois une aboulie générale et des aboulies systématiques. Toutes les actions, en effet, ne présentent pas pour un individu donné la même difficulté, et quand plusieurs hommes s'affaiblissent ce n'est pas la même action qui disparaît le plus complètement chez tous. Sans doute les actions sociales sont les plus difficiles pour tous les hommes, mais il y a des actions, la parole, la marche, la nourriture qui, suivant les cas, sont particulièrement difficiles pour tel et tel. C'est pourquoi nous voyons avec étonnement la même circonstance, la fatigue par exemple déterminer chez l'un l'impossibilité de parler, chez l'autre l'impossibilité de marcher ou de manger. Chez Irène, jeune fille timide à l'excès, incapable d'actions sociales, constamment dirigée et excitée par sa mère qui, précisément parce qu'elle était elle-même une bizarre, l'occupait plus constamment, l'acte le plus difficile c'est de s'adapter à la vie sans sa mère, c'est de prendre son parti de cette mort et de se conduire en conséquence. Aussi c'est ce qu'elle cesse de faire d'une manière complète : l'amnésie, du moins, je le répète, l'amnésie d'assimilation en est la conséquence.

On peut ajouter cette remarque c'est que l'épuisement, l'abaissement, de la tension cérébrale prend ici la forme hystérique,

1. *Obsessions et psychasténie*, 1903, I, p. 487, 2e édit. I, p. 497.
2. *Ibid.*, I., p 499, 2e édit., p. 507.

c'est-à-dire la forme exagérée et localisée par excellence. Le rétrécissement du champ de la conscience est chez l'hystérique le grand procédé qui lui permet de ne pas trop souffrir de son abaissement du niveau mental. Mais il en résulte que les lacunes sont infiniment plus nettes que chez le psychasténique.

Dans le cas présent l'oubli porte d'une manière tranchée sur un morceau de la vie au lieu de porter vaguement sur la figure du mari, sur sa voix et ses actes comme dans le cas de Br... que j'ai cité. L'oubli porte sur les souvenirs récents, il est rétrograde en vertu d'une loi que j'ai déjà souvent étudiée, c'est que les souvenirs récents sont les plus intéressés, ceux qui interviennent avec le plus de précision dans l'action présente, ceux qui n'ont pas encore perdu par l'éloignement leur haut degré de tension. La réapparition des souvenirs en commençant par les plus anciens, la mémoire retardante de Mme D... mettent en évidence cette loi bien connue qui trouve encore ici son application.

Si nous passons à l'étude d'un autre phénomène nous voyons qu'il y a souvent dans ces amnésies des agitations de diverses espèces : les malades ont de violentes crises convulsives, des besoins de crier, de marcher indéfiniment. M. Féré signalait un cas d'amnésie rétrograde chez une jeune fille de vingt-quatre ans à la suite d'une émotion : elle avait des impulsions à crier, à injurier, et elle avait de la chorée.

Chez Irène ces agitations sont surtout mentales : elles sont représentées par les crises de somnambulisme avec développement automatique des souvenirs sous forme de rêve joué et parlé. Ces phénomènes se comportent chez les hystériques comme des suggestions à cause du rétrécissement du champ de la conscience qui permet le développement complet et automatique des éléments contenus dans les idées isolées, mais ce n'est là qu'une forme que prend le phénomène de l'agitation.

Chez les psychasténiques qui ne présentent pas la suggestion sous cette forme, l'agitation mentale existe aussi sous forme d'interrogations, d'efforts pour se représenter complètement les souvenirs effacés, etc. J'ai été amené à considérer ces agitations qui se présentent chez tous les malades comme une sorte de dérivation. « Quand un phénomène psychologique est très supérieur à un autre, la tension qu'il exige pour se produire, pourrait être suffisante si on l'employait autrement pour produire cent fois le phénomène inférieur... Quand la tension psychologique qui n'est pas employée pour les phénomènes supérieurs qu'elle ne peut plus produire se dépense en phénomènes inférieurs, elle donne alors naissance à une véritable explosion de phénomènes infiniment nombreux et puissants, mais toujours inférieurs dans la hiérarchie [1]. »

On pouvait constater très nettement ces dérivations en examinant chez Irène les accidents qui accompagnent les efforts pour retrouver les souvenirs. Le sujet raconte assez facilement les souvenirs relatifs aux derniers jours qui ont précédé la mort et qu'il a déjà acquis précédemment, il va arriver à la journée de la mort. Le voici qui s'arrête, il ne peut plus retrouver ces souvenirs et le voici qui remue, qui se lève, qui se roule par terre en convulsions que je dois à chaque instant arrêter. Si j'empêche les convulsions, la malade a des étouffements, des palpitations de cœur ou des syncopes ou bien elle m'échappe et entre en crise de délire et alors se met à débuter avec une extrême intensité d'expression, mais d'une manière automatique et isolée ces mêmes souvenirs que je lui demandais d'exprimer modérément en conservant la conscience personnelle et la conscience du monde extérieur. Une agitation motrice viscérale ou mentale vient remplacer le phénomène qui manque. Les choses se passent exactement comme dans les phobies, où à la place d'un acte, le plus souvent d'un acte social de tension élevée, se développent d'innombrables dérivations viscérales [2]. D'ailleurs Irène à souvent le même sentiment que les phobiques : à plusieurs reprises j'ai été surpris de l'entendre crier : « J'ai peur, quand vous voulez me faire souvenir de cela, c'est une peur que je ne peux pas dépasser... » Cette agitation contraste avec le calme du sujet, quand il est parvenu à reconquérir le souvenir et à l'exprimer correctement.

Les modifications qui se sont présentées au cours de la guérison sont également intéressantes et jusqu'à un certain point intelligibles de la même manière. Il y a d'abord une première raison pour que les souvenirs effacés aient réapparu plus facilement après quelque traitement, c'est l'éloignement du temps. Nous avons déjà vu fréquemment chez les abouliques scrupuleux une conduite singulière : ils aiment à agir en retard ; ils consentent à

1. *Op. cit.*, I, p. 559.
2. *Obsessions et psychasténie*, p. 559.

faire deux mois trop tard l'action qu'ils n'ont pas su faire quand elle était utile. Une malade incapable de faire les comptes de son ménage à la fin du mois remarque qu'elle calcule très bien des comptes anciens relatifs à l'année précédente. Il en est de même pour l'évocation des souvenirs. C'est un fait bien connu que les souvenirs anciens sont plus facile à évoquer et à assimiler que les souvenirs récents : c'est à mon avis que le souvenir ancien est devenu graduellement plus désintéressé, qu'il est de moins en moins mêlé à la nécessité d'actions présentes. Depuis un an, la situation créée à Irène par la mort de sa mère s'est simplifiée et surtout a été simplifiée par les autres personnes. Il n'y a plus à réaliser à propos de ce fait une aussi grande modification des sentiments et de la conduite ; l'effort d'adaptation réclamé par lui est donc en un mot beaucoup moins grand et je ne suis pas étonné de voir que l'évocation et l'assimilation des souvenirs relatifs à cet événement soient devenues beaucoup plus faciles.

En outre le traitement que j'ai fait subir à la malade est non seulement une suggestion, c'est encore une excitation. On n'a pas toujours assez distingué dans les traitements psychologiques la part de la suggestion et la part de l'excitation qui essaye de faire remonter le niveau mental. J'exige de la part d'Irène de l'attention et des efforts, j'exige la conscience de plus en plus nette des sentiments, toutes choses qui sont comme je l'ai souvent montré, des moyens d'augmenter la tension nerveuse et mentale, d'obtenir si l'on veut le fonctionnement des centres supérieurs. Bien souvent j'ai constaté avec elle, comme avec tant d'autres malades, que les séances vraiment utiles étaient celles où j'étais parvenu à l'émotionner. Il faut souvent lui faire des reproches, découvrir les côtés où elle est restée impressionnable, la secouer moralement de toutes manières pour la remonter et lui faire retrouver les souvenirs et les actes. Toutes les rééducations des névropathes dont on parle beaucoup aujourd'hui sont toutes soumises à la même loi, qu'il s'agisse de gymnastique, d'éducation des mouvements, d'excitation de la sensibilité, de recherche des souvenirs, il faut toujours que l'ascendant du directeur réveille l'attention, l'effort, excite l'émotion et détermine la tension plus grande. Quand ce fonctionnement supérieur est obtenu, le sujet sent une modification de toute sa conscience qui se traduit par cette augmentation de la perception et de l'activité. Mais surtout nous voyons disparaître les phénomènes de dérivation et de suggestion qui n'ont plus lieu de se produire puisque les activités supérieures fonctionnent et que le champ de la conscience n'est plus aussi rétréci.

Conclusion. — Pour résumer cette curieuse observation nous pouvons dire que nous avons assisté à une modification remarquable de tout l'esprit sous l'influence d'une émotion. En présence des discussions actuelles sur le caractère de l'émotion, il était intéressant de constater ces changements et leur évolution. Une théorie qui a longtemps régné admettait comme phénomène essentiel de l'émotion des troubles viscéraux ; ceux-ci ont existé probablement au début, ils n'ont pas été bien considérables et ils n'ont pas duré longtemps. A côté d'eux nous voyons beaucoup d'autres phénomènes d'agitation musculaire et mentale, les convulsions et les délires. Mais ce qui a été le principal, ce qui domine toutes ces agitations, c'est l'abaissement du niveau mental, la diminution de toutes les opérations supérieures de volonté, d'attention, d'assimilation personnelle. L'émotion déprimante s'est comportée ici, et je suis disposé à croire que c'est la règle générale, comme un épuisement, une fatigue. Elle rentre dans la classe générale de tous ces phénomènes semi-normaux, semi-pathologiques qui comprennent les fatigues, les sommeils, les intoxications, les névroses qui sont toujours caractérisés par l'abaissement des fonctions supérieures d'adaptation et par une exagération due à la dérivation des fonctions inférieures plus ou moins automatiques.

Pour comprendre l'émotion, il faut se placer au point de vue de la psychologie objective et voir l'individu du dehors en même temps que le groupe des circonstances dans lequel il est placé, au lieu de donner toute son attention aux sentiments plus ou moins incomplelts que l'on éprouve soi-même quand on est ému. Les phénomènes de l'émotion se produisent quand un être vivant et conscient est exposé brusquement à une modification du milieu physique et surtout du milieu social dans lequel il est plongé, quand il n'est pas préparé par une éducation antérieure à s'y adapter automatiquement et quand il n'a pas soit la force vitale nécessaire, soit le temps suffisant pour s'y adapter lui-même au moment présent. Il y a alors une dépense nerveuse incoordonnée, inutile, qui a tous les caractères de l'épuisement et qui se retrouve exactement la même dans les autres phénomènes d'épuisement, les fatigues, les sommeils, les intoxications. L'émotion ne se distingue de ces autres faits que par la brusquerie du phénomène et par les circonstances extérieures qui le déterminent[1].

Depuis longtemps j'essaie de rattacher ces diverses études sur l'émotion aux notions que l'examen des malades nous révèlent sur les oscillations du niveau mental. Peut-être pourra-t-on tirer quelque jour de ces recherches une théorie de l'émotion plus compréhensive que celles qui sont enseignées aujourd'hui. Il nous suffit de signaler ici de quelle manière cette conception de l'émotion résume notre observation de troubles curieux de la mémoire avec hypermnésie et amnésie déterminées chez une jeune fille par la mort de sa mère.

1. Rapport sur les caractères psychologiques des émotions présenté à la Société de neurologie et à la Société de psychiative le 9 décembre 1909, *Revue neurologique* 1909, p. 1551.

CHAPITRE VII

UNE FELIDA ARTIFICIELLE[1]

Il me semble utile de publier complètement une des observations médicales les plus curieuses que j'aie eu l'occasion de recueillir et à laquelle j'ai déjà fait allusion bien souvent dans plusieurs de mes ouvrages[2]. Cette observation d'*anorexie hystérique prolongée pendant plus de dix-sept ans* et de *modifications de la personnalité,* a été prise d'une manière assez complète, car le sujet a été observé par mon frère d'abord pendant deux ans, puis par moi-même pendant treize années consécutives, presque depuis le début de la maladie jusqu'à la mort du sujet. Pendant cette longue période de temps, les phénomènes observés ont été très remarquables au point de vue psychologique et au point de vue physiologique et, même s'ils ne sont pas tous aisés à interpréter aujourd'hui, ils méritent d'être publiés au moins à titre de document. Le sujet de cette observation est une femme que nous avons connue quand elle était âgée de vingt et un ans et que j'ai suivie jusqu'à sa mort, à l'âge de trente-cinq ans. Je dois lui conserver le nom de Marceline qui lui a déjà été donné dans plusieurs études, en avertissant que cette malade ne doit pas être confondue avec la Marcelle à laquelle j'ai consacré ici même un article en 1893. Un premier paragraphe résumera l'histoire du sujet et l'évolution de sa maladie, ce qui me permettra dans les

1. Étude publiée par la *Revue philosophique*, 1909, I, p. 329.

2. J'ai déjà signalé cette malade dans mes divers ouvrages tantôt sous le nom de M., tantôt sous le nom de Marceline. Voici les principaux passages où l'on trouverait des descriptions détaillées de certains symptômes qu'elle a présentés : *L'automatisme psychologique*, 1889, p. 291 ; *Les stigmates mentaux des hystériques*, 1893, p. 61-67, p. 70-74, p. 176-185, p. 191 ; *Les accidents mentaux des hystériques*, 1894, p. 112, p. 192, p. 201, p. 210-213, p. 227 ; *Névroses et idées fixes*, 1898, I. Chapitre VI sur un cas d'allochirie, p. 234-262. p. 306, et p. 428-436 ; *The major symptoms of hysteria*, 1907, p. 86-92, p. 243 ; *Les névroses*, 1909, p. 266.

paragraphes suivants de revenir sur certains points particulièrement intéressants.

I. — L'évolution de la maladie.

Les antécédents héréditaires de Marceline sont déjà caractéristiques et nous montrent dans cette famille une prédisposition aux troubles nerveux et même aux troubles de la fonction de l'alimentation qui vont jouer le plus grand rôle chez notre malade. Les antécédents pathologiques sont moins nombreux du côté maternel, la mère était une brave femme sans troubles nerveux d'aucune espèce, elle a survécu à sa fille. Un oncle de la malade, frère de la mère, eut cependant un accès grave de mélancolie, il resta deux ans dans un asile; puis fut remis en liberté; il finit par se tuer dans un nouvel accès à l'âge de quarante-quatre ans. La grand'mère maternelle fut pendant longtemps à peu près aliénée, elle restait couchée des mois entiers en refusant de manger; elle se rétablissait pendant quelques semaines, puis recommençait.

Du côté paternel les antécédents sont plus curieux : le père présenta depuis sa jeunesse un trouble curieux de l'alimentation, il vomissait après chaque repas presque tout ce qu'il venait de manger et par conséquent se nourrissait fort difficilement; il finit par mourir d'une pleurésie tuberculeuse à l'âge de quarante-neuf ans. Une sœur de cet individu avait exactement le même trouble de l'estomac : elle vomissait constamment et s'alimentait fort peu. Une autre tante de la malade avait encore la même maladie du vomissement; un oncle paraît avoir été bien portant.

Si nous remontons aux grands-parents paternels, nous trouvons de l'asthme chez le grand-père et nous constatons chez la grand'mère cette même disposition aux vomissements continuels compliquée, semble-t-il, vers la fin de la vie par des symptômes de paralysie agitante. Enfin une sœur de celle-ci, grand'tante de Marceline, était épileptique.

Ainsi que le montre le tableau des antécédents héréditaires (fig. 22), nous trouvons donc dans cette famille, sur les huit personnes que nous pouvons connaître : deux aliénés, une épileptique et surtout 5 cas de la maladie du vomissement perpétuel prolongé pendant des années. On a déjà fait observer, si je ne me trompe, que dans certaines familles la disposition aux vomissements est une chose héréditaire ; notre observation est très démonstrative sur ce point car le vomissement va être encore un des symptômes essentiels de Marceline.

Marceline, l'unique enfant de cette famille, fut une enfant débile qui, dès l'âge de trois ou quatre ans, se plaignait toujours de maux de tête et qui était disposée aux saignements de nez à tout propos. Déjà à cet âge elle mangeait difficilement et il fallait sans cesse la gronder et la contraindre pour l'alimenter. Un peu plus tard, elle fut une enfant assez vive et intelligente et elle

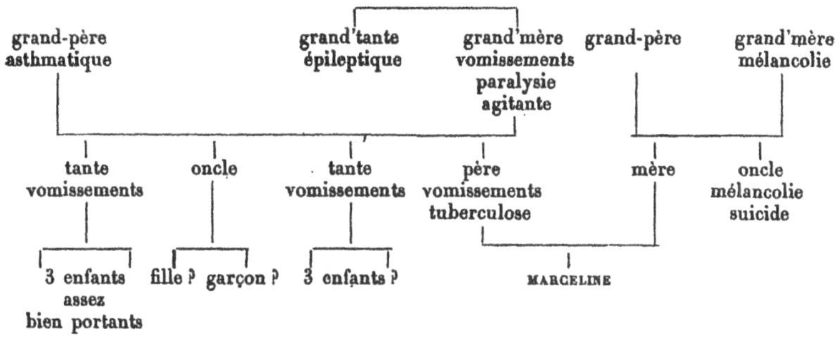

Figure 22. — Antécédents héréditaires.

apprenait facilement ce qu'on lui enseignait à l'école. Mais cela ne dura pas : à peu près vers l'âge de dix ans, aux approches de la puberté, elle se transforma peu à peu, elle devint triste et méchante; elle se faisait renvoyer de l'école pour son indocilité et son manque d'attention. Assez rapidement elle perdit toute vivacité d'esprit et se comporta comme une idiote, incapable de comprendre l'enseignement qu'elle suivait si bien l'année précédente. En même temps elle commença à manger encore moins que d'ordinaire malgré des remontrances continuelles et elle eut des saignements de nez deux fois par jour. Vers l'âge de treize ans les troubles nerveux devinrent plus caractéristiques et elle présenta des mouvements choréiques très intenses d'abord d'un seul côté, dans le bras et la jambe gauches, puis des deux côtés. Déjà à ce moment il y eut une anesthésie très marquée du côté gauche.

Vers l'âge de quatorze ans la première apparition des règles amena une sorte de détente : Marceline mangea mieux et put reprendre quelques études primaires. Elle avait retrouvé en grande partie son intelligence et son attention et ne présentait plus de mouvements choréiques, elle restait seulement faible et anémique. Mais à seize ans elle se portait déjà moins bien, elle eut à plusieurs reprises de violentes hémorragies nasales qui se prolongeaient plusieurs heures : on dut même une fois recourir au tamponnement.

A dix-sept ans, elle fut atteinte d'une fièvre typhoïde légère et peu de temps après elle assista à la mort de son père : depuis ce moment les troubles nerveux devinrent beaucoup plus graves. Elle eut, toutes les semaines d'abord, puis tous les jours, des attaques hystériques avec perte de conscience, convulsions, cris et délire pendant plusieurs heures. L'anesthésie réapparut sur tout le côté gauche et le Dr Bucquoy, à qui elle avait été adressée, chercha en vain à faire disparaître cette anesthésie par des douches, des applications de drap mouillé et par l'électrisation. En même temps les saignements de nez recommencèrent fort graves et la malade qui mangeait de moins en moins se plaignit sans cesse de douleurs à l'estomac. Un vomitif qu'on lui fit prendre malencontreusement détermina un nouvel accident : elle se mit à vomir tout ce qu'elle mangeait sans rien garder.

Depuis cette époque, c'est-à-dire depuis l'âge de dix-neuf ans, les crises ont diminué, puis elles ont disparu et ne se sont plus jamais reproduites, et tous les accidents se sont localisés sur l'estomac et sur les fonctions de l'alimentation. La malade refusait de manger, puis, quand à force de supplications et de menaces on était parvenu à lui faire absorber quelque aliment, elle le rendait immédiatement. On essaya de toutes les nourritures possibles, on eut pendant quelque temps une apparence de succès avec les crèmes glacées et le café noir. Puis on tenta de pratiquer régulièrement le lavage de l'estomac : deux fois par jour on lavait l'estomac, puis on introduisait des aliments par la sonde. L'opération était facile, car la malade ne sentait absolument rien dans le pharynx quand on introduisait la sonde et se prêtait à tout ce que l'on voulait : ces opérations furent répétées deux fois par jour pendant un an. Les résultats furent médiocres car Marceline sentait encore moins le besoin de manger ou le goût des aliments et vomissait à peu près tout ce que l'on introduisait. A ce moment un nouvel accident se joignit à tous les précédents : la malade devint incapable d'uriner et dut être sondée, puis apprendre à se sonder elle-même, ce qu'elle continua à faire régulièrement.

Deux mois après le début de ce nouvel accident elle tomba dans un état de faiblesse épouvantable et cessa de pouvoir se lever de son lit : On dut se décider à la conduire à l'hôpital de la Pitié où elle fut traitée par MM. Brissaud et Gilbert. On essaya de tous les traitements, des vésicatoires sur la région épigastrique, des électrisations, des massages, des lavages de l'estomac ; jamais on ne parvint à lui faire garder plus de quelques minutes les quelques gouttes de lait qu'on introduisait par la sonde. La malade restait dans son lit, au dernier degré de la faiblesse et de l'inanition. Elle était d'une maigreur squelettique, elle avait la peau sèche, l'haleine très mauvaise et présentait l'aspect d'une moribonde. Elle était anesthésique sur toute la surface du corps, à peu près sourde et aveugle, elle parlait à peine et semblait fort abrutie.

Mon frère, le Dr Jules Janet, était alors interne à la Pitié et s'intéressait aux études sur l'hypnotisme alors à la mode. Il fut autorisé par M. Brissaud à tenter quelques expériences sur cette moribonde afin de voir s'il serait possible de transformer son état nerveux et de lui faire conserver quelques aliments et il commença à s'occuper de Marceline le 8 juin 1887. Jules Janet avait assisté à quelques-unes des études que je faisais depuis quelques années à l'hôpital du Havre sur des hystériques hypnotisées et avait souvent discuté avec moi leur interprétation. Je lui avais montré les faits, que j'ai décrits dans la *Revue philosophique* de 1886, relatifs aux divers états de conscience et aux divers somnambulismes des hystériques. Il avait constaté avec moi que ces malades, dont l'équilibre nerveux et psychologique est fort instable, étaient susceptibles sous l'action de diverses excitations de changer d'état, d'entrer dans plusieurs états psychologiques en apparence hiérarchiquement superposés. Dans ces états nouveaux elles reprenaient de plus en plus les sensibilités, les activités, en un mot les fonctions qu'elles semblaient avoir perdues. Dans le dernier de ces états que j'avais appelé « le somnambulisme complet » à cause des circonstances qui accompagnaient son apparition et sa disparition, le sujet devenait absolument normal à tous les points de vue. Il revenait à son état de santé naturel et cet état prenait la forme d'un somnambulisme à cause des périodes maladives qui le précédaient et qui le suivaient. Ces études ont fait un peu plus tard l'objet de mon livre sur *L'Automatisme psychologique*. Jules Janet conclut légitimement que si l'on pouvait reproduire de pareilles expériences sur Marceline, on devait obtenir chez elle un état plus complet que celui que l'on observait depuis si longtemps dans lequel elle pourrait retrouver ses diverses sensibilités en apparence supprimées et recommencer à manger sans vomir et à uriner.

Il se mit à l'œuvre avec patience en utilisant les procédés que je lui avais montrés, en y ajoutant d'autres artifices et il arriva après une dizaine de jours à la faire entrer dans un état différent de celui où elle avait été constamment jusque-là. Il y parvint surtout en se servant des procédés classiques pour provoquer le sommeil hypnotique, en essayant par tous les moyens possibles de diriger l'attention sur la perception des sensations et en provoquant des mouvements de diverses espèces. J'aurai à revenir sur ces procédés et sur leurs effets : quoi qu'il en soit, il arriva de cette manière à obtenir un état fort analogue à ce que j'avais appelé le somnambulisme complet de Lucie ou de Léonie. Dans ce somnambulisme, Marceline, exactement comme les hystériques que j'avais étudiées au Havre, récupérait toutes ses sensations et tous ses mouvements, parlait clairement et racontait toute sa vie sans aucune confusion. Enfin, ce qui était essentiel, elle reprenait le contrôle de ses fonctions viscérales, elle pouvait manger et déglutir sans difficulté, elle gardait ce qu'elle avait mangé sans aucun vomissement et pouvait uriner sans recourir à la sonde. Le résultat fut très beau, il se résume en un mot : le 1er juin 1887 cette femme pesait 42 kilogrammes, et paraissait une moribonde; le 11 septembre 1887 elle pesait 50 kg. 500; en trois mois elle avait engraissé de 8 kg. 500 et elle travaillait toute la journée dans les salles en aidant les infirmières.

Mais ce résultat ne fut obtenu qu'avec une peine énorme : Jules Janet se croyait au début obligé de réveiller le sujet après chaque séance parce qu'il croyait l'avoir fait entrer dans un état hypnotique anormal et même dangereux. Cette opération du réveil, quelle qu'elle fût, avait comme résultat de remettre Marceline exactement dans l'état où elle était quand on avait commencé le traitement. Elle se trouvait totalement anesthésique, engourdie, inerte et sans aucun souvenir de ce qui venait de se passer pendant la séance d'hypnotisme. Mais, ce qui était plus grave, elle ne pouvait plus déglutir une goutte d'eau et quand on introduisait des aliments par la sonde elle les rendait de nouveau immédiatement, enfin elle recommençait à ne plus pouvoir uriner spontanément. Pour lui faire absorber correctement un second repas, il fallait l'endormir de nouveau, recommencer l'excitation de la sensibilité et l'éducation des mouvements, la ramener graduellement au somnambulisme complet, puis la faire manger et uriner dans cet état et ensuite seulement pratiquer le réveil.

Jules Janet espérait parvenir à conserver au réveil les fonctions qui étaient réapparues dans l'état artificiel. Il essaya de toutes manières et pendant des mois entiers à conserver au réveil la fonction de l'alimentation. Les suggestions de toutes espèces, les réveils graduels, la prolongation de l'alimentation pendant le réveil, tout fut impuissant. Dès que Marceline était réveillée ou soi-disant telle, elle se retrouvait non seulement amnésique et anesthésique, mais inerte, sans déglutition, avec une intolérance absolue de l'estomac et sans miction. Son médecin, fatigué et dégoûté de ces longues séances toujours les mêmes et inévitables, en vint tout naturellement à l'idée de prolonger la période en apparence si heureuse de l'état artificiel et de renoncer à ce prétendu réveil si malheureux. Il endormit la malade le matin pour lui faire prendre le repas de midi, puis il la laissait toute l'après-midi dans le même état afin qu'elle pût dîner le soir et ne la réveillait que dans la soirée.

Cette pratique qui semblait alors singulière n'eut que de très heureux résultats : dans la journée la malade paraissait transformée, elle était gaie, intelligente, active, se souvenait de toute sa vie et travaillait dans le service en aidant les infirmières, elle mangeait de bon appétit sans que l'on eût à s'occuper d'elle et urinait sans difficultés. Le soir elle était réveillée, c'est-à-dire ramenée à son état inerte et abruti dans lequel elle passait la nuit, immobile, mais sans dormir réellement, jusqu'à ce que dans la matinée on la remît dans son autre existence plus alerte et plus naturelle. Peu à peu, on fut amené à reproduire plus rarement cette opération fastidieuse du réveil qui n'amenait que de déplorables résultats et à laisser la malade des journées, des semaines entières dans l'état plus heureux que l'on ne cherchait plus à supprimer. Les choses étaient ainsi réglées en janvier 1888, quand la famille de Marceline trouvant qu'elle se portait fort bien la retira de l'hôpital pendant qu'elle était dans l'une de ses périodes heureuses.

Tout alla bien pendant quelque temps ; mais quinze jours après son départ la mère de Marceline la ramena à l'hôpital dans un état pitoyable. A l'occasion des règles, la malade s'était complètement réveillée : elle présentait de nouveau au complet les symptômes qui avaient été si graves l'été précédent ; mais en outre elle avait complètement oublié les événements qui venaient de s'écouler depuis un mois, elle ne comprenait pas comment et pourquoi elle avait quitté l'hôpital et ne s'expliquait plus sa situation chez sa mère. Il fallut évidement la rendormir de nouveau, puisque l'on savait très bien par la longue expérience précédente que l'on ne pouvait pas arrêter autrement ses vomissements et qu'elle allait retomber dans l'inanition. Puis, quand elle fut rentrée complètement dans l'état alerte, quand elle fut maîtresse de toutes ses sensibilités, de tous ses mouvements et de tous ses souvenirs, il fallut la renvoyer chez elle dans cet état en espérant qu'elle y resterait.

En somme, on peut dire qu'à partir de ce moment commence une deuxième période dans le traitement de cette personne. La malade n'est plus traitée régulièrement, on ne lui impose plus des changements d'états à des heures déterminées ; on la laisse livrée à elle-même dans l'état qui semble le meilleur et l'on souhaite qu'elle s'y maintienne le plus longtemps possible. On ne s'occupe d'elle et l'on ne cherche à la transformer que lorsqu'elle vient réclamer du secours et lorsqu'on est obligé de la transformer. Les choses se passèrent ainsi pendant l'année 1888 et Marceline sembla s'en trouver assez bien. Elle resta la plupart du temps dans son état alerte, le meilleur, ne se réveillant et ne réclamant du secours, c'est-à dire une nouvelle séance pour la rendormir, que tous les quinze jours ou même toutes les trois semaines. En mai 1888 seulement elle traversa de nouveau une mauvaise période, dans laquelle elle se réveillait fréquemment et reprenait alors sa dysphagie et tous ses troubles. Elle avait alors à chaque réveil des oublis considérables de plus en plus graves, car chaque fois elle retournait en arrière jusqu'au moment de la dernière période correspondante, c'est-à-dire jusqu'au moment où elle était étendue sur son lit à l'hôpital de la Pitié, en y ajoutant seulement les périodes très courtes de réveil survenues depuis cette époque. En réalité elle avait chaque fois une amnésie de plus d'un an dont la limite était toujours très régulière. Après cette période qui dura quelques semaines, ces réveils complets furent plus rares. De temps en temps, à de rares occasions, M. Jules Janet déterminait lui-même ce réveil comme il le faisait autrefois afin de montrer à quelques personnes ces curieux changements des fonctions viscérales et des fonctions intellectuelles. C'est ainsi que beaucoup d'étudiants, d'internes des hôpitaux ont eu l'occasion de constater les alternances bizarres que l'on pouvait déterminer artificiellement sur ce sujet grâce aux modifications de la sensibilité ainsi que la manière dont s'effectuaient les transitions. C'est aussi à cette époque que Jules Janet présenta cette malade à la Société clinique de Paris, réunion de médecins et d'étudiants. Ces études et ces démonstrations cliniques à propos de Marceline n'ont pas été sans influence, si je ne me trompe, sur le développement de doctrines qui ont apparu quelques années plus tard sur l'interprétation de l'hystérie et sur son traitement par la resensibilisation.

D'ailleurs, Jules Janet publiait peu de temps après un résumé de cette remarquable observation dans deux articles, l'un paru dans la *France médicale* du 6 avril 1889 et intitulé *Un cas d'hystérie grave,* l'autre paru dans la *Revue scientifique,* 1888, I, p. 616, et intitulé *Hystérie et somnambulisme d'après la théorie dans la double personnalité.* Ces études très intéressantes, quoique à mon avis très incomplètes, indiquaient sommairement l'interprétation à laquelle l'auteur avait été conduit peu à peu. Il comparait justement sa malade à la Felida X. de Azam puisqu'elle présentait comme elle deux états fort inégaux et que, dans l'un d'eux, elle avait un oubli complet de l'autre; mais il ajoutait que c'était *une Felida artificielle* puisqu'il était le maître de ces deux états et pouvait à son gré faire passer la malade dans l'un ou dans l'autre. Il comprenait bien que cette division apparente du sujet en deux personnalités et en deux formes d'existence n'avait pas au fond une grande importance et dépendait des retours de la maladie et des guérisons momentanées. En somme, il se rattachait sans explications suffisantes à l'interprétation que j'avais proposée de faits de ce genre dans mes articles de la *Revue philosophique* (1886-87) et qui devait être développée dans mon livre sur *L'Automatisme psychologique,* 1889.

A ce moment Jules Janet, préoccupé de ses études de chirurgie et de ses recherches microbiologiques, se désintéressait de plus en plus de cette malade purement névropathe et très encombrante qui exigeait à chaque instant de longues et difficiles séances pour restaurer des fonctions qu'elle perdait ensuite pour le moindre prétexte. Il lui consacrait le moins de temps possible quand elle revenait et de nouveau elle avait des réveils fréquents avec dysphagie, vomissements, avec des contractures de tous les côtés, des anesthésies considérables et des amnésies très étendues. Profitant de mon retour à Paris, à ce moment, mon frère me confia cette malade comme un sujet hystérique remarquable et à partir de l'année 1889, c'est moi qui ai pris la direction de Marceline jusqu'en 1901.

Cette pauvre fille, qui était alors âgée de vingt-trois ans, venait justement de changer de carrière et de situation depuis peu de temps. Elle avait jusqu'alors travaillé comme couturière dans un grand atelier de la rue Miromesnil; grâce à la protection de quelques personnes qui s'intéressaient à sa famille, elle parvint à entrer comme employée dans une grande maison de commerce; elle avait même réussit à passer un examen nécessaire à l'entrée dans cette maison[1]. Elle travaillait avec beaucoup de zèle et quelque intelligence quand elle était bien disposée et on était alors satisfait de son service; mais de temps en temps on lui reprochait sévèrement d'être inerte et « d'avoir l'air bête ». Or elle avait cet air bête quand elle se réveillait. Aussitôt qu'elle se sentait transformée et réveillée elle accourait chez moi « pour se faire rendormir ». Au début, pour connaître le sujet et pour avoir quelque prise sur cette singulière maladie, je la laissais faire et je la recevais ainsi deux ou trois fois par semaine. Je reproduisais à peu près les pratiques auxquelles elle était habituée et qui étaient indispensables pour la remettre dans son état alerte; mais j'introduisis rapidement un changement assez important. Craignant que dans ces changements d'états, dans ces alternatives de réveil et de prétendu sommeil hypnotique il n'y eût une grande part d'éducation et de suggestion, je supprimai totalement l'usage de ces mots. Je ne la considérais plus comme éveillée quand elle se présentait avec tous ses troubles physiques et moraux et toutes

1. Je suis obligé pour pouvoir publier sans inconvénients les détails de cette observation de changer quelque peu le milieu dans lequel a vécu la malade et la situation qu'elle a occupée; mais les faits psychologiques ne sont pas altérés par cette modification.

ses amnésies, mais simplement comme une malade qui présentait tel ou tel accident et je me bornai à traiter et à supprimer les accidents sans exprimer d'opinion sur l'état d'ensemble où la plaçaient ces transformations. Peut-être en raison de ce changement de méthode, peut-être tout simplement en conséquence du changement de la personne qui la dirigeait elle resta presque toute cette année dans un état assez mauvais. Elle refusait presque constamment de manger et présentait à chaque instant des phénomènes de dysphagie, des vomissements, de la dysurie, elle avait des contractures de la bouche, du pharynx, de la langue, ou bien des jambes et malgré mes efforts son poids diminuait. Les amnésies se reproduisaient fort souvent suivant la forme précédente, c'est-à-dire qu'elle oubliait les périodes d'état alerte et se retrouvait transportée en arrière aux premiers temps de son traitement.

Les année suivantes, en 92 et 93, les choses s'améliorèrent. Marceline s'habitua davantage à moi et se laissa transformer plus facilement et plus complètement. D'autre part, elle eut quelques satisfactions dans son travail et cela exerça une très bonne influence sur son état mental. Sous ces diverses influences elle se porta beaucoup mieux, elle n'eut que rarement des accidents hystériques et presque jamais d'amnésies : aussi ne vint-elle me retrouver pour la transformer que d'une manière irrégulière et assez rarement, tous les mois à peine ou toutes les six semaines. En réalité elle passa ces deux années à peu près complètement dans l'état alerte.

Il n'en fut malheureusement pas de même les années suivantes : Marceline dut changer d'occupation dans la maison de commerce où elle était et travailler pendant quelque temps dans un magasin éloigné de la maison principale que nous placerons rue Réaumur. Là elle dut faire pendant plusieurs mois un service pénible de surveillance de nuit qui la fatigua beaucoup. Enfin, plusieurs employés de la maison moururent tuberculeux, ce qui l'affecta vivement en lui rappelant la mort de son père.

Affaiblie par ces diverses influences elle baissait sensiblement et recommencait à présenter les mêmes troubles qu'autrefois. Cela détermina des démêlés avec l'administration de la maison : tantôt on remarquait qu'elle boitait à cause de quelque contracture mal dissimulée, et l'on prétendait qu'elle avait une coxalgie, tantôt on la surprenait dans une période d'amnésie et l'on faisait un rapport sur elle en disant qu'elle était atteinte d'aliénation mentale : enfin tout en reconnaissant son zèle et sa compétence on lui déclarait que l'on trouvait son état de santé très insuffisant et on la menaçait de la renvoyer. Naturellement ces démêlés achevaient de la bouleverser complètement. Elle eut de nouveau des contractures de la bouche, du pharynx, du tronc, des jambes, elle recommença les vomissements incoercibles, les troubles urinaires, les saignements de nez énormes surtout au moment des règles, etc., et naturellement elle eut aussi toutes sortes d'accidents mentaux et en particulier de grandes amnésies. Je dus la soigner continuellement et bien souvent, comme elle était incapable de venir chez moi, je dus aller chez elle à la hâte afin de détruire un accident trop visible et de la mettre en état de retourner dans son service sans attirer trop l'attention. Bien souvent j'étais inquiet de la responsablité qu'une femme semblable pouvait avoir dans une maison de commerce importante. Je n'avais pas le droit de violer le secret médical et elle me suppliait de ne pas lui faire perdre son gagne-pain. Je me suis borné à la retenir chez elle toutes les fois que j'avais quelque inquiétude et à la rétablir le plus complètement possible quand je la laissais rentrer. Avec des alternatives déterminées par le traitement sans cesse répété, la plus grande partie de l'année fut remplie par des périodes de dépression.

L'année suivante, 1895, j'ai pu réussir à organiser sur cette malade une série d'études précises relatives à la nutrition que je désirais faire depuis longtemps. J'étais très étonné de voir une personne de ce genre continuer à vivre et même à faire continuellement un travail assez dur tout en absorbant des quantités incroyablement petites de nourriture, tout en restant des semaines entières à peu près sans aucune alimentation. D'un côté je voulais constater s'il n'y avait pas là quelque supercherie et de l'autre je voulais analyser cette nutrition bizarre. Grâce à l'obligeance de M. Charles Richet qui a bien voulu me donner sa précieuse collaboration, j'ai pu installer Marceline au laboratoire de physiologie de l'Ecole de médecine une fois pendant trois semaines et une autre fois pendant six semaines. Elle fut pendant cette période soumise à une surveillance rigoureuse de jour et de nuit. Son alimentation fut pesée exactement et tous les excreta furent analysés tous les jours. La respiration fut aussi l'objet d'une étude intéressante. J'indiquerai plus tard en parlant plus complètement des troubles physiologiques les résultats principaux de cette longue étude. Ils ont déjà été d'ailleurs publiés en partie par M. Charles Richet dans les *Comptes rendus* de la Société de Biologie.

Après cette période, qui fut cependant pénible pour elle, Marceline reprit son travail dans d'assez bonnes conditions et se porta relativement bien pendant quelque temps : elle resta à plusieurs reprises plusieurs mois sans réclamer mon secours. Elle continuait à prendre une nourriture extrêmement bizarre et très réduite, mais qui semblait suffisante pour elle ainsi que les recherches de laboratoire paraissaient l'avoir montré et qui lui suffisait pour ne pas maigrir et pour continuer à travailler. Les années 1896 et 97 sont parmi les meilleures que j'ai observées chez cette malade.

En 1898, Marceline réussit, un peu malgré moi, à se faire nommer inspectrice dans la maison où elle travaillait depuis longtemps. Cette nomination, par les émotions qu'elle détermina, fut d'abord l'occasion de graves perturbations et amena en particulier les troubles les plus curieux de la mémoire. Mais après quelque temps cela se calma et dans sa nouvelle situation elle eut un travail plus facile et plus agréable et cela lui fut plutôt favorable.

Des rechutes recommencèrent l'année suivante et les choses se présentèrent toujours de la même manière : tantôt Marceline restait quelque temps en état alerte, capable de manger, d'uriner, de retrouver tous ses souvenirs, tantôt elle retombait plus ou moins dans son état de dépression, vomissant indéfiniment et complètement désorientée par la perte d'une grande quantité de souvenirs des événements récents. A de certains moments ces rechutes survenaient tous les deux ou trois jours, dans d'autres périodes elle restait des semaines et même des mois sans avoir à demander secours.

Cependant je me lassais moi aussi d'un travail toujours le même, à la longue peu intéressant et qui représentait une grande perte de temps. J'essayais par tous les moyens possibles d'écarter ces séances, de les écourter et souvent je renvoyais la malade insuffisamment transformée et dans un état médiocre. Il se peut que cette diminution des séances ait eu une influence fâcheuse : la pauvre fille se nourrit sans doute encore moins et elle s'affaiblit. Dans le mois de janvier 1900 elle eut des accidents de congestion pulmonaire assez sérieux dès le début ; elle fut très bien soignée à l'hôpital, je m'occupai de la faire manger davantage et elle se rétablit une première fois. Mais les accidents pulmonaires ne tardèrent pas à recommencer et les signes de la tuberculose pulmonaire devinrent incontestables.

Il me semble que sous l'influence de l'infection tuberculeuse et de la fièvre légère qui en fut la conséquence les troubles proprement nerveux et mentaux ont diminué. Mais la transformation n'a pas été complète comme je l'ai observé dans d'autres cas sur des hystériques atteints de tuberculose. Même dans la dernière année, Marceline eut encore des périodes de dépression avec amnésie. Ce qui est vrai, c'est que ces crises furent plus rares et que la malade réussit à se nourrir davantage. Les accidents pulmonaires et les crachements de sang se répétèrent surtout à l'époque des règles. La malade s'affaiblit beaucoup, elle fut obligée de renoncer à faire son travail qu'elle avait continué jusqu'aux dernières limites de ses forces. Dans les derniers mois son esprit semblait plus lucide, elle restait dans son état alerte : elle se rendait compte de la bizarrerie de son existence : « Voici dix ans, disait-elle, que je ne vis pas, que je traîne comme une ombre, il est grand temps de finir cette sotte histoire. » Elle finit par s'éteindre le 7 novembre 1901, à l'âge de trente-cinq ans.

Ce résumé rapide de la vie d'une malade atteinte d'hystérie qui est restée anorexique depuis l'âge de seize ans jusqu'à l'âge de trente-cinq ans avec des accidents viscéraux névropathiques de toute espèce, qui pendant quinze ans a présenté les plus singulières altérations de la personnalité méritait d'être résumée dans son ensemble. Cet exposé de l'histoire de Marceline servira à situer plus facilement les phénomènes pathologiques qu'il faut maintenant étudier avec un peu plus de précision.

II. — Les troubles des fonctions viscérales.

Le plus grand trouble pathologique, celui qui a peut-être déterminé tous les autres et qui indirectement a été la cause de la mort, a été certainement *le trouble de la fonction de l'alimentation*. L'anorexie et le refus des aliments a été grave dès l'âge de treize ou quatorze ans, il a débuté probablement plus tôt, car déjà dans l'enfance il était difficile d'obtenir une alimentation raisonnable ; ces symptômes ont persisté jusqu'à la fin de la vie : Le 1er juin 1901, Marceline, effrayée par les progrès de la phtisie, mangeait un peu plus et je la félicitais de ce qu'elle pouvait maintenant manger plus facilement : « Ce n'est pas plus facile, me répondit-elle, c'est toujours un supplice pour moi. S'il ne fallait plus me forcer pour manger et pour boire il n'y aurait plus d'enfer pour moi. »

Ce trouble complexe comprenait plusieurs faits intéressants à analyser. En premier lieu on peut constater que sauf de rares moments dans l'enfance, l'alimentation n'a jamais été agréable à cette personne : il n'y avait jamais de tendance, de désir qui fût satisfait par le repas, *jamais le sujet laissé à lui-même n'avait faim ou soif* d'une manière naturelle. Tout au plus de temps en temps, à l'époque des règles, la soif apparaissait un peu, mais la faim ou l'appétit ne se montraient jamais. Les sensations qui jouent un rôle dans l'alimentation, le goût, l'odorat, la préférence pour tel ou tel aliment étaient presque toujours complètement supprimés. La mère de Marceline nous a souvent répété que « sa fille dans son enfance n'a jamais rien aimé comme font les autres enfants, n'a jamais recherché aucune friandise, n'a jamais ou très rarement déclaré qu'une chose était bonne ou mauvaise ». Il était facile de constater que presque toujours, si on examinait le sujet à l'improviste, sans une période de préparation spéciale, elle ne distinguait pas les substances mises dans la bouche et ne savait pas discerner ni du sucre, ni du sel, ni même du sulfate de quinine. Déjà à l'âge de treize ans elle se plaignait « que tous les aliments fussent sans aucun goût et qu'on lui fît manger de la terre pilée ». Dans ces conditions l'alimentation ne se faisait que par l'ordre des parents et par un effort d'obéissance : il en a été ainsi toute la vie jusqu'à la mort.

De bonne heure d'autres troubles se sont ajoutés à celui-là : cet acte volontaire de l'alimentation devenait pénible et difficile. Au moment de manger, Marceline éprouvait une envie de pleurer, un abattement énorme et en même temps un besoin de se lever, de se remuer, de se contorsionner. Si elle résistait et continuait ses efforts pour s'alimenter, il y avait des spasmes et des crampes dans tous les muscles du cou, du thorax et de l'abdomen : « La seule vue d'un verre d'eau ou d'une cuiller de soupe me donne des secousses dans l'estomac et des resserrements douloureux dans tout le ventre. » En un mot l'acte toujours incomplet se résolvait en dérivations dans tous les organes. Enfin on a vu qu'une foule d'idées fixes se sont développées à la suite de tous ces troubles, idées relatives à l'inutilité de l'alimentation, au caractère inconvenant, immoral de cet acte, etc., et le sujet en vint tout naturellement vers l'âge de quinze à seize ans à refuser avec obstination de s'alimenter; on sait quelles ont été les conséquences.

Sans doute, grâce au sommeil hypnotique, à la suggestion, aux excitations de la sensibilité, on parvenait à restaurer en partie cette fonction : Marceline arrivait à manger assez raisonnablement. Quand Jules Janet s'occupait d'elle deux fois par jour, les choses marchaient à peu près bien. Mais quand on ne s'occupait d'elle qu'à des intervalles écartés la restauration de l'alimentation a toujours été fort défectueuse. Les idées fixes se supprimaient assez facilement, mais l'alimentation restait extrêmement artificielle et fragile. Quoi qu'en pensent certains auteurs, certaines idées fixes sont souvent la partie la moins grave dans les accidents hystériques. Marceline comprenait la nécessité de l'alimentation et employait toute sa bonne volonté à manger ce qu'on lui avait prescrit, les idées fixes sur ce point et les refus obstinés ne réapparaissaient que dans les grandes rechutes. On supprimait également les spasmes et les contractures au moins pour quelque temps. Mais il était extrêmement difficile de rendre le goût d'une façon normale et de donner au sujet le sentiment de la faim et de la soif. C'était un grand succès en somme assez rare dans mon observation, quand on arrivait à faire persister un peu d'appétit pendant une semaine. Bien vite le besoin de manger disparaissait : « J'ai bien envie, disait la malade, de remettre au lendemain cette opération fastidieuse, d'autant plus que j'ai mangé hier comme je l'avais promis. Il paraît que cette besogne fait plaisir à bien des gens, pour moi c'est un singulier supplice, je voudrais bien me nourrir puisqu'il le faut, mais manger ne peut pas entrer dans mes habitudes » ; et le sujet, s'il n'était pas perpétuellement excité, retombait vite dans son anorexie perpétuelle. Les choses ont continué ainsi jusqu'à la mort.

On comprend que dans ces conditions la nourriture de Marceline ait toujours été très bizarre. D'abord il était impossible qu'elle eût lieu en présence de quelqu'un : depuis l'âge de quinze ans jusqu'à l'âge de trente-trois ans jamais Marceline n'a mangé une fois en société. J'ai toujours répété que la forme sociale était le dernier perfectionnement que prenait une fonction en se développant et que cette forme disparaissait la première dans toutes les altérations de la fonction. Marceline, qui n'était même pas capable de manger avec plaisir, était encore moins capable de manger devant quelqu'un : il fallait toujours qu'elle fût seule pour absorber les quelques aliments qu'elle se forçait à manger. Ces aliments étaient peu nombreux et peu variés, car ils lui étaient tous également indifférents et elle les prenait à peu près au hasard en espérant que tantôt l'un, tantôt l'autre passerait plus facilement. Du lait, du pain rassis, du cacao, du café, de la bière et quand j'insistais beaucoup un peu de viande râpée ou de la poudre de viande, des jaunes d'œufs composèrent tout son ordinaire pendant vingt ans. Mais un point très extraordinaire, à propos duquel furent faites les recherches au laboratoire de l'École de médecine, c'était la quantité étonnamment petite de ces divers aliments que cette personne absorbait dans la journée : 200 grammes de lait, 100 grammes de pain, 125 grammes de café et un ou deux morceaux de sucre, tel était son menu le plus ordinaire pour la journée pendant des années. Il fallait considérer comme une bonne période celle pendant laquelle elle absorbait une bouteille de lait par jour. C'est par extraordinaire et pendant quelques journées seulement que j'arrivais à un litre et demi de lait avec un peu de farine et un jaune d'œuf : mais alors survenaient d'autres accidents dont il nous reste à nous occuper.

Ces aliments étaient très difficilement déglutis en raison de divers spasmes de la mâchoire, du pharynx, de l'œsophage. Il semblait vraiment dans bien des cas que Marceline eût complètement oublié comment on s'y prend pour avaler. Elle gardait indéfiniment des aliments dans la bouche sans pouvoir les faire descendre, il fallait qu'elle les y oubliât pour que le mouvement de déglutition se fît d'une manière subconsciente. Quand on voulait la faire manger, il fallait lui rapprendre à déglutir, attirer son attention sur chaque sensation et chaque mouvement, les lui rappeler à chaque bouchée. On ne se figure pas combien cette éducation de la déglutition est importante chez certains malades : de même que l'on rééduque la marche d'un tabétique, il faut, plus souvent qu'on ne le croit, rééduquer la déglutition des hystériques ou des psychasténiques pour détruire les spasmes des premiers et les phobies de la déglutition des seconds qui correspondent aux paralysies de la déglutition chez les hystériques.

Les aliments une fois avalés, tout n'était pas fini ; il fallait les faire rester dans l'estomac et empêcher le sujet de les vomir, ce qui n'était pas une petite affaire. Dans les mauvaises périodes Marceline vomissait presque immédiatement après avoir dégluti et dans ce cas on pouvait observer que le lait était rendu tel qu'il avait été avalé, sans qu'il fût caillé. Je crois que dans ce cas la déglutition n'avait pas été complète et que, en raison d'un spasme de l'œsophage ou du cardia, les aliments n'avaient pas pénétré dans l'estomac. Quand on avait obtenu une déglutition plus complète, quand le sujet était dans un meilleur état général, le vomissement était retardé, il ne survenait qu'une demi-heure ou une heure après le repas. Alors il n'était plus aussi facile, il s'effectuait avec effort et douleur et le lait était rendu caillé. Même quand les vomissements étaient supprimés par tout un dressage, il y avait à la place des hoquets, des secousses de la région épigastrique et du ventre. Après une bonne séance, quand toutes les fonctions avaient été bien rééduquées, les vomissements pouvaient disparaître pendant dix ou quinze jours, quelquefois pendant un mois. Mais à propos du moindre trouble, pour la plus légère émotion, les vomissements réapparaissaient immédiatement après le repas et la malade ne conservait plus rien des maigres aliments avalés avec tant de peine.

Quand les aliments n'étaient pas vomis, leur digestion était très difficile et très pénible. Marceline se plaignait de souffrir cruellement pendant les heures qui suivaient un repas, elle désignait un point précis juste au-dessous de l'appendice xiphoïde où la douleur était toujours la plus tenace. La digestion était certainement très lente, car souvent trois ou quatre heures après un repas elle le rendait à peine modifié. Le souvenir de ces douleurs s'ajoutait encore à son anorexie pour augmenter son dégoût des aliments et pour lui faire reculer l'heure du repas suivant.

Dans certains cas la digestion n'arrivait pas à se faire : quelques heures après le repas des diarrhées profuses dans lesquelles les aliments étaient encore reconnaissables venaient en quelque sorte remplacer les vomissements que l'on avait supprimés. Ces diarrhées étaient soudaines et la volonté avait très peu d'influence pour les arrêter. Quoique le fait ait été rarement signalé chez les hystériques, il lui est arrivé de ne pas pouvoir se retenir et de perdre les matières dans son lit. Mais ces diarrhées étaient rares, le plus souvent Marceline souffrait d'une constipation intense : elle ne sentait aucun besoin et n'avait de selles spontanées que tous les trois ou dix jours. Souvent les périodes sans évacuation se sont prolongées bien plus longtemps et il était bien difficile d'obtenir une selle.

On sait qu'un des accidents les plus fréquents de Marceline était *la rétention d'urine*. Cet accident était survenu vers l'âge de vingt ans à la suite de l'application d'un vésicatoire sur la région épigastrique. Cela s'explique assez facilement, dira-t-on, le vésicatoire a déterminé une légère cystite avec spasmes de la vessie et du col : le sujet qui a senti ces troubles en a conclu qu'il avait une maladie de la vessie et cette idée, par le mécanisme de la suggestion que l'on se garde bien d'expliquer, lui faisait resserrer son urètre. C'est possible, quoique je trouve l'explication un peu simple pour un accident qui a duré trois années consécutives, qui après avoir été supprimé a réapparu à tous propos pendant quinze ans. Je n'ose expliquer les choses aussi hardiment et je me borne à constater les caractères de tous ces phénomènes dont les explications complètes me paraissent encore lointaines. La fonction de la sécrétion urinaire était conservée mais certainement altérée et réduite. Dans les périodes de dépression Marceline n'urinait, même avec la sonde, que 200 ou 250 grammes d'urine. Elle avait perdu complètement la sensation du besoin d'uriner et n'a jamais effectué cette fonction que par raison, « parce que c'était l'heure ». Elle avait complètement perdu les sensations de la peau et des muqueuses de la région ano-uro-génitale ; enfin elle était incapable d'agir volontairement sur la fonction urinaire soit pour entamer la miction, soit pour l'arrêter, quand elle était commencée. Je résume ces faits en disant que les parties les plus élevées d'une fonction sont la perception consciente et personnelle des sensations et des phénomènes relatifs à cette fonction et les modifications de cette fonction par la volonté. Je remarque que chez Marceline, sous diverses influences, les parties supérieures de la fonction urinaire avaient été supprimées et que la sécrétion de l'urine ainsi que la miction n'existaient plus que sous la forme inférieure ou automatique. Quoi qu'il en soit la miction se rétablissait à peu près dans les états les meilleurs et persistait quelque temps. Les rechutes étaient moins fréquentes que celles qui affectaient les fonctions alimentaires. Mais certaines émotions, en particulier celles qui pouvaient avoir un rapport avec la pudeur, déterminaient immédiatement le spasme de l'urètre et l'impossibilité pour la malade d'uriner volontairement. Elle resta disposée à cet accident jusqu'à ses derniers jours.

Après les réflexions précédentes il est intéressant de rapprocher des troubles urinaires les troubles ou plutôt *les modifications* que l'on pouvait constater *dans la fonction respiratoire*. Au début de mon observation, en 1890, Marceline ne présentait encore aucun signe de tuberculose pulmonaire, elle n'avait jamais eu aucun trouble respiratoire apparent, personne ne l'avait examinée à ce point de vue et elle n'avait certainement aucune idée à ce sujet qui ait pu influencer sa respiration. Cependant, quand j'ai voulu pour la première fois examiner sa fonction respiratoire et prendre des graphiques de la respiration, il était facile de constater des anomalies. La respiration paraissait normale et l'auscultation ne révélait rien de particulier. On pouvait remarquer que la respiration était un peu courte et rapide et qu'elle ne se faisait que par les côtes supérieures : le diaphragme, surtout quand il y avait un accident gastrique ou abdominal, n'intervenait guère. Mais ce qui était tout à fait caractéristique, c'est que Marceline ne pouvait aucunement gouverner sa respiration ni la modifier par un acte de volonté. Elle ne parvenait ni à la ralentir ni à l'accélérer, ni à gonfler le ventre par l'inspiration. Bien plus, quand je le lui demandai, elle ne parvint pas à rire, ni à tousser, ni à bâiller. Elle se rappela alors certains petits détails qu'elle avait toujours considérés comme insignifiants. C'est que depuis quelque temps elle ne savait plus rire ni sangloter et qu'elle pleurait en silence. Cependant ces opérations n'étaient pas du tout disparues. Il y avait des circonstances où sa respiration se précipitait : « Dès que je suis un peu pressée ou simplement quand je vois quelqu'un courir je suis essoufflée et je respire très vite malgré moi, la moindre émotion me fait tousser : on m'a dit un jour qu'une lettre de commande avait été égarée dans le magasin et que c'était ma faute, je ne pouvais plus respirer et je ne pouvais plus m'arrêter de tousser. » Ces phénomènes deviennent chez d'autres malades des accidents hystériques bien connus ; mais chez elle ils n'avaient jamais été assez graves ni assez prolongés pour qu'elle eût des idées fixes à ce sujet. En réalité elle ne s'était jamais préoccupée de la respiration et cependant cette fonction était réduite et diminuée chez elle : elle était devenue entièrement automatique et l'influence que les opérations supérieures de l'esprit comme la volonté personnelle ont d'ordinaire sur elle avait disparu. C'était, au fond, le même trouble que celui que nous venons d'observer dans la miction, mais il n'avait pas amené d'accidents caractéristiques et reconnus comme tels.

Les troubles précédents sont assez connus dans l'hystérie et leur interprétation est assez aisée : il n'en est plus de même pour les phénomènes suivants qui soulèvent bien des problèmes, je veux parler surtout de certains *troubles circulatoires* et des *hémorragies*. Leur étude se rattache intimement à celle des règles. A douze et à treize ans, au moment de la puberté, Marceline présenta de la chorée et de l'anesthésie et ces phénomènes furent d'abord arrêtés par les premières règles à quatorze ans. Cet écoulement eut donc une influence favorable ; il en fut toujours à peu près de même : au moment où ses règles coulaient Marceline se trouvait toujours un peu mieux. C'est le moment où souvent elle revenait à un état plus élevé, plus alerte, avec plus de souvenirs et plus de sensibilité ; c'était, comme on vient de le voir, le moment où quelquefois elle sentait spontanément un peu de soif, ce qui était très extraordinaire pour elle. Si on prenait son poids d'une manière régulière, on observait un petit fait singulier que j'ai d'ailleurs observé également chez plusieurs autres femmes, c'est que le poids augmentait toujours dans les huit jours qui suivaient les règles, tandis qu'il diminuait toujours dans les huit jours qui les précédaient[1].

Malheureusement cette fonction présenta de très bonne heure des troubles qui eurent une grande influence sur toute la maladie. Déjà à l'âge de seize ans les règles furent arrêtées par un refroidissement et depuis elles restèrent toujours irrégulières et difficiles. Les règles ne venaient d'ordinaire que toutes les six semaines et très souvent seulement tous les deux mois : elles étaient toujours précédées pendant huit jours au moins par un redoublement de tous les accidents, par une période de dépres-

1. Cette observation ne doit pas être généralisée ; j'ai recueilli avec précision d'autres observations où des femmes ont régulièrement un poids plus élevé pendant la semaine qui précède leurs règles et maigrissent ensuite. Ces faits demandent une étude plus approfondie.

sion profonde. Elles commençaient avec beaucoup de douleurs dans le bas-ventre et presque toujours l'écoulement du sang par le vagin s'arrêtait au bout d'une journée. Alors commençaient très souvent d'autres phénomènes. Marceline dès son enfance avait été sujette aux saignements de nez : à plusieurs reprises ces saignements de nez furent assez graves pour nécessiter le tamponnement. Pendant la période de grave maladie, de dix-sept à vingt ans, elle eut des saignements de nez perpétuels qui semblaient provoqués par ses efforts de vomissement. La moindre des choses, un bain un peu chaud ou simplement une émotion provoquait un saignement de nez grave qui l'affaiblissait beaucoup. On était heureux quand elle restait trois jours sans saigner du nez, car alors elle paraissait reprendre quelque force. Elle était aussi sujette à d'autres hémorragies et souvent ses contractures de l'urètre et de la vessie amenaient des hémorragies vésicales.

Quand Marceline eut été un peu rétablie, à l'âge de vingt et un ans, ces hémorragies cessèrent de se produire à tous moments et n'apparurent plus que sous une influence unique, toujours la même, celle des règles. Quand les règles avaient duré une journée ou une demi-journée, elles s'arrêtaient : Marceline souffrait beaucoup dans le ventre, mais ne perdait plus de sang. Quelques heures après elle était prise d'un formidable saignement de nez, qu'on arrêtait difficilement, et qui reprenait à chaque instant pendant deux ou trois jours. A partir de l'âge de vingt-trois ans cette hémorragie changea de nature. Depuis longtemps, au moment des grands troubles de l'estomac, Marceline était sujette à un phénomène qui est connu sous le nom de pituite hémorragique ; certains vomissements, surtout les vomissements glaireux du matin, étaient légèrement teintés de sang. Un jour, au moment des règles, après l'arrêt dont j'ai parlé, au lieu d'avoir son saignement de nez habituel elle rendit un verre de sang noir. Cette fois l'hémorragie continua ensuite par le nez. Aux règles suivantes après l'arrêt, elle souffrit beaucoup de l'estomac et vomit du sang en grande quantité pendant trois jours.

Depuis ce moment les choses furent ainsi réglées pendant des années. Les règles, très irrégulières et très espacées, commençaient soit par le vagin soit par le nez, le plus souvent par le vagin ; puis s'arrêtaient plus ou moins longtemps et continuaient par la bouche. Il y avait toujours de grands vomissements noirs à cette époque pendant plusieurs jours. Puis ces vomissements de sang s'arrêtaient et ils étaient remplacés par les vomissements alimentaires ordinaires. Il y avait toujours à ce moment une rechute de tous les accidents gastriques et de toutes les idées fixes relatives à l'alimentation. Il est curieux de noter que rien ne semblait avoir de l'influence sur ces vomissements de sang à l'époque des règles. La continuation de son régime ordinaire ne les prolongeait pas; la suppression de toute alimentation, les applications de glace sur l'épigastre, les potions au bicarbonate de soude, au sous-nitrate de bismuth, rien ne diminuait leur durée. Une seule chose les suspendait, c'était la réapparition d'une autre hémorragie: quand elle saignait fortement du nez, elle ne vomissait plus de sang. Quelquefois l'écoulement de sang recommençait par le vagin et alors les vomissements de sang étaient immédiatement arrêtés. Les choses durèrent ainsi jusqu'à l'âge de trente ans à peu près : puis les règles semblèrent mieux rétablies et Marceline pendant quelques années n'eut plus de vomissements de sang. Plus tard commencèrent les crachements de sang rouge et spumeux en rapport avec la tuberculose pulmonaire.

Je me suis bien souvent demandé si Marceline n'avait pas un ulcère d'estomac et je l'ai soumise pendant des années entières au traitement de l'ulcère, sans résultat d'ailleurs. Aujourd'hui en présence d'un cas semblable je n'hésiterais pas à faire faire une opération chirurgicale. Mais je ne crois pas que cela aurait transformé d'une manière heureuse la maladie de Marceline. Ses troubles anorexiques et gastriques étaient antérieurs de dix ans aux vomissements de sang. Les hémorragies supplémentaires s'étaient déjà produites depuis sept années par la vessie et surtout par le nez sans qu'il y eût d'ulcère et d'ailleurs toute la maladie physique et morale continua quand les vomissements de sang furent suspendus. D'autre part on ne peut pas dire non plus que ce sujet fût simplement une hémophile disposée aux hémorragies profuses par un trouble du sang : des blessures accidentelles, l'arrachement des dents que l'on fut obligé de faire plusieurs fois n'amenaient pas d'hémorragies. Ces accidents étaient évidemment en rapport avec l'augmentation de la pression au moment des règles et avec les difficultés de l'écoulement utérin dépendant de quelque spasme. Il me paraît bien difficile de supprimer tout à fait l'élément névropathique dans de telles hémorragies.

Pour terminer l'étude des fonctions viscérales, je rappellerai que, à plusieurs reprises et pendant des mois entiers, j'ai noté ou fait noter deux fois par jour le nombre des battements du pouls et la température. Le pouls était en général lent : pendant des mois entiers il restait entre 54 et 58, n'atteignant 60 que d'une manière exceptionnelle. La température vaginale, en dehors bien entendu de la période terminale prétuberculeuse et tuberculeuse, a toujours été normale. Tout au plus peut-on remarquer sur mes longues courbes qu'elle est presque toujours un peu basse. Sauf dans les huit jours qui précédaient les règles où elle se relevait à 37°,2 le matin et 37°,3 ou 4 le soir comme cela arrive chez beaucoup de femmes, elle était de 36°,6 ou 36°,7 le matin et de 36°,8 ou 36°,9 le soir, arrivant rarement à 37°. J'avais cru observer que pendant une période une température de 37°,3 ou de 37°4, le soir coïncidait avec un meilleur état général et un esprit plus actif et j'avais pensé faire de cette légère élévation de la température un signe de l'état alerte, mais cette remarque ne s'est pas confirmée.

Je voudrais dire un mot de certains troubles trophiques. L'hiver elle était couverte d'engelures, l'été elle était sujette à l'eczéma qui siégeait surtout aux pieds et aux mains. Elle a toujours eu une maladie cutanée sur le mamelon des seins qui était couvert d'écailles cornées (eczéma chronique du mamelon). Ces troubles n'étaient guère influencées par son état nerveux. Cependant il faut remarquer que pendant les très mauvaises périodes de dépression, quand Marceline ne s'alimentait pour ainsi dire plus, sa peau devenait sèche, écailleuse ou pulvérulente, ses cheveux secs et cassants changeaient de teinte et devenaient plus roux. Dans les bonnes périodes sa peau devenait plus humide, ses cheveux plus brillants et plus châtains.

Le poids du corps, qui a été pris régulièrement à peu près tous les huit jours pendant toute la durée de l'observation, subissait des oscillations considérables bien nettement en rapport avec l'état général, la facilité plus ou moins grande de l'alimentation. Pendant les bonnes périodes elle pesait de 50 à 52 kilogrammes, pendant les mauvaises elle tombait à 41 et même 39. On pouvait noter d'une manière singulière par la courbe du poids l'influence qu'avaient sur elle les séances de psychothérapie. Dans la première semaine qui suivait sa visite elle augmentait d'un kilogramme, elle restait stationnaire une semaine, puis elle perdait un kilogramme et même deux si on prolongeait l'intervalle de ses visites.

Pour mieux indiquer comment se faisait la nutrition chez un sujet de ce genre, je ne puis mieux faire que d'indiquer quelques-uns des résultats de l'étude qui fut faite sur Marceline au laboratoire de physiologie de l'Ecole de médecine en 1895 et 96. Marceline, que je désirais depuis longtemps soumettre à une observation rigoureuse, fut installée au laboratoire de l'Ecole de médecine grâce à l'obligeance de M. Charles Richet; elle était soumise à une surveillance constante pendant toute la journée et la nuit elle était enfermée à clef dans sa chambre. Nous avions décidé qu'on lui donnerait comme aliments et comme boissons tout ce qu'elle demanderait sans lui rien imposer, mais que tous ces aliments seraient exactement pesés et analysés. D'autre part le sujet était lui-même pesé avec précision plusieurs fois par jour, tous ses excreta étaient analysés. La respiration fut également l'objet de plusieurs expériences et analyses.

Sans doute les conditions de cette expérience ne furent pas de tous points excellentes. Marceline, quoiqu'elle eût consenti à tout, était mécontente de la suspicion; elle n'était pas dans son milieu normal, elle s'ennuyait beaucoup et s'inquiétait d'une foule de choses malgré nos précautions. Il est certain que tout cela agissait sur son état nerveux, la mettait dans un état de dépression et nous dissimulait l'état de la nutrition normale. Certains résultats me paraissent cependant intéressants.

En premier lieu je pus constater avec certitude que l'alimentation régulière de Marceline était bien celle qu'elle m'indiquait depuis des années et qu'elle ne consommait pas autre chose. Son menu était le plus souvent : lait 250 grammes, bière 100 grammes dans la journée, ou bien lait 250, bouillon 130 pour une journée, ou bien lait 200, pain 120, café 250 toujours dans les 24 heures.

Le total des aliments du 7 janvier au 11 février, c'est-à-dire pendant 35 jours, fut: pain 5^{kgr},360, lait 9^{kgr},850, café 4^{kgr},650. L'analyse de ces aliments a été faite au point de vue de l'amidon, de la graisse, du gluten, du sucre, du beurre, de la caséine, puis au point de vue des calories que fournissent chacune de ces substances. Ce calcul montre que les aliments absorbés par Marceline lui fournissaient par jour 560 calories, 846, soit par kilogramme et par heure 0, 193, ce qui est bien loin des 3 000 calories par jour considérées comme nécessaires à un homme normal.

L'étude la plus importante consista à rechercher comment se comportait le poids du sujet avec cette alimentation exactement vérifiée. A cause des circonstances que j'ai indiquées, la première semaine fut fort mauvaise : Marceline vomissait constamment le peu d'aliments qu'elle prenait avec dégoût et le poids baissa beaucoup, de 2 kilogrammes en une semaine. Puis Marceline s'accoutuma, vomit moins et dans les cinq semaines suivantes elle ne perdit plus de poids : elle passa de 37^{kgr},873 à 37^{kgr},733 avec une différence de 140 grammes seulement. En réalité elle pouvait donc conserver l'équilibre de son poids pendant cinq semaines avec cette alimentation extraordinairement réduite. Ce n'est qu'une confirmation d'ailleurs de ce qu'on avait souvent observé chez certains jeûneurs.

Cette faible perte de poids, malgré une alimentation insuffisante, cette absence de dépense organique se manifeste encore très bien dans une autre observation qui nous a paru fort curieuse et que nous avons souvent répétée. Si on prend deux fois le poids d'une personne à quelques heures d'intervalle sans que pendant ce temps elle ait absorbé aucune nourriture, ni aucune boisson, sans qu'elle ait rien perdu par les selles ou par l'urine, on ne retrouve pas cependant dans la seconde pesée le poids initial de la première. Il y a toujours une perte de poids qui est assez importante et qui est due à la respiration et à l'évaporation de la transpiration cutanée. Cette perte de poids est assez variable suivant les individus. Ainsi dans une expérience de deux heures et demie M. Richet perdit 162 grammes, MM. Langlois et Athanasio, qui avec une grande obligeance dont je les remercie nous aidèrent beaucoup en faisant de très nombreuses analyses chimiques, perdirent l'un 162, l'autres 197 grammes, je perdis moi-même 165 grammes. Dans le même espace de temps Marceline ne perdit que 23 grammes. Pour donner un sens à ces chiffres il faut tenir compte non seulement de la durée qui fut variable, mais encore du poids de l'individu considéré, car il est naturel qu'un homme de 71 kilogrammes perde plus qu'un autre de 36. Dans chaque expérience la perte de poids fut ramenée à ce qu'elle aurait été pendant une minute et pour 1 kilogramme de la personne considérée. Enfin on fit la moyenne de toutes mesures obtenues ainsi avec le même individu. Si on fait tous ces calculs on obtient les chiffres suivants : M. Charles Richet, moyenne d'une première série de 3 expériences, 14 milligrammes par kilogramme et par minute, moyenne d'une seconde série de 6 expériences, 15mgr,2 ; M. Langlois, moyenne de 5 expériences, 15mgr,6; M. Athanasio, 15,8; un garçon du laboratoire, 9,1 ; un autre, 18; moi-même, première série de 3 expériences, 17,7; deuxième série de 6, 16,7. Si on considère au contraire les mesures que l'on obtient avec Marceline, on obtient des chiffres tout à fait différents. Ces chiffres comme moyennes de plusieurs séries d'expériences reprises à différents moments sont de 2 milligrammes par kilogramme et par minute, une autre fois, 4mgr,8, puis 3,3 ; 4,5 et même un jour on constata une perte de 0mgr5. Il y a là quelque chose de très curieux qui se rattache à notre première constatation sur la conservation du poids pendant 5 semaines avec une alimentation tout à fait insuffisante. La perte de poids continuelle par la respiration et l'évaporation de l'eau était chez elle très différente de ce qu'elle est chez un individu normal qui se nourrit autrement et qui dépense beaucoup plus.

Nous arrivons au même résultat si nous étudions les urines du sujet : les urines sont très peu abondantes dans la première série d'études. Pendant 6 semaines elles ont été de 415 grammes par jour au maximum, de 146 au minimum, en moyenne 200 grammes par jour ; dans la seconde série de 6 semaines au maximum 343 grammes, au minimum 150, en moyenne un peu plus de 200 grammes par jour. L'urée a été dosée chaque jour par l'appareil de Regnard et l'azote total de l'urine par la méthode de Kjeldhal. La quantité d'urée a été assez variable : maximum 9gr,13, minimum 2gr,815, en moyenne 5 à 6 grammes d'urée par jour. L'azote total de 6 à 7 grammes par jour. Les selles n'ont été en 5 semaines que de 27gr,50 avec des doses infimes d'azote. Nous sommes bien loin des 25 à 30 grammes d'urée considérés comme normaux dans l'urine de chaque jour.

On trouvera le résumé des études qui ont été faites sur la respiration dans l'article de M. Charles Richet (*Comptes rendus de la Société de biologie*, 1896, p. 949) : je n'en donne ici qu'une partie. Les inspirations de Marceline étaient faibles et chacune d'elles ne faisait pénétrer en moyenne que 0l,32, tandis que mes propres inspirations mesurées comme terme de comparaison donnaient en moyenne 1l,10.

Le résultat le plus curieux fut fourni par l'analyse des gaz de la respiration. Si l'on mesure sur des objets normaux pris comme témoins l'oxygène absorbé et l'acide carbonique éliminé en exprimant les résultats par kilogramme et par heure et si l'on calcule le quotient respiratoire $\frac{Co^2}{O^2}$ on obtient les chiffres suivants :

	O^2 en litres	Co^2 en litres	Quotient respiratoire
	—	—	—
R...	18,8	17,4	0,92
C...	14,6	9,9	0,69
J...	15,0	12,6	0,84

La moyenne du quotient respiratoire dans ces trois expériences est de 0,85. Répétons les mêmes mesures avec Marceline : quatre expériences nous ont donné les chiffres suivants :

1	14,3	6,84	0,49
2	21,7	7,20	0,33
3	20,7	4,50	0,21
4	22,3	6,65	0,30

Ces chiffres nous montrent plusieurs différences importantes et qui ne sont pas entièrement explicables. Le chiffre d'élimination de l'acide carbonique est très faible, nous pouvions le prévoir : cela indique qu'il y a peu de combustions organiques. Mais ce qui est surprenant c'est que le chiffre de l'oxygène absorbé est très élevé comme si le sujet absorbait de l'oxygène qu'il n'utilise pas. Il en résulte que le quotient respiratoire est très bas. On sait que le quotient respiratoire varie avec l'alimentation, les carnivores ont 0,70 et les herbivores 0,90. Mais il n'est pas facile d'expliquer la raison de ce quotient respiratoire très bas chez un sujet en état d'inanition.

Les études de ce genre sur la nutrition de malades névropathes sont extrêmement délicates : on ne se figure pas le travail qu'elles demandent pour obtenir des résultats assez minimes et toujours discutables par certains côtés. J'ai été heureux de les faire une fois, grâce à l'aide de M. Richet, pour pouvoir en apprécier la difficulté. M. Richet fut très frappé par une difficulté dans les analyses chimiques. Dans la somme totale des excreta pendant cinq semaines la quantité totale de chlorure de sodium dépassa notablement la quantité de chlorure de sodium dans la somme des ingesta. Cela indiquait soit une erreur dans les calculs, soit une fraude cependant peu vraisemblable. Nous ignorions à cette époque ce que l'on connaît mieux aujourd'hui sur les irrégularités de l'émission du chlorure de sodium et sur les débâcles chlorurées qui surviennent dans diverses circonstances. Il est probable que si l'observation avait pu être prolongée plus longtemps dans les mêmes conditions, nous aurions assisté à une rétention chlorurée. J'étais moi-même plus frappé par les difficultés morales de l'expérience qui mettaient le sujet dans des conditions anormales et mauvaises. Nous n'avons pu analyser la nutrition que dans un état de dépression assez anormal. Il aurait été intéressant de constater le changement de la nutrition dans un autre état plus relevé. Il aurait été fort long et fort difficile d'obtenir cet état dans ces conditions. Il se réalisa d'ailleurs de lui-même quand Marceline sortit du laboratoire, car pendant quelques mois elle réussit à manger un peu plus et à augmenter de poids.

III. — Les modifications psychologiques générales dans les deux états.

Ainsi qu'on vient de le voir, Marceline a oscillé pendant toute sa vie, depuis dix-huit ans jusqu'à trente-cinq ans, entre deux états psychologiques et physiologiques que l'on peut désigner sommairement par les mots de dépression et d'excitation. Sur ce point cette malade se rapproche des cas de double personnalité qui ont été souvent décrits et des cas de psychose périodique. Il semble naturel pour analyser ces phénomènes de reprendre séparément la description détaillée de chacun de ces deux états. Malheureusement Marceline présentait de nombreux états intermédiaires dans lesquels une seule fonction pouvait être altérée, les autres demeurant à peu près intactes. Il me semble plus exact de considérer séparément les grandes fonctions qui présentaient le plus de modifications et d'étudier leurs transformations. Je commencerai par l'examen de phénomènes psychologiques très généraux pour insister sur certaines fonctions dont les modifications furent toujours plus importantes.

Les transformations de l'état mental se manifestaient comme toujours par des changements de l'attitude extérieure. On devinait l'état de dépression quand on voyait Marceline avancer à petits pas incertains, le dos voûté, les yeux fichés à terre, quand elle vous parlait lentement d'une voix sans timbre, sans vouloir vous regarder, avec un air étrange d'absorption et de rêverie.

D'ailleurs elle se rendait compte de son état et était à ce moment assaillie par une foule de sentiments pénibles qu'elle exprimait assez bien. Elle répétait « qu'elle éprouvait des malaises et des douleurs de tous les côtés, que sa tête était douloureuse dans la région du front et de l'occiput principalement, au point que le contact du peigne ou le poids des cheveux lui devenait parfois intolérables... Mais que le plus pénible de tout était une douleur morale continuelle, un désespoir affreux à la pensée qu'elle retombait sans cesse, qu'elle ne guérirait jamais... un grand dégoût de la vie, un regret de vivre aussi longtemps... un ennui continuel, un dégoût de tout... J'ai horreur de moi-même, disait-elle, j'ai un sentiment continuel de honte, comme si j'avais commis je ne sais quelles abominations. Il me semble qu'on rit de moi quand je parle, je ne sais si tous les nerveux se rendent compte de leur état ; mais pour moi c'est là le sentiment le plus pénible... Je deviens ingrate et je reproche à tous ceux qui se sont occupés de moi de m'avoir conservé la vie, car à quoi bon vivre ainsi ? »

La plupart de ces sentiments d'incomplétude portaient sur sa propre personnalité qu'elle ne pouvait plus reconnaître et dont elle déplorait la décadence : « La seule chose certaine au milieu de ce gâchis que je ne comprends pas, c'est que je ne suis toujours pas moi-même, c'est que je n'existe plus. Je ne me sens pas vivre... tout me paraît comme dans un rêve et je ne peux pas m'expliquer le pourquoi de cette drôle de vie que je mène depuis si longtemps. Je ne puis pas me rendre compte si j'existe ou non ; je ne sais pas ce que je fais de mon temps et de ma vie... Au fond, c'est une espèce d'inconscience, je ne comprends rien à la vie que je mène... il faut marcher, parler, travailler, écrire, lire et je suis toujours incapable de dire ce que je fais... ma vie est stupide de ne pouvoir se comprendre soi-même... J'ai une existence de marmotte, une vie d'insensée, ce n'est pas vivre cela, je ne sais pas ce que c'est. » Comme tous les malades de ce genre, Marceline est mécontente de toutes ses facultés et critique sans cesse tout ce qu'elle fait ou tout ce qu'elle pense. Elle se croit incapable de faire aucun travail : « Je suis sotte, vous le savez bien, je suis incapable de rien faire, je suis mal équilibrée. Que voulez-vous que l'on fasse jamais d'une espèce d'aliénée...?

Pourvu que je ne vieillisse pas, ce serait un trop grand malheur pour moi, une grande tristesse pour les miens... Que voulez-vous que je fasse, je n'ai aucune volonté, aucune liberté? J'agis comme une machine et sans vous je serais une bête reléguée dans quelque coin d'un asile... C'est bien pénible de travailler toujours sans rien comprendre à ce que l'on fait... C'est atroce de ne pas vivre comme tout le monde, de n'avoir de pensée que tout juste pour son travail, de ne pas pouvoir penser à autre chose... et encore ma pensée ne suffit même pas pour cela... Je ne comprends rien à ce qu'on me dit, je ne puis pas voir les choses, je deviens pire qu'une aveugle... Il y a des moments où tout me paraît étrange autour de moi, je ne dois pas voir les choses comme elles sont, car elles n'étaient pas si baroques autrefois... ce n'est qu'à force de raisonnement que je finis par me retrouver à peu près, c'est bien pénible... Tout me paraît nouveau, bizarre, j'ai toujours l'impression de passer mon temps à rechercher quelque chose que je ne parviens pas à retrouver... Il faudrait que je vive toute seule dans un coin et si je m'écarte des gens, je me sens abandonnée, perdue sans savoir pourquoi. Ne suis-je pas la plus malheureuse des créatures?... Si j'étais seule, je finirais ma vie, les souffrances morales sont les plus tristes car elles ne tuent pas. »

Inversement l'attitude et les sentiments changent complètement quand pour une raison ou une autre, naturellement ou artificiellement, la pensée s'est relevée et se rapproche de l'état alerte. L'attitude a changé, le corps est redressé, la marche est plus rapide, Marceline consent à regarder les gens auxquels elle parle et semble redescendue des nuages. Elle regarde de tous côtés, car les objets l'intéressent au plus haut point, ils ont des couleurs vives et une netteté qu'elle n'avait pas remarquées de cette façon; il lui semble que ses yeux s'ouvrent, que ses oreilles se débouchent; il est vrai qu'elle ressent une grande fatigue dont elle n'avait pas conscience auparavant, mais cela même est plutôt agréable : « Il me semble, dit-elle, que je vis réellement, que c'est une existence nouvelle et je n'ai pas peur de l'affronter. Je suis plus calme, plus tranquille, je laisse tout aller comme cela veut et les ennuis ne me touchent pas... On me dit que j'ai encore été gravement malade, je m'en doute, c'est évidemment ennuyeux. Mais tant pis, puisque c'est fini, tout est bien : on ne s'est aperçu de rien au magasin, c'est l'essentiel. Avec du cou rage je vais réparer une mauvaise impression, s'il y en a eu une. Je me suis tirée de bien bas et avec un peu d'aide je continuerai facilement à pouvoir travailler et à garder ma place dans la société. » En sortant de chez moi après une séance qui a réussi, elle m'envoie la lettre suivante : « Je sors, je suis très gaie et remplie d'espérance. Guérir complètement, quel bonheur! Je me trouve toute changée. Je vais donc être comme tout le monde. Il me semble que je vis, que je respire librement, ma tête est légère, mes idées sont nettes, on dirait que je vois les choses comme tout le monde ; mon souvenir est très précis et cela me fait plaisir de l'interroger. Si je pouvais être toujours comme cela je pourrais être utile aux miens, j'ai beaucoup d'espérance... Il me semble même que j'ai faim, j'ai envie d'acheter un gâteau dans une patisserie, c'est ma mère qui serait étonnée si elle me voyait faire une folie pareille... Je l'ai mangé de bon cœur et je n'ai rien vomi, qu'est-ce que l'on me disait donc que depuis des semaines je ne pouvais rien garder, vous voyez bien que je suis transformée et guérie. »

Comme je l'ai déjà démontré à plusieurs reprises, ces sentiments des malades, peut-être exagérés dans leur expression, correspondent à des modifications réelles des fonctions psychologiques. Il est évident que Marceline passe des périodes d'aboulie complète qui contrastent avec ses périodes d'activité. Dans la dépression il est rare qu'elle reste tout à fait inerte, quoique cela arrive quelquefois ; le plus souvent elle continue à faire son travail dans la maison de commerce, mais elle le fait d'une façon indifférente et tout à fait mécanique. Elle fait toujours exactement le même travail, sans tolérer le plus petit changement et elle est bouleversée si pour une raison quelconque son travail ne doit pas rester exactement le même. « Je n'ai plus de goût à faire ce que je fais, je ne sais plus travailler, il me semble qu'au lieu de penser à ce que l'on me demande, je rêve tout le temps à je ne sais quoi. »

Mais ce qu'il y a de plus frappant c'est qu'elle ne fait absolument rien d'autre en dehors de ce travail nécessaire de son métier. Elle rentre du magasin lentement, tristement, en longeant les murs; arrivée chez elle, elle ne dit pas un mot à sa mère, elle ne mange pas ou à peine et elle se couche immédiatement sans rien dire. Elle va rester dans son lit toute la nuit les yeux à demi entr'ouverts comme si elle n'avait pas la force de les fermer ; elle ne dort pas réellement, mais elle ne bouge pas. Elle va se lever avant le jour pour retourner au magasin sans avoir ouvert la bouche. C'est en vain qu'on essaye de lui parler pour la distraire par quelque autre chose, elle ne répond pas ou semble ne pas comprendre. Jamais on n'obtient d'elle ni un mot, ni un geste de trop qui ne soit pas absolument nécessaire pour son travail, elle semble avoir réduit l'activité au strict minimum indispensable. Si on insiste beaucoup pour lui faire faire quelque autre action, on détermine des hésitations interminables, des doutes énormes, elle finit par ne plus savoir ce que l'on veut d'elle, ni même si elle existe. Naturellement cette aboulie est encore augmentée si c'est possible dès que l'action demandée se complique un peu et en particulier dès qu'il s'agit d'actions sociales où elle doit faire une visite, connaître des personnes nouvelles. Elle ne peut jamais « s'habituer » aux gens qu'elle n'a pas fréquentés autrefois avant sa maladie et elle ne peut jamais se familiariser avec eux, même après des années. Elle reste gênée avec moi au bout de dix ans comme au premier jour, en un mot elle ne s'adapte jamais ni aux circonstances ni aux personnes.

Dans l'état alerte cette conduite change évidemment : Marceline est plus gaie, plus ouverte, elle connaît mieux les gens, elle ne s'effraye plus aussi facilement. Elle accepte des invitations, fait des visites. En rentrant de sa maison de commerce elle cause avec sa mère et entreprend une foule de petits travaux ingénieux qui viennent s'ajouter au labeur obligatoire. Il est évident qu'en dehors des sentiments qu'elle exprime l'activité est extrêmement différente dans les deux états.

Comme je l'ai déjà souvent fait remarquer, les modifications du sommeil sont parallèles à ces changements de l'activité volontaire. Dans les période de dépression Marceline dort à peine une heure ou deux ou même ne dort pas du tout ; elle reste immobile sur son lit les yeux à demi ouverts, rêvassant d'une manière vague mais ne dormant pas réellement. Dans les bonnes périodes, quand elle vient de me quitter, par exemple, elle dort profondément toute la nuit et a de la peine à se réveiller à l'heure le matin. Mais cela ne dure guère qu'une semaine et elle retombe vite dans ses somnolences ou ses insomnies.

Il en est exactement de même si on considère le fonctionnement général de l'intelligence : Marceline était primitivement une femme assez intelligente, elle avait reçu une bonne instruction primaire, elle était capable d'observation et de raisonnement. Les remarques qu'elle faisait quelquefois sur les différents services dans lesquels elle a passé et même sur les chefs qui lui commandaient ne sont pas d'une sotte. Il était rare que dans les périodes de dépression elle perdît tout à fait cette intelligence et devînt complètement confuse. Je l'ai vue cependant à deux reprises rester huit jours sans rien comprendre, dans un état apparent d'idiotisme, ne sachant plus lire ni écrire, ne sachant même plus dire le nom des objets. Le plus souvent il n'en est pas ainsi et elle conserve les connaissances générales acquises auparavant.

Mais elle éprouve beaucoup de peine à s'en servir : « Travailler avec une cervelle d'oiseau, c'est bien pénible : je perds le goût, l'ordre, je ne sais plus faire mon travail... tout devient difficile pour moi, même ce qui est simple pour une autre... Je souffre dans la tête et je ne puis plus me guider dans mes pensées, je confonds tout, je brouille tout... » En effet, elle ne peut plus prêter aucune attention aux événements extérieurs, elle reste à rêver les yeux fixes sans percevoir ce qui passe devant elle ou en oubliant immédiatement ce qu'elle vient de percevoir. De là des distractions perpétuelles, surtout fréquentes quand elle est au dehors, dans la rue, car elle s'abandonne encore plus quand elle a quitté son travail. Elle se trompe de chemin pour rentrer, elle se trompe d'omnibus, se perd dans les rues de Paris ou recommence trois fois la même course en croyant ne l'avoir pas faite. Mais les troubles sont surtout considérables dès qu'il s'agit d'écouter une personne ou de lui parler. Elle semble écouter, mais elle ne comprend pas ce qu'on lui dit : « Il me semble que je suis abrutie en entendant parler : les paroles, les raisonnements vont trop vite pour moi, je ne les suis pas. » J'entends causer et je me demande si c'est à moi que l'on parle. Aussi répond-elle d'une façon vague sans trop de rapport avec ce qu'on lui a dit, ce qui la fait prendre pour une bête ou pour une folle.

Une modification remarquable de l'intelligence qui joue un grand rôle dans toutes les dépressions, c'est la disposition aux idées fixes et aux obsessions, car chez elle le phénomène prend les deux formes. Dès qu'elle rentre dans cet état, elle recommence à se tourmenter à propos de quelque ancienne pensée qui a pris naissance dans une des périodes de dépression précédente. Par exemple, elle est honteuse de revenir me voir, d'avoir encore besoin d'être soignée et elle se fait à ce propos des scrupules interminables... Elle se représente de nouveau la mort de son père et s'imagine qu'elle est coupable de cette mort. Elle se rappelle qu'en 1895, pendant son séjour au laboratoire de physologie, M. Richet a fait prendre d'elle une photographie dans un costume fort primitif et elle croit avoir ainsi offensé la pudeur, ou bien elle a des remords à propos de la conduite d'un individu qui autrefois lui a manqué de respect. Les idées les plus remarquables sont les idées relatives à l'alimentation. Ce sont les idées les plus anciennes, celles qui ont joué un très grand rôle dans les débuts de la maladie, elles réapparaissent à tout propos dans les nouvelles périodes de dépression : « C'est une chose immorale et absurde de manger, cela ne sert à rien qu'à perdre un temps précieux qui devrait être consacré au travail. C'est au moment des repas qu'il est bon de chercher de l'ouvrage. Il y a trop de gens qui meurent parce qu'ils mangent, on se porte bien mieux quand on ne mange pas... »

A côté de ces idées fixes anciennes on en constate beaucoup de nouvelles qui se forment à chaque instant pendant ces mauvaisespériodes à propos de n'importe quel petit incident. Si elle assiste à un accident, simplement si elle est frôlée par un cheval ou si elle voit une voiture renversée, elle est obsédée par cette pensée pendant des jours et des semaines. Si elle apprend la nouvelle d'un décès ou si elle a une diffculté dans son travail, elle croit qu'elle est coupable d'assassinat ou bien qu'on va la renvoyer de son travail et elle ne veut plus y retourner. Elle se croit attaquée, calomniée par tout le monde et elle parle comme si elle était atteinte du délire de la persécution, ou bien elle a des idées insensées de voyage, de disparition : elle veut partir à tout prix, s'en aller n'importe où, fuir sa famille et tous ceux qui l'ont connue.

Toutes ces idées se présentent le plus souvent sous la forme d'obsessions, c'est-à-dire que Marceline souffre de ces idées qui la tourmentent continuellement, dont elle ne parvient pas à se débarrasser, mais qu'elle en reconnaît elle-même l'absurdité et qu'elle y résiste de toutes ses forces. Très souvent malheureusement les choses ne se passent pas ainsi. Marceline accepte ses idées fixes les déclare très vraies : dans ce cas l'idée se transforme facilement et s'accompagne d'hallucinations et d'actions. La malade voit devant elle des voitures renversées, elle se croit frôlée par des chevaux, elle ne peut plus traverser les chaussées. Elle s'obstine dans son refus d'aliments ou bien elle part droit devant elle et exécute des fugues plus ou moins graves. Il y a là une modification de la maladie dans un sens particulier dont nous allons voir de plus en plus l'importance.

Tous ces troubles de l'intelligence et même le dernier disparaissent complètement quand le sujet change d'état et entre dans la période alerte. Elle peut de nouveau faire attention et s'intéresser à tout ce qu'elle voit, elle comprend ce qu'on lui dit et n'a plus aucune difficulté à suivre une conversation. Mais le plus remarquable c'est qu'il n'y a plus d'idée fixe. Quand on lui parle de ce qui la préoccupait tellement : « Que voulez-vous, dit-elle, je prenais probablement tout de travers, je grossissais les choses, c'est mon habitude de prendre tout au tragique et de bouleverser ma pauvre cervelle, il ne faut pas y faire attention ».

Je ne veux plus indiquer qu'un seul caractère dans ces modifications générales de la conscience pendant les deux états, c'est l'extraordinaire émotivité qui caractérisait l'état de dépression : « Dès qu'une chose n'est pas comme d'habitude, répète-t-elle à chaque instant, je suis perdue, la moindre des choses que je prends mal me retourne, je ne comprends plus rien et me voilà perdue. Pour me faire trembler, étouffer, pour m'empêcher de faire la moindre action, pour me réduire à l'état de bête, incapable de comprendre un mot il suffit d'un rien, d'une contrariété minuscule. Une mouche qui vole, c'est assez pour me contrarier et me détraquer et il me faut ensuite un temps énorme pour retrouver un peu de calme. » Aussi on ne peut énumérer les circonstances plus ou moins futiles qui ont amené par le mécanisme de l'émotion des accidents de toute espèce. Une légère remarque faite devant elle sur son état de santé, un petit changement de travail, un reproche insignifiant par un chef, ou bien tout simplement la rencontre de M. Richet sur le boulevard et elle éprouvait des émotions terribles avec désorganisation de toutes les fonctions qu'il me fallait soigner pendant trois ou quatre semaines.

En même temps elle semblait présenter un état tout contraire : elle était indifférente à tout, ne prenait jamais de plaisir à rien et cela depuis fort longtemps, « depuis l'âge de douze ans, disait-elle, rien ne me punit, rien ne me prive, car je ne tiens à rien ». Il n'y a là rien de contradictoire, et tout cela s'explique fort bien dans la théorie de l'émotion que je soutiens depuis longtemps. L'émotion est une agitation de toutes les fonctions inférieures, déterminée en grande partie par dérivation chez un individu qui est placé rapidement dans un ensemble de circonstances auxquelles il n'est pas déjà adapté par une éducation antérieure et auxquelles pour diverses raisons il est en ce moment incapable de s'adapter. L'état grave d'aboulie, d'indifférence, cette incapacité à sentir correctement est justement ce qui empêche chez elle toute adaptation à des circonstances nouvelles et c'est ce qui amène par dérivation les grands accidents émotifs. « Je voudrais ne changer jamais, répète-t-elle, je voudrais que rien autour de moi ne changeât jamais et je ne serais pas bouleversée par des émotions. » Son émotivité est évidemment la conséquence de son aboulie. Aussi disparaît-elle en même temps d'une manière très évidente : quand Marceline se porte bien, dans l'état que nous avons appelé alerte, elle ne s'émeut de rien et quoiqu'elle soit bien plus capable de sentir les impressions normales, les divers sentiments que les choses doivent éveiller en nous, elle n'a plus d'émotions proprement dites à tout propos.

Tous ces troubles psychologiques se tiennent et dépendent les uns des autres. Il nous montrent chez ce sujet une disposition à la dépression mentale avec les sentiments de tristesse et d'incomplétude, l'incapacité d'agir et de percevoir avec attention et l'émotivité énorme qui s'oppose à un autre état mental où l'activité volontaire et l'attention se rapprochent de la normale et font disparaître l'émotivité et les sentiments pathologiques.

IV. — Troubles de la sensibilité, du mouvement et de la mémoire dans les deux états.

A côté de ces troubles psychologiques généraux que l'on observe dans toutes les psychoses dépressives, on constate chez Marceline des troubles psychologiques plus spéciaux qui se rattachent à la série des symptômes hystériques et qui vont donner à ces alternances d'états différents une allure particulière.

Un des symptômes les plus frappants, quand on observait Marceline dans une de ses périodes de dépression profonde, était une anesthésie vraiment très remarquable portant sur toute la surface du corps, sur les muqueuses et sur les sens spéciaux. Dès le début de sa maladie, à onze ans, au moment de sa première attaque de chorée, Marceline avait eu de l'anesthésie sur le côté gauche du corps. Puis à treize ans, l'anesthésie s'étendit sur les deux côtés du corps. Elle oscilla les années suivantes, réapparaissant et disparaissant suivant les degrés de la maladie. A vingt ans, pendant la période d'anorexie et de vomissements, l'anesthésie était tout à fait complète sur toute la surface du corps. C'est justement en étudiant cette anesthésie, en cherchant à la modifier pendant le sommeil hypnotique que Jules Janet détermina l'état alerte qui était caractérisé par le retour complet de toutes les sensibilités. Quand le sujet était réveillé il redevenait anesthésique comme au début. Plus tard les choses ont continué de la même manière, malgré mes précautions pour ne pas parler de sommeil ou de réveil. Quand Marceline arrivait demander du secours, parce qu'elle était retombée dans une dépression grave, elle était en général complètement anesthésique. Dans quelques cas, quand la dépression n'était pas bien grave, l'anesthésie n'existait pas complète sur tout le corps, elle était plus accentuée à gauche, elle ne portait que sur le tronc, l'abdomen et le thorax en avant et en arrière, mais elle laissait un certain degré de sensibilité sur les membres et sur la tête, excepté la bouche qui était toujours anesthésique comme le thorax. Le plus souvent d'ailleurs, ces réserves n'existaient pas et l'on ne pouvait déterminer de sensations sur aucun point du corps.

Cette insensibilité était des plus profondes : le plus souvent elle s'étendait à toutes les formes de la sensibilité cutanée. Aucun aveu de douleur ne pouvait être obtenu même par les excitations les plus vives. Ce qui est moins fréquent, le tact semblait aussi avoir complètement disparu et Marceline ne reconnaissait aucun contact, ne soupçonnait pas la présence d'un objet sur sa main. D'ordinaire, dans des anesthésies de ce genre, on peut assez facilement, grâce à des distractions du sujet et à des suggestions, mettre en évidence la conservation de la sensation qui se manifeste par des sensations subconscientes. Quand l'anesthésie était profonde chez Marceline on ne parvenait pas à réussir cette expérience, les sensations semblaient totalement disparues et par aucun moyen on ne parvenait à prouver leur existence. Quand le sujet était un peu moins malade, les sensations subconscientes réapparaissaient. Enfin dans un autre état obtenu après quelques excitations de la sensibilité, le sujet reprenait conscience des sensations cutanées.

A ce moment se manifestait un phénomène fort curieux qui a toujours existé chez Marceline dès le début de son observation, c'est qu'elle avait conscience des sensations tactiles, les distinguait bien les unes des autres, reconnaissait le froid, le chaud, le pincement, le contact, mais qu'elle restait complètement incapable de localiser ces sensations à la surface du corps, elle n'avait aucune idée de la place de ces diverses sensations sur son corps. Un autre phénomène curieux accompagnait celui-là, c'est qu'il était complètement impossible de mesurer sa sensibilité avec l'œsthésiomètre de Weber, parce qu'elle n'avait jamais deux sensations simultanées. Elle n'accusait jamais qu'une seule pointe, quel que fût l'écartement donné aux pointes du compas, même si on plaçait l'une des piqûres à la jambe et l'autre au bras.

A cette absence complète de localisation succédait, quand le sujet était plus sensible, un autre trouble, celui qui est connu sous le nom d'*allochirie simple* que j'ai employé quand j'ai fait la description de ces phénomènes dans un article publié ici même en 1890[1]. Le sujet avait maintenant une certaine notion de la localisation, il distinguait une piqûre faite à la jambe d'une piqûre faite au bras, même il avait une localisation assez précise pour distinguer le dos de la main du poignet, le poignet de l'avant-bras. Mais il était absolument incapable de distinguer l'un de l'autre les deux côtés du corps : « Vous me piquez au poignet. — A quel poignet, le droit ou le gauche ? — Je n'en sais rien, je ne sens pas bien ce que cela veut dire, je sais bien que j'ai un bras droit et un bras gauche, je le sais parce qu'on me l'a appris, mais je ne le sens pas. » Si on insistait trop, elle répondait absolument au hasard et tombait bien ou mal. A cette période en succédait une autre pendant laquelle on observait ce que j'ai appelé la *synchirie* : le sujet sentait maintenant qu'il avait deux côtés du corps, mais à chaque piqûre ou contact sur un côté ou sur l'autre, il avait toujours l'impression qu'il était touché des deux côtés à la fois au même endroit. Plus tard encore, dans un état où la sensibilité me paraissait cependant être plutôt meilleure et plus fine, on observait toujours le phénomène de l'*allochirie complète*, c'est-à-dire que Marceline distinguait bien les deux côtés de son corps, mais qu'elle répondait toujours faussement à toute interrogation. La piquait-on au poi-

1. *Revue philosophique*, juin 1890, I, p. 659 ; à propos de cette même observation : *Les stigmates mentaux des hystériques*, 1893, I, p. 67, 2e édit., p. 58 et *Névroses et idées fixes*, 1898, I, p. 234.

gnet droit, elle répondait sans hésiter : « Je sens une piqûre au poignet gauche ». La piquait-on au poignet gauche elle sentait une piqûre au poignet droit et le désignait. C'est là la forme ordinaire de l'allochirie proprement dite telle qu'elle a été décrite autrefois pas Obersteiner.

J'ai pu montrer dans ce travail déjà ancien que ce phénomène ne dépend pas, comme on le pensait autrefois, d'une lésion organique qui renverserait l'ordre de conduction des excitations dans la moelle, que c'était un phénomène psychologique en rapport avec une altération de la perception des signes locaux de Wundt, que c'était en somme une forme d'anesthésie très systématique se rattachant le plus souvent à l'hystérie. J'ai été heureux de voir un travail récent de M. Jones, présenté au Congrès d'Amsterdam en 1907, confirmer entièrement mes conclusions[1]. Enfin, dans l'état alerte le plus complet, Marceline reprenait une sensibilité parfaite et il n'y avait plus aucun trouble de localisation

Les troubles de la sensibilité viscérale ont joué dans la maladie de Marceline un rôle très considérable depuis le début de la maladie. Déjà, à treize ans. Marceline qui n'avait aucun appétit se plaignait qu'on lui fît manger « de la terre pilée et que tous les aliments n'eussent aucun goût ». Il en fut toujours de même : la sensibilité qu'elle perdait la première, celle qu'elle récupérait le plus diffficilement était celle du goût. C'était beau quand, dans l'état alerte, elle gardait pendant huit jours l'appétit et le sens du goût. En général elle perdait en même temps la sensation de la soif et elle ne songeait jamais à boire. Cependant la sensation de la soif revenait plus vite que celle de la faim, Jules Janet l'avait déjà fait remarquer tout au début de son étude. Quelquefois même, en particulier à l'époque des règles, la sensation de la soif réapparaissait pendant quelques jours naturellement. Ces anesthésies de la faim, de la soif et du goût rendaient impossible la représentation ou même l'hallucination des plaisirs de l'alimentation et elles avaient joué un grand rôle dans la formation de ces idées fixes bizarres relatives à l'alimentation qui lui faisaient répéter depuis sa jeunesse : « C'est idiot de manger du pain, comment les hommes ont-ils pris des habitudes aussi sales. » Elle comprenait souvent l'absurdité de ces idées, puisqu'elle essayait de lutter contre elles,

1. Cf. E. Jones, The precise diagnostic value of allochiria, *Brain*, 1907. The pathology of dyschiria. *Review of Neurology and Psychiatry*, 1909.

mais elle n'arrivait pas a sentir que c'était faux et elle retombait à chaque instant dans ses refus obstinés de tout aliment.

Si l'on examinait les autres sensibilités viscérales on constatait que cette femme ne sentait jamais le besoin d'aller à la selle, ce qui s'accompagnait d'une constipation intense. Elle n'éprouvait jamais le besoin d'uriner et même dans les périodes où elle pouvait uriner spontanément sans recourir à la sonde, elle n'effectuait cette opératien que par raison, « parce qu'il était l'heure », sans rien sentir qui l'avertît de son utilité. On pouvait noter, à propos de cette insensibilité viscérale, un petit incident assez caractéristique. A la suite de sondages malpropres qu'elle avait faits tout au début, elle provoqua une cystite infectieuse qui devint assez grave parce qu'elle ne la soupçonna pas. Quoique cette maladie soit en général fort douloureuse, elle ne la ressentit en aucune manière. Au moment des sondages et des lavages de vessie qui furent faits à cette occasion, on constata qu'elle ne se rendait pas compte du passage des sondes ni du degré de plénitude de la vessie remplie de liquide par l'injection. Le plus souvent cette malade n'avait pas non plus de sensibilité génitale et ne la retrouvait en partie que dans l'état le plus complet. En général, elle ne sentait pas son corps et disait d'elle-même : « Il me semble que je suis vidée comme un lapin. »

Si nous passons à l'examen des sens spéciaux nous voyons que l'ouïe n'a jamais été complètement supprimée, bien qu'elle fût très amoindrie dans les périodes de dépression. Marceline se plaignait alors d'entendre sa propre voix résonner dans sa tête, surtout du côté gauche et de ne pas entendre les autres personnes. Au contraire la vue a toujours été très altérée. Très souvent cette malade présentait de l'amaurose unilatérale, l'œil gauche devenant complètement aveugle. L'œil droit d'ailleurs à ce moment ne valait guère mieux et n'avait qu'une acuité égale à un dixième. A ce moment les conjonctives étaient insensibles et ne présentaient un peu de sensibilité qu'au centre de la cornée de l'œil droit.

Le rétrécissement du champ visuel si discuté aujourd'hui était chez elle extrêmement prononcé. Du côté gauche le champ visuel n'existait plus du tout dans les périodes d'amaurose à peu près complète ou bien il était réduit à un point ; du côté droit on constatait un petit champ visuel de 20 degrés, ou de 10 degrés à peine, suivant les moments. Les couleurs qui n'étaient pas vues du tout par l'œil gauche étaient très mal distinguées et souvent confondues par l'œil droit.

Le retour de toutes ces sensilibités était ce qui, surtout au début de l'observation, caractérisait le mieux l'état de santé ou l'état alerte. Elle avait alors en effet une sensibilité normale à peu près sur tout le corps. Elle avait à ce moment le sentiment de la faim et de la soif, le goût et l'odorat, elle sentait le besoin d'uriner, elle entendait bien et voyait clair des deux yeux. Cependant il n'était pas rare que, même dans un état à peu près bon, elle conservât diverses anesthésies, surtout celle du goût et du rétrécissement du champ visuel. Mais ces anesthésies légères n'étaient pas à comparer avec celles qui caractérisaient la période de dépression.

Ces troubles de la sensibilité ont été très souvent accompagnés par des troubles du mouvement. Ceux-ci, comme il arrive toujours chez des malades de ce genre, portaient sur les mouvements supérieurs, sur les mouvements volontaires et non sur les mouvements élémentaires qui n'ont jamais été altérés. Je n'ai jamais observé chez Marceline aucun trouble des réflexes et je citais ce cas quand, dans ma thèse sur l'*État mental des hystériques,* en 1893, je soutenais déjà qu'il n'y a jamais de troubles de réflexes dans les accidents uniquement hystériques. On ne notait chez cette malade que la perte de certains réflexes en rapport avec le contact superficiel comme celle du réflexe pharyngien qui disparut, paraît-il, à la suite des longues pratiques de l'alimentation par la sonde pendant des années et celles du réflexe conjonctival qui n'existait guère que pour les constacts pratiqués au centre de la cornée de l'œil droit et qui disparaissait quelquefois complètement. D'autre part les réflexes de l'érection, pour le mamelon par exemple, subsistaient parfaitement malgré l'anesthésie complète de l'organe. Le réflexe abdominal de Rosembach, comme les réflexes plantaires étaient également conservés malgré l'anesthésie.

Certains troubles du mouvement volontaire accompagnaient, au contraire, régulièrement ces perturbations de la sensibilité et d'autres s'y ajoutaient de temps en temps. Pendant la période de dépression, quand Marceline présentait des anesthésies cutanées et surtout des anesthésies kinesthésiques, tous les mouvements étaient très faibles et ils étaient évidemment plus forts quand la sensibilité était restaurée. Voici un exemple des moyennes d'un grand nombre de mesures dynamométriques prises dans les deux états : Moyenne de 100 pressions prises à différents moments par série de 10 pendant l'anesthésie complète, mais le sujet ayant les yeux ouverts, avec le dynamomètre de Verdin, main droite 16,5; main gauche 7; tandis que pendant l'état où la sensibilité est complète ces moyennes s'élèvent à 23 et 22 et dans une autre série de mesures du même genre à 30 et 25.

Il suffisait de fermer les yeux du sujet ou de l'empêcher de voir ses membres pour constater au plus haut degré un ensemble de troubles du mouvement que j'ai décrits autrefois sous le nom de syndrome de Lasègue; le mouvement volontaire disparaissait complètement des deux côtés du corps et la pression dynamométrique était réduite à 0; il suffisait de lever en l'air ces membres inertes pour les voir rester indéfiniment dans la position où on les mettait et ne redescendre que très lentement en dix ou même vingt minutes; le sujet prétendait ne pas se douter de cette position donnée à ses membres qu'il ne pouvait pas voir et ne pouvoir la modifier en aucune façon. Chez Marceline cette catalepsie est toujours restée élémentaire, c'est-à-dire qu'on n'obtenait que l'immobilité *in situ,* on ne pouvait obtenir ni la continuation du mouvement, ni des attitudes cataleptiques complexes en rapport avec la position donnée aux membres. Cette catalepsie était aussi exactement en rapport avec l'anesthésie complète, elle disparaissait au premier retour de la sensibilité consciente. On pouvait s'en servir comme d'un indice de l'état du sujet : si les bras restaient en l'air quand on les soulevait en dehors de la vision, c'est que Marceline était très anesthésique et probablement dans une état profond de dépression. Si le phénomène disparaissait et si le bras soulevé retombait, c'est que Marceline était déjà mieux, dans un état plus élevé. Enfin je dois ajouter que ce phénomène constaté déjà chez elle à l'âge de treize ans a persisté jusqu'à la fin, jusqu'à trente-cinq ans; je l'ai encore constaté quelques jours avant la mort et il a disparu au cours de ma visite.

Si nous considérons le sujet dans un état d'anesthésie moins profonde, nous voyons que le mouvement ne redevenait pas tout de suite normal, les mouvements n'étaient exécutés correctement qu'avec le secours perpétuel de la vue, sinon ils étaient extrêmement gauches et maladroits. Ce qui était surtout fort curieux, c'était la longueur du temps de la réaction. Si on priait Marceline de réagir par un petit mouvement quelconque aussitôt qu'elle sentirait l'attouchement ou la piqûre, on observait des retards qui variaient suivant les circonstances et suivant le degré d'excitation du sujet de 9 à 4 secondes au minimum. Enfin il ne faut pas oublier que cette réaction présentait des caractères parallèles à ceux de l'allochirie que nous venons de décrire : si on demandait au sujet de réagir avec un doigt de la même main qui était touché, il y avait tantôt *allocinésie simple,* quand le mouvement était fait au hasard à droite ou à gauche indifféremment, *syncinésie* quand le sujet s'obstinait à lever ensemble les deux mains, *allocinésie complète* quand le sujet levait toujours la main opposée, enfin mouvement correct suivant les divers degrés de restauration de la sensibilité.

A ces troubles permanents s'ajoutaient de temps en temps des troubles plus graves. Au début de la maladie et encore une fois à l'âge de vingt et un ans Marceline a présenté une hémiplégie complète du côté gauche durant pendant plusieurs semaines. Mais pendant la durée de mon observation de vingt-trois à trente-cinq ans ce phénomène ne s'est plus représenté et je n'ai pas eu l'occasion de constater chez elle des paralysies flasques. Je désire seulement signaler un singulier petit phénomène de paralysie que j'ai observé chez elle très régulièrement pendant toute sa vie. Quand elle était très malade et très anesthésique, son œil gauche pleurait constamment, c'est-à-dire que des larmes coulaient lentement et continuellement de son œil gauche le long de sa joue. Marceline, complètement anesthésique de l'œil gauche et de la joue, ne s'en apercevait pas, mais elle connaissait ce fait dont on lui avait souvent parlé. Elle prétendait qu'il en était ainsi depuis très longtemps et qu'elle ne savait pas quand cela avait débuté. Il n'y avait rien de semblable du côté droit, l'œil droit, comme nous l'avons vu, était toujours un peu moins anesthésique que le gauche. Quand la sensibilité se rétablissait sur tout le corps, quand le sujet était nettement dans l'état alerte, ce phénomène disparaissait complètement et l'œil gauche cessait de pleurer. On peut se demander si cet écoulement de larmes de l'œil gauche n'était pas déterminé par l'éversion d'ailleurs très visible du point lacrymal en dehors et si cette position anormale de la paupière inférieure ne dépendait pas d'une paralysie du muscle de Horner. Cette paralysie du muscle de Horner a déjà été signalée, si je ne me trompe, dans l'hystérie. Quand le sujet passait à l'état alerte, une tonicité plus grande de ce muscle modifiait un peu la position de la paupière et replaçait en dedans le point lacrymal, ce qui rendait aux larmes leur direction naturelle.

Les troubles du mouvement étaient le plus souvent déterminés non par des paralysies proprement dites, mais par des contractures. Ainsi quand Marceline, à la simple nouvelle qu'on allait peut-être la changer de situation, devenait incapable de se faire entendre car elle était tout à fait aphone, on observait toutes sortes de contractures dans les muscles de la joue, dans les muscles de la langue, dans les ptérigoïdiens, dans les hyoïdiens, dans différents muscles du cou. Ces contractures de la bouche, du pharynx, du cou étaient les plus fréquentes, elles réapparaissaient très souvent à propos de l'alimentation, soit au moment des querelles avec les personnes qui voulaient la forcer à manger, soit au moment où elle avalait de travers les premières bouchées. A chaque instant on la voyait arriver la tête penchée en avant, ou raidie en arrière, ou légèrement penchée à gauche, incapable d'ouvrir la bouche et surtout de porter la mâchoire inférieure en avant, parlant du bout des lèvres, sans pouvoir donner de son et il fallait lentement masser un à un les différents muscles atteints dans le cou ou dans la bouche et l'exercer à les mouvoir pour qu'elle pût sortir avec une attitude à peu près correcte. Les choses se passaient encore de la même manière à l'âge de trente-cinq ans comme à l'âge de quinze ans. La seule différence c'est qu'au début on laissait ces contractures s'éterniser et s'aggraver pendant des mois, tandis qu'à la fin on savait quel était le traitement indispensable et qu'on faisait plus vite disparaître ces accidents.

Les autres régions du corps étaient plus rarement atteintes : Cependant on observait encore très souvent des contractures du ventre, de l'anus et de l'urètre. A la suite d'ennuis dans son travail, ou simplement à l'époque des règles, à la suite de quelques minuscules attentats à sa pudeur qu'elle considérait comme épouvantables, elle était courbée en avant par la contracture des deux muscles droits de l'abdomen. Comme elle était fort maigre on observait chez elle d'une façon fort curieuse des contractures des muscles abdominaux qui formaient de véritables cordes tendues du pubis aux premières côtes, on voyait nettement la limite des muscles obliques contracturés. Je crois que souvent, comme je l'ai signalé autrefois dans des cas semblables, il y avait en même temps contracture du diaphragme et que cela déterminait des troubles de la respiration sur lesquels j'aurai à revenir. Ce qui était le plus grave dans ces accidents, c'était la contracture de l'urètre qui accompagnait toujours ces spasmes abdominaux et rendait impossible l'émission de l'urine.

D'autres contractures, plus rares chez elle, siégeaient aux membres inférieurs, surtout aux fléchisseurs de la cuisse sur le bassin et aux pieds qui souvent, à la suite d'un faux pas, reprenaient la position en varus équin qui avait existé dans la jeunesse au moment des chorées. Enfin les épaules, les muscles des omoplates et le trapèze se sont contracturés de temps en temps dans diverses circonstances. Ces contractures comme les autres troubles du mouvement n'existaient que pendant les périodes de dépression et d'anesthésie ; elles ne se reproduisaient jamais, même sous les influences qui semblaient devoir le mieux les provoquer, quand le sujet était dans son état alerte.

On peut placer ici l'étude d'un phénomène très important qui pouvait exercer une influence considérable sur tous les symptômes précédents, je veux parler du phénomène de *la suggestion*. J'entends par ce mot, comme il convient, un phénomène pathologique bien déterminé qui consiste en ce que dans l'esprit de certaines personnes quelques idées se développent d'une manière complète jusqu'à se transformer en actes, en perceptions, en sentiments, et que ces idées semblent se développer par elles-mêmes, isolément, sans participation ni de la volonté, ni de la conscience personnelle du sujet[1]. Considérée à ce point de vue Marceline présentait évidemment au plus haut point *la suggestivité*, c'est-à-dire la disposition à cette réaction anormale de l'esprit à toute idée qui pénétrait en lui. En exprimant devant elle avec netteté et assurance l'idée qu'elle était paralysée ou contracturée de telle ou telle manière, qu'elle faisait tel ou tel mouvement des bras ou des jambes, on ne tardait pas à voir réalisé ce que l'on avait dit. Le phénomène se développait assez rapidement ou bien il pouvait être reculé à l'échéance qu'on indiquait. Je lui ai dit que dans une heure elle croisera les bras devant sa poitrine et ne pourra plus les enlever : elle semble ne pas faire attention à ce que j'ai dit et

1. *Les névroses*, 1909, p. 302.

même l'avoir oublié, mais une heure après tout en parlant d'autre chose et en ayant l'air de ne pas s'en douter, elle croise les bras sur sa poitrine et ne les détache plus de cette position. On peut également lui faire voir un oiseau qui vole dans la chambre ou bien rendre une portion de sa peau sensible ou insensible à volonté, ou bien lui faire entendre dans la cour la musique militaire, etc. J'ai fait d'ailleurs sur elle très peu d'expériences de ce genre : elles n'avaient pour moi aucun intérêt et j'étais très vite convaincu de sa parfaite suggestivité. D'ailleurs elle racontait elle-même que certaines idées lui faisaient du mal : il lui suffisait de penser à un vomitif pour vomir ou à un purgatif pour avoir de la diarrhée. « Quelquefois quand je vois quelqu'un courir, ou même si on me parle de courir, j'ai une envie irrésistible de le faire et il m'est arrivé dans des cas de ce genre de courir jusqu'à l'essoufflement complet, c'est trop bête. Il y a des moments où l'on ferait de moi tout ce que l'on voudrait ; c'est désolant, car je savais autrefois résister énergiquement. »

S'il n'y a pas lieu d'insister sur le phénomène lui-même qui est bien connu, il est très important de bien noter certaines circonstances de sa production. D'abord la suggestion proprement dite n'avait pas au fond une influence aussi considérable qu'on aurait pu le croire. Les accidents déterminés par suggestion n'étaient réellement graves que s'ils reproduisaient un des symptômes déjà habituels dans la maladie du sujet. Par exemple si l'on suggérait à Marceline une contracture de la bouche, on obtenait un succès remarquable. La bouche, la langue, le pharynx, le cou, tout cela se contracturait au plus haut point et la contracture était extrêmement tenace. Je n'ai pas voulu pousser l'expérience au delà de deux jours, car je savais la peine que j'aurais ensuite à guérir la malade. C'était en effet la maladie ordinaire de Marceline qui était déclanchée de cette manière, comme elle aurait pu l'être de bien d'autres, et qui pouvait, je ne le savais que trop, durer indéfiniment. Mais si l'on suggérait un symptôme qui n'était pas habituel, par exemple une contracture de la main, on obtenait bien la contracture demandée, mais elle ne se développait pas, n'envahissait pas le bras et surtout ne se prolongeait pas indéfiniment. J'ai pu constater que peu de temps après, deux ou trois heures après au maximum, Marceline, qui avait à se servir de sa main, semblait oublier sa contracture et remuait sa main ; puis la contracture reprenait pour un moment mais moins complète et elle finissait par disparaître. J'ai présenté il y a quelques années à la Société de psychologie une étude qui m'avait demandé beaucoup de temps et qui avait, si je ne me trompe, quelque intérêt *sur la durée des suggestions expérimentales*. On affirme presque toujours, d'après quelques déclarations un peu vagues des premiers auteurs qui ont fait connaître la suggestion et qui l'ont décrite avec un peu d'enthousiasme, qu'une idée suggérée peut persister dans l'esprit du sujet d'une manière indéfinie. On ajoutait quelques cas plus ou moins légendaires dans lesquels on avait cru constater des suggestions durant depuis deux ou trois ans. Mais en réalité on n'avait jamais repris l'étude de cette question d'une manière expérimentale et précise. J'ai fait cette expérience avec soin sur trente sujets dont je connaissais la suggestivité incontestable et par plusieurs procédés, car il n'est pas aussi facile qu'on le croit de mesurer la persistance des suggestions. Dans cette expérience je n'ai pas obtenu de suggestion prolongée plus de 63 jours et ce nombre a été tout à fait exceptionnel. Dans l'immense majorité des cas une suggestion expérimentale ne dure que quelques heures et un très petit nombre dure quelques jours. Il faut des circonstances tout à fait spéciales qui n'appartiennent plus à la suggestion proprement dite pour que ce phénomène se prolonge davantage. Sur ce point Marceline restait conforme à la règle que j'avais posée à ce propos, elle n'avait pas, sauf le cas de complications, des suggestions de très longue durée.

Une autre remarque très importante, c'est que cette suggestivité était loin d'être perpétuelle et qu'elle était, au contraire, très variable. Dès que l'état mental s'améliorait un peu, Marceline cessait de pouvoir être suggestionnée par tout le monde, elle n'était plus impressionnée que par certaines personnes qui déterminaient une violente émotion et qui, par là même, la faisaient rétrograder. Je pouvais presque toujours faire prendre une suggestion, mais à la condition de troubler d'abord le sujet par quelque émotion, c'est-à-dire de le rendre malade. En réalité, dès que Marceline était entrée dans l'état alerte elle n'était plus directement suggestible. J'insiste sur ce fait : la suggestion ne se présentait pas chez elle comme un phénomène fondamental, antérieur à tous les autres, c'était nettement un symptôme pathologique associé avec les autres symptômes de la dépression mentale et disparaissant avec eux.

Quant à *l'hypnotisme* proprement dit, il est évident qu'il existait chez ce sujet au plus haut point. Je crois que pour mettre un peu d'ordre dans la description de tous ces phénomènes, il faut entendre par hypnotisme un changement d'état mental, artificiel, suffisant pour déterminer une modification de la mémoire. Or, on pouvait facilement, surtout pendant la période dépressive, déterminer de tels changements par toutes sortes de procédés. Elle avait dans ces états ainsi provoqués diverses attitudes, tantôt elle avait les yeux fermés, tantôt les yeux ouverts, tantôt elle parlait clairement, tantôt elle ne s'exprimait que par signes, etc. Tous ces états étaient *des somnambulismes réciproques* : ils étaient oubliés dès que le sujet sortait de l'un pour entrer dans l'autre et le souvenir n'en réapparaissait que si le sujet revenait exactement dans le même état[1]. Mais ces divers états de conscience étaient presque toujours compliqués et transformés par le grand phénomène de l'oscillation du niveau mental qui domine toute cette névrose. Son interprétation ne pourra être faite clairement qu'à la fin de cette étude.

Il vaut mieux insister maintenant sur un autre grand phénomène psychologique qui s'ajoutait à tous les précédents et qui donnait à ce sujet son allure particulière, je veux terminer cette description des modifications morales présentées par Marceline dans ses divers états en étudiant *les troubles de la mémoire*. On devine, d'après ce qui a été dit sur les troubles de l'attention, qu'un sujet de ce genre pendant les périodes de dépression fixait très mal les souvenirs et devait présenter un haut degré d'*amnésie* continue. En fait, dans les mauvaises périodes, Marceline oubliait à peu près tout : « Je rentre chez nous, disait-elle, je ne sais comment... Je suis très étonnée d'être arrivée, car je ne me souviens pas d'être partie. Ce sont là des oublis qui m'arrivent bien souvent... J'essaye de ne pas m'en alarmer, car il faut que je m'habitue à ces drôles de choses. A chaque instant je perds ce que je tenais à la main, car je ne peux pas savoir où je l'ai déposé. » Comme une malade célèbre que j'ai décrite, Mme D., elle était obligée d'écrire sur un carnet tous les événements de la journée et de le consulter à chaque instant.

Il suffisait de la moindre des choses, si quelqu'un la regardait

1. *Accidents mentaux des hystériques*, 1893, II, p. 197, 2e édit., p. 358.

dans la rue par exemple, pour qu'une amnésie de ce genre fût très augmentée et qu'elle ne gardât plus aucun souvenir pendant quelques heures. Quand il était arrivé un incident grave il fallait qu'une autre personne l'accompagnât chez moi car elle n'aurait pu aucunement expliquer ce qui s'était passé. Nous retrouvons là, avec quelque exagération sans doute, le trouble ordinaire des malades aprosexiques qui n'apprennent plus rien et ne retiennent plus rien de ce qui arrive pendant qu'ils sont malades.

Mais le trouble de la mémoire le plus important et le plus caractéristique n'était pas celui-là, c'était une amnésie rétrograde tout à fait remarquable qui semblait diviser en fragments la vie de Marceline et qui donnait naissance au phénomène de la double personnalité. Ce phénomène était très net pendant la première période de l'observation. Quand Jules Janet avait endormi Marceline pendant une heure ou deux pour la faire manger et uriner et qu'il la réveillait après la séance, elle n'avait aucun souvenir de ce qui s'était passé pendant cette période. C'était une amnésie rétrograde qui était très nettement localisée : l'oubli était limité à la période comprise entre l'hypnotisation et le réveil, que cette période fût de deux heures ou de trois jours. Au réveil Marceline se retrouvait exactement transportée au moment qui précédait le changement d'état. Quand les périodes d'hypnotisme, ou en réalité d'état alerte déterminé artificiellement, furent plus prolongées, les choses gardèrent cependant la même apparence, l'oubli fut beaucoup plus étendu, mais il resta toujours exactement limité, il portait sur toute la période remplie par ces états alertes et le sujet se trouvait transporté plusieurs mois en arrière au début même de ces états. Jules Janet, au Congrès de psychologie de 1889, put réaliser cette expérience curieuse de réveiller Marceline et de lui donner par là même une amnésie rétrograde de plus de dix-huit mois. Les réveils naturels déterminés par des troubles physiques ou par des émotions avaient le même résultat et reportaient le sujet à la même date. On pouvait dire alors qu'il y avait deux états bien nettement séparés et deux mémoires.

Craignant, comme je l'ai dit, qu'il n'y eût dans ces sommeils et ces réveils trop d'influence de la suggestion et de l'éducation, j'avais complètement supprimé ces pratiques ou du moins je cessais d'en parler et d'employer ces mots de sommeil et de réveil. On a vu que le sujet continua cependant pendant des années à présenter des périodes de dépression et des périodes alertes. Il est intéressant de rechercher maintenant si les amnésies ont continué à réapparaître de la même manière.

Pendant la longue période de mon observation, il y eut très souvent des accidents amnésiques considérables qui effaçaient de la mémoire des années entières. En voici un exemple bien typique : la nomination de Marceline comme inspectrice au mois de janvier 1898 fut l'occasion d'une foule d'accidents nerveux. Déjà les semaines précédentes elle avait été préoccupée à propos de cette nomination, et avait dû faire quelques démarches qui étaient pénibles pour elle. Déjà à ce moment elle avait eu quelques troubles singuliers de la mémoire ; tout d'un coup elle s'étonnait d'être employée de commerce et ne pouvait se rappeler comment et pourquoi elle avait pris cette carrière : mais ce n'était qu'un oubli passager et un étonnement qui durait peu. Pendant les huit jours qui suivirent immédiatement la nomination, Marceline sembla satisfaite et dans un état assez heureux. Mais dix jours après, le 27 janvier 1898, elle commença à se préoccuper à tort et à travers d'une foule de choses. Elle se demandait avec anxiété si elle avait remercié suffisamment ceux qui l'avaient recommandée et tremblait à la pensée que l'on pourrait l'accuser d'ingratitude. Elle s'interrogeait indéfiniment pour savoir si elle avait affranchi ses lettres de remerciements. Elle avait cru remarquer que je n'étais pas très satisfait de cette nomination à propos de laquelle j'avais manifesté quelque étonnement. Elle s'interrogeait indéfiniment pour savoir si oui ou non je la croyais incapable de diriger ce service. J'ai souvent insisté sur le phénomène de l'agitation mentale qui joue, à mon avis, un rôle considérable dans les troubles émotionnels. Cette agitation survenant après la période d'incubation et précédant d'un jour les grands troubles est ici tout à fait caractéristique. A côté de cette agitation mentale Marceline éprouva divers troubles physiques, elle sentit des resserrements à la poitrine, de la gêne respiratoire, elle eut des vomissements. Elle se coucha très fatiguée et passa la nuit sans sommeil tout occupée de ces questions fatigantes. Le matin, comme elle ne se levait pas, sa mère la secoua, la pressa de s'habiller et de se rendre à son travail. Elle sortit sans rien dire ; mais, au lieu d'aller à la maison principale sur les boulevards, elle se rendit au magasin de la rue Réaumur où elle voulait reprendre son travail. On se souvient qu'elle avait été quelque temps employée dans ce magasin en 1891, c'est-à-dire sept ans auparavant. Les personnes qui travaillaient à cet endroit l'accueillirent avec étonnement et ne comprirent pas ce qu'elle venait faire. Après plusieurs malentendus de ce genre qui pouvaient compromettre gravement sa situation, elle finit par comprendre qu'elle avait l'esprit troublé et qu'elle devait aller demander conseil au médecin qui la soignait.

La voici qui se rend alors rue Tronchet, chez M. Jules Janet qu'elle voyait à cette adresse en 1888, sans avoir la moindre idée que je la soignais depuis 1889. On la ramena chez moi, où elle arriva fort ahurie et sans rien comprendre à ce qui se passait. Il me fut facile de constater que la malade se croyait en 1888 et qu'elle n'avait consciemment aucune idée des événements postérieurs : c'était une grande amnésie qui effaçait neuf ans de sa vie.

Quelques mois plus tard, à la fin de cette même année 1898, elle eut encore un accident du même genre avec amnésie rétrograde considérable. Elle était encore peu habituée à ses fonctions d'inspectrice. Il y eut une petite irrégularité dans les comptes des caisses à propos de laquelle on lui demanda quelques renseignements et cela détermina encore chez elle une violente émotion. Elle resta inquiète et attristée pendant plusieurs jours, puis commença de nouveau de l'agitation mentale sous forme d'interrogations : « Etait-elle responsable de cette irrégularité ? Etait-elle capable de diriger un service de ce genre ? Est-ce que M. Janet ne s'était pas montré étonné et mécontent de sa nomination ? Avait-elle été assez polie avec ceux qui s'étaient intéressés à elle ? Devait-elle continuer à déranger tout le monde en demandant de l'assistance ? etc... » Après une nuit pénible remplie par ces ruminations elle se rendit cependant d'une manière correcte à la maison de commerce. Mais en chemin elle se trouvait déjà embarrassée et étonnée : « Hier, se disait-elle, les feuilles poussaient aux arbres ; maintenant elles tombent jaunes, que s'est-il donc passé ? » En entrant dans la maison elle fut saluée par une employée qu'elle ne connaissait pas : « C'est drôle, pensa-t-elle, il me semble qu'il y a dans la maison des personnes que je ne connais pas. Nous ne sommes pourtant pas à l'époque des vacances pour qu'il y ait des remplaçantes... Tout le monde est changé et ces gens-là me regardent comme s'ils me connaissaient... » En arrivant dans le vestiaire, autre histoire : elle voulut s'habiller pour faire son service, mais dans son armoire elle ne trouva pas son tablier et en trouva à la place un autre « qui n'était pas à elle ». Les employées ont en effet dans cette maison un tablier blanc, les inspectrices ont un petit tablier noir plus orné. Elle avait oublié sa nomination du mois de janvier dernier et ne voulait pas mettre un tablier d'un grade supérieur au sien. Elle demanda partout : « qui lui avait pris son tablier? » On lui répondit qu'elle le tenait à la main et on la força à mettre ce tablier noir. Toute la journée elle resta très inquiète et très malheureuse, s'efforçant de faire de son mieux tout ce qu'on lui disait de faire, mais ne reconnaissant qu'un très petit nombre de personnes, ne reconnaissant aucune employée de la salle et toujours tourmentée de ce costume « qui allait la faire punir sévèrement ». Il est à remarquer que le trouble n'était pas absolument complet, de temps en temps dans la journée il y avait des éclaircies, des moments où le souvenir revenait : « Que je suis bête, c'est mon tablier d'inspectrice et voici une employée qui est entrée avant-hier. » Mais cela ne durait qu'un instant et l'oubli complet des choses récentes réapparaissait avec les mêmes étonnements. Elle était décidément trop inquiète, elle craignait de faire des sottises, elle se déclara malade et elle rentra chez sa mère pour avoir des explications. Les deux femmes se querellèrent, l'une prétendait que l'on était en mai 1894, l'autre soutenait en montrant des almanachs que l'on était en octobre 1898. Marceline m'écrivit une lettre pour me dire son embarrras, mais elle la data de mai 1894 et l'adressa rue Bellechasse où j'habitais à ce moment et où je n'étais plus depuis plusieurs années. La journée du lendemain se passa de la même façon : de temps en temps, surtout à la maison de commerce, elle retrouvait ses souvenirs pour un moment et reconnaissait les gens ainsi que son bonnet, mais cela disparaissait tout de suite et dès qu'elle voulait réfléchir elle ne retrouvait que les souvenirs de 1894 et aucun souvenir postérieur. Elle fut obligée de signer des bons pour les besoins du service et l'administration les lui renvoya en disant qu'ils étaient tous mal datés. La pauvre fille s'excusa, ne trouva pas la date qu'il fallait mettre à la place de la date fausse, s'affola et se décida encore à s'avouer malade et à se retirer. Dans la nuit les choses s'aggravèrent encore et le matin au lieu de se rendre au magasin sur les boulevards, elle alla tout droit rue Louis-le-Grand chercher une maison de couture où elle travaillait avant d'entrer dans la maison de commerce, en 1888. Désespérée parce qu'on la renvoya de cette maison où personne ne la connaissait plus, elle alla encore chez M. Jules Janet qui la fit conduire chez moi.

De telles amnésies rétrogrades s'étendant sur huit ou dix ans en arrière ont été rares pendant mon observation, mais des amnésies rétrogrades plus courtes étaient extrêmement fréquentes. La cause la plus fréquente de ces amnésies rétrogrades était toujours l'émotion. Sa mère ayant un jour exprimé l'idée qu'elle pourrait bien un jour la laisser à Paris et aller vivre elle-même à la campagne comme elle le préférait, Marceline fut bouleversée et eut une amnésie rétrograde de six semaines qui donna lieu à bien des incidents. Chaque fois qu'elle rencontrait M. Ch. Richet dans les rues de Paris le souvenir du laboratoire la troublait tellement qu'elle se sauvait au hasard et qu'elle avait une amnésie rétrograde de huit jours : ce fait se reproduisit plusieurs fois avec une grande régularité. En traversant une rue, elle fut frôlée par une voiture et eut une amnésie qui la transporta quinze jours en arrière. Bien entendu, les démarches auprès de l'administration de sa maison, les querelles avec les employées, les réclamations du public, tout avait le même résultat et désorganisait la mémoire.

Même quand il n'y avait pas d'émotion, il suffisait que Marceline restât quelque temps sans me voir et sans se faire remonter pour qu'elle eût une amnésie plus ou moins étendue. Presque toujours, quand elle arrivait chez moi, elle avait oublié les huit ou les quinze derniers jours. En outre, à cette amnésie rétrograde s'ajoutaient d'autres amnésies portant sur diverses journées au milieu de la période dont elle gardait le souvenir, presque toujours sur les journées où quelque incident l'avait émotionnée. On pouvait noter aussi une amnésie qui existait assez régulièrement et qui portait non plus sur la fin, mais sur le commencement de la période pendant laquelle elle avait été absente. Je suppose par exemple que sa dernière visite ait eu lieu le 1er mars et qu'elle revient me voir deux mois après, le 1er mai. J'observe à ce moment trois catégories d'oublis : 1° elle a oublié ce qui vient de se passer pendant les quinze derniers jours depuis le 15 avril (amnésie rétrograde) ; 2° il y a des lacunes dans sa mémoire au milieu de souvenirs assez complets, elle a oublié par exemple la journée du 1er avril, 3° elle a oubliée les premiers jours du mois de mars, ceux qui ont suivi immédiatement sa dernière visite, journées pendant lesquelles elle s'est cependant très bien portée. Toutes ces amnésies, quoique analogues, dans leur principe ne sont pas à mon avis tout à fait semblables et ne réclament pas la même explication.

Quelles que fussent ces amnésies on pouvait toujours constater certains caractères communs bien connus dans ces troubles de la mémoires chez les hystériques. Ces pertes de souvenirs quelquefois énormes ne produisent pas chez ces sujets les troubles que nous pourrions attendre. Azam a déjà noté chez sa Felida X. les procédés et les précautions qui lui permettaient de dissimuler les amnésies les plus graves et d'en éviter les conséquences trop fâcheuses: Marceline procédait de même. Elle avait à chaque instant des étonnements, quand elle ne retrouvait plus les objets ou quand elle ne reconnaissait pas les gens qui venaient lui parler et qui avaient l'air de la connaître. Comme elle se rendait compte de sa maladie, comme elle se rappelait avoir déjà été troublée de la même manière, elle savait se contenir, elle dissimulait son étonnement et ses ignorances, elle parlait le moins possible, suivait les gens, faisait ce qu'on lui disait de faire, même sans bien comprendre. Quand les choses étaient décidément trop graves, elle craignait de faire des sottises et savait se retirer à temps. D'ailleurs je suis convaincu que bien des actes étaient dirigés par une sorte de mémoire latente qui aidait le sujet à son insu. J'ai bien souvent montré que ces amnésies n'existent que pour la conscience la plus élevée, quand le sujet fait attention parce qu'on l'interroge ou qu'il s'interroge lui-même et qu'elle n'existe pas quand le sujet agit par distraction, sans réfléchir et sans avoir la pleine conscience personnelle de ce qu'il fait. D'ailleurs quand on examinait le sujet, il n'était pas difficile de manifester l'existence de ces souvenirs subconscients par l'une ou l'autre des méthodes que j'ai indiquées et en particulier par l'écriture que l'on arrivait quelquefois à obtenir d'une façon très remarquable.

Enfin, un grand caractère de ces amnésies, c'est qu'elles pouvaient toujours être effacées et que le souvenir pouvait être rappelé d'une manière complète. Quand Marceline était calmée, reposée, quand sous l'influence de divers procédés elle reprenait sa sensibilité consciente, elle semblait entrer dans un autre état que nous avons appelé l'état alerte et à ce moment tous les souvenirs en apparence supprimés réapparaissent successivement. L'ordre de réapparition est bien connu. En général les souvenirs les plus anciens réapparaissaient les premiers suivant la règle que l'on doit appeler la loi de Ribot et le sujet n'àrrivait que peu à peu aux plus récents. Comme je l'ai fait remarquer à propos d'un autre cas du même genre, certains souvenirs particulièrement émotionnants ne réapparaissaient pas à leur place; ils étaient sautés pour ainsi dire et la restauration de la mémoire se poursuivait selon l'ordre du temps. Puis quand le sujet était plus fort, il revenait en arrrière et reprenait conscience de ces souvenirs qu'il n'avait pu récupérer à leur date. L'impression générale que laissait cette restauration des souvenirs était que le sujet sortait d'un premier état où la faiblesse mentale était si grande qu'il était incapable de prendre conscience d'un souvenir dès que la perception de ce souvenir présentait quelque difficulté et qu'il reprenait peu à peu une certaine force de manière à pouvoir prendre conscience des souvenirs successivement en raison inverse de leur difficulté.

Il faut aussi remarquer que même les plus longues amnésies survenues pendant mon observation ne correspondaient pas tout à fait à celles qu'avait observées Jules Janet et n'étaient pas soumises à la même règle. Elles étaient d'abord trop étendues puisqu'elles effaçaient les souvenirs de dix ans comme si pendant ces dix ans il n'y avait pas eu d'autres périodes dont le souvenir aurait dû être conservé. Elles étaient d'autre part trop peu étendues puisque le sujet remontait jusqu'en 1894 ou jusqu'en 1889, mais ne retournait pas jusqu'en 1887 au moment de son séjour comme malade à l'hôpital de la Pitié. Si le sujet avait été dans un état second analogue à un somnambulisme déterminé par les manœuvres de Jules Janet, c'est à ce moment que les souvenir auraient dû remonter. Or Marceline avait conservé le souvenir de son entrée dans la maison de commerce comme employée puisqu'elle voulait y aller travailler. Il ne s'agit donc pas d'un réveil proprement dit ni d'un véritable somnambulisme. Les choses sont moins simples et en même temps moins artificielles.

V. — Les oscillations du niveau mental.

Les études sur la mémoire viennent de nous montrer que dans la dernière partie de sa vie, de vingt-trois à trente-cinq ans, Marceline ne nous présenta pas précisément des changements brusques, des passages alternatifs d'un état à un autre, mais qu'elle présenta plutôt des oscillations entre un fonctionnement plus actif et plus complet et un fonctionnement ralenti et imparfait des centres nerveux les plus élevés. Les deux états que l'on appelait au début état de veille et état de sommeil n'étaient que deux extrêmes: Marceline était rarement tout à fait dans l'un ou tout à fait dans l'autre, elle était le plus souvent dans des états intermédiaires de dépression ou d'ascension, et ce sont ces oscillations très variées qui déterminaient les divers aspects de la maladie. Je ne crois pas non plus qu'à tel ou tel degré de dépression correspondît exactement tel ou tel symptôme. Bien des influences faisaient que suivant les cas la faiblesse portait plus ou moins sur telle ou telle fonction. Quand la diminution d'activité portait uniquement sur le mouvement des membres, sur les fonctions de la vessie, sur les fonctions alimentaires qui perdaient leur forme supérieure consciente et volontaire, le sujet semblait rester lui-même et devenir seulement plus malade. Il conservait plus ou moins la notion de la continuité de sa vie. Dans d'autres cas, sous des influences qu'il n'est pas toujours facile de déterminer, la dégradation était plus brusque, elle portait probablement sur d'autres fonctions et s'accompagnait d'une amnésie rétrograde plus ou moins grave : le sujet devenait incapable de rattacher à sa perception personnelle présente les images des événements récents. Son trouble mental prenait l'aspect d'une division de la personnalité et d'une double existence. Pour comprendre ces divers aspects de la maladie, il faut rechercher les quelques indications que nous pouvons recueillir sur les causes de ces oscillations et de leurs divers aspects.

Si l'on cherche l'explication de ces changements d'état et de la forme qu'ils présentent, on rencontre vite une interprétation simpliste qui semble aujourd'hui momentanément à la mode dans le milieu médical, c'est l'explication proprement intellectualiste. Tous ces phénomènes quels qu'ils soient sont des suggestions, des sortes d'idées fixes que le sujet se met en tête ou que son médecin lui a mises en tête et tout se passe ainsi parce que le sujet a dans l'idée que cela doit se passer ainsi. C'est l'explication complète de la maladie hystérique par la suggestion. Pouvons-nous nous contenter ici de cette interprétation? Pouvons-nous conclure rapidement cette étude en disant que la maladie de Marceline est bien simple, malgré sa longueur et sa complication apparente et qu'elle est uniquement le résultat de quelques suggestions accidentelles ou maladroites ?

Je suis assez disposé à croire qu'à certains moments, dans certains détails de tel ou tel accident, la suggestion a pu jouer un rôle. Cela a dû arriver plusieurs fois, comme cela arrive toujours dans toute maladie hystérique. A de certains moments, par suite même de l'évolution de la maladie qui rétrécissait la conscience et isolait les idées, une observation, une réflexion ou une parole entendue et plus ou moins bien comprise a pu devenir le point de départ d'une idée qui restait isolée dans un esprit trop étroit et cette idée a pu pendant un certain temps se développer d'une manière exagérée, se transformer en actes, en perceptions, en sentiments en dehors de la volonté et même de la conscience personnelle du sujet. Je crois volontiers que les hallucinations de Marceline, d'ailleurs assez rares, étaient des phénomènes de suggestion. Elle avait été frôlée par un cheval en traversant la rue, elle continuait à penser à cet accident et pendant huit jours elle croyait voir des chevaux qui couraient après elle et des fiacres renversés dans la rue. Elle disait elle-même, comme on l'a vu, qu'à de certains moments voir des gens courir lui donnait envie de courir et lui causait de violents essoufflements. Il y a des moments où elle ne pouvait pas apprendre qu'une personne de connaissance était morte sans voir sa figure devant elle pendant plusieurs jours, etc... Je crois aussi que dans certains cas la localisation de l'accident dépendait d'une idée. Ainsi dans une période où elle était fatiguée et disposée aux accidents des fonctions motrices, elle boitait de la jambe gauche parce qu'elle avait fait un faux-pas et croyait s'être donné une entorse. Elle se remettait à vomir parce que devant elle on avait donné un vomitif à sa mère et l'apparition du vomissement à ce moment-là était en rapport avec l'idée de vomir. Je pense aussi que les limites exactes de l'amnésie rétrograde au début de l'observation de Jules Janet dépendaient quelquefois de l'idée de somnambulisme déterminée par les somnambulismes réels qu'elle avait présentés et par les mots de sommeil et de réveil souvent employés dans le traitement. Il est probable qu'il en était ainsi puisque ces limites de l'amnésie rétrograde n'ont plus été les mêmes quand les amnésies se sont reproduites quelques années plus tard dans d'autres conditions. Dans le traitement et surtout dans la manière dont le sujet réagissait au traitement il y avait des détails qui dépendaient des idées du sujet au moins en partie. Marceline aimait à ce qu'on lui tînt les mains d'une certaine manière; elle fermait les yeux au début de tout traitement et ne consentait à les ouvrir qu'après un certain temps, elle avait des grimaces et des secousses particulières quand elle se transformait, etc... On pouvait constater chez elle un grand nombre de faits de ce genre, je n'en doute aucunement. Je suis donc convaincu que les phénomènes de suggestion ont joué un certain rôle dans la maladie de Marceline, de même qu'ils interviennent plus ou moins dans la plupart des cas d'hystérie.

Cependant il m'est impossible d'expliquer par la suggestion et par le pouvoir des idées du sujet toute une maladie semblable. Ce serait, à mon avis, donner une extension démesurée et dangereuse à une conception psychologique qui n'a pas une semblable portée. Il me semble que dans la médecine comtemporaine il y a à propos de la suggestion une illusion analogue à celle qui joue un grand rôle dans la philosophie à propos du subconscient. L'examen de certains troubles mentaux nous a permis de montrer autrefois que certains phénomènes psychogiques étaient parfaitement réels, mais que les sujets, par suite d'une illusion, d'un d'un délire ou d'un trouble dans la formation de leur perception personnelle, ne rattachaient pas ces faits à leur personnalité, n'en prenaient pas conscience, j'ai appelé ces faits des phénomènes. subconscients. Beaucoup de philosophes en ont tiré cette conclusion bizarre, c'est qu'il y avait au-dessous de la conscience normale un monde mystérieux et tout-puissant de .pensées profondes et ils font jouer à ces pensées latentes un rôle merveilleux. On a démontré de même l'existence de certains faits de suggestion susceptibles dans certains cas, moins souvent qu'on ne le croît, d'une démonstration expérimentale et des médecins veulent se servir de ce phénomène, à mon avis assez limité, pour expliquer toutes les maladies mentales.

Je ne pense pas que les suggestions, que les idées du sujet à propos de ses symptômes puissent expliquer le moins du monde une grande maladie comme celle que je viens de décrire tout simplement parce que je ne reconnais pas à la suggestion, à l'idée, un pouvoir semblable. Les suggestions que l'on a démontrées expérimentalement n'ont jamais eu que des effets très simples et très limités. On a fait accomplir de cette manière quelques mouvements, quelques actions déplacées et ridicules, on a déterminé quelques illusions, ou même quelques rêves sans gravité ; on a déterminé quelques accidents maladifs d'une durée de quelques heures. Ce n'est que dans des cas très exceptionnels que l'on peut aller un peu plus loin et transformer plus ou moins complètement l'esprit d'un individu par le développement d'une idée qu'on lui met dans l'esprit. Je ne crois pas que l'on puisse obtenir des crimes par suggestion, le fait n'a guère été démontré. En tous cas, je ne crois pas que l'on puisse faire agir des suggestions sur l'esprit d'une personne pendant des années. Quand on a longtemps pratiqué la suggestion thérapeutique on ne sent que trop combien l'influence des idées suggérées est faible et de peu de durée. Transformer toute une vie par la puissance d'une idée, cela n'appartient qu'aux grands génies qui ajoutent à cette idée toute la force de leurs passions et de leur personnalité, cela n'est guère possible à ces pauvres idées, obscures et isolées, qui agissent dans l'esprit de nos malades d'une façon anormale en raison de leur isolement. La maladie de Marceline, qui a commencé à l'âge de treize ans, qui a duré sans interruption jusqu'à la mort à trente-cinq ans, qui a troublé et perdu toute la vie pendant plus de vingt ans, a pu être très superficiellement modifiée par quelques idées, mais elle dépend dans son ensemble de causes bien plus profondes sur lesquelles les idées de cette pauvre fille n'avaient aucune influence.

Une autre considération me paraît importante : la suggestion demande pour agir et même pour durer certaines conditions psychologiques. Il faut que le sujet soit dans cet état d'esprit spécial qui fait la suggestivité. Marceline dans le cours même de sa maladie n'était pas toujours suggestible, elle ne le devenait que par moments dans toutes les rechutes, il est vrai nombreuses, de sa dépression mentale. Le problème le plus important consiste à se demander comment et pourquoi elle devenait ainsi suggestible ; c'est là le fait essentiel beaucoup plus grave que tel ou tel phénomène particulier en rapport avec une suggestion qui se développait. Il n'est guère raisonnable de dire que le sujet se suggère à lui-même de devenir suggestible quand il ne l'est pas, et c'est pourquoi la suggestion phénomène secondaire ne peut pas expliquer la maladie sur laquelle elle se greffe.

Enfin, pour expliquer par la suggestion et par les idées du sujet tous les accidents qu'il a présentés, il faudrait au moins constater dans son esprit la présence de ces idées néfastes. C'est une supposition tout à fait gratuite que d'imaginer dans l'esprit de Marceline ces idées, ces convictions pessimistes qui auraient toujours déterminé des rechutes. Le sujet dont je connaissais toutes les pensées, pendant la veille et pendant les somnambulismes, n'avait de ces idées noires que dans les périodes de dépression. Dès qu'il était quelque peu remonté il était plein de confiance et même d'illusions. D'ailleurs il était entretenu dans ces illusions par toutes les personnes qui lui parlaient sans cesse de guérison. Puisque l'on parle de suggestions, il faut pourtant bien constater que Marceline a subi constamment pendant vingt ans des séances de suggestion continuelles. Nous n'avions qu'un désir, c'était celui de nous débarrasser d'une malade encombrante et par tous les moyens possibles nous suggérions la santé physique et morale. Si la suggestion avait eu la centième partie de la puissance qu'on lui prête chez les hystériques, Marceline n'aurait jamais dû retomber malade. Dans quelques années on sourira de cette épidémie d'intellectualisme contraire à toutes les traditions de la psychiatrie française qui veut expliquer les troubles profonds de la pensée par cette altération superficielle des phénomènes les plus élevés.

A côté de la suggestion qui, dans certains cas seulement, a pu déterminer la forme de tel ou tel accident particulier, il est nécessaire de faire intervenir bien d'autres causes dont nous ne pouvons que soupçonner quelques-unes. D'abord il est incontestable que l'hérédité, la prédisposition par un certain degré de dégénérescence est évidente : les névropathes étaient très nombreux dans la famille et le sujet quoique intelligent était sur bien des points une débile. Je me demande même si une certaine prédisposition aux troubles nerveux de l'alimentation ne peut pas être héréditaire. Comment se fait-il que sur trois générations nous comptions cinq individus sur quatorze personnes qui présentent pendant des années des vomissements incoercibles ? On admet bien aujourd'hui que certains systèmes de la moelle épinière ou du cervelet peuvent présenter une faiblesse congénitale capable de prédisposer aux scléroses systématiques et aux troubles de la marche. Pourquoi donc n'en serait-il pas de même pour le système cérébral qui gouverne la partie supérieure de telle ou telle fonction ? Il est bien connu que dans certaines familles se transmettent des dispositions à la parole, au calcul ou à la musique, c'est-à-dire certains systèmes cérébraux congénitalement plus forts. Pourquoi n'y aurait-il pas transmission de systèmes cérébraux et psychologiques plus faibles ? Marceline était une dégénérée avec faiblesse particulière portant sur la partie supérieure des fonctions de l'alimentation.

Cette faiblesse spéciale s'est manifestée dès l'enfance : nous avons vu que toute petite Marceline n'avait pas de plaisir du goût, pas de gourmandise, et qu'elle était difficile à alimenter. Mais bientôt les choses se sont aggravées par l'intervention d'une autre cause : comme toutes les dégénérées Marceline n'a pas pu supporter la puberté. Ce surcroît de dépenses a abaissé l'activité déjà faible des autres fonctions et dès l'âge de douze ans nous voyons commencer des accidents névropathiques de diverses espèces. Toute sa vie il en a été de même. Cette jeune femme est restée encore plus incapable, si l'on peut ainsi dire, d'exercer les fonctions génitales que d'exercer les fonctions alimentaires. Elle a toujours eu une sagesse et une pudeur excessives qui sont souvent des preuves de faiblesse plutôt que de vertu. Mais surtout elle n'a jamais pu tolérer le phénomène des règles. Elle était toujours très malade avant les règles, qui n'ont jamais été régulières et qui disparaissaient pendant de longues périodes. Elle était assez souvent un peu améliorée comme beaucoup de névropathes pendant un jour ou deux par l'apparition même des règles : je crois qu'il s'agit là du bon effet d'une légère excitation génitale. Mais aussitôt après commençaient toutes sortes de désordres qui la déprimaient énormément. C'est le retour des règles qui à vingt et un ans, quinze jours après son départ de la Pitié, détermina ce qu'on a appelé le réveil, et qui n'était qu'une grave rechute de dépression mentale. C'est encore le retour des règles qui cent fois pendant mon observation amena des amnésies plus ou moins étendues, des vomissements, des hémorragies, des troubles dysphagiques et tous les accidents possibles.

Bien entendu toutes les maladies organiques, toutes les intoxications, ont joué le même rôle. Pendant des semaines et des mois Marceline retombait dans des dépressions profondes, parce qu'elle avait eu le coriza ou la grippe. Mais une autre cause est intervenue bien plus régulièrement encore, c'est la fatigue. Cette femme pouvait à peine suffire à une petite besogne journalière et toute irrégularité, tout surcroît de travail la mettait à bas. J'ai parlé d'une grande rechute quand elle a dû faire un service de nuit au magasin, j'aurais pu insister sur la crise de dépression consécutive à une exposition de marchandises dans les salles ou bien sur la rechute déterminée par une partie de campagne qu'on avait voulu lui faire faire pour la distraire. Enfin il faut tenir compte de la simple fatigue de vivre, d'agir journellement, de prendre sans cesse les quelques résolutions nécessitées par les petits événements quotidiens. C'est ce qui faisait que Marceline s'épuisait, baissait peu à peu simplement par l'écoulement du temps et qu'elle ne pouvait guère rester un long intervalle sans retomber malade et sans demander du secours.

Enfin une cause d'épuisement et de rechute paraissait tout à fait prédominante, c'est l'émotion sous toutes les formes. J'en ai déjà donné tant d'exemples qu'il est inutile d'en ajouter d'autres. Sans doute le sujet était plus émotif, quand il était déjà affaibli par une des causes précédentes et une légère cause d'émotion le précipitait très bas à ce moment; mais même dans les bonnes périodes un événement gravement émotionnant suffisait pour rappeler la maladie tout entière. L'émotion en réalité rentre dans les causes précédentes. L'émotion est un trouble général déterminé surtout par dérivation quand le sujet n'est pas capable de réagir correctement à quelque situation nouvelle pour laquelle il n'est pas déjà adapté. Il y a alors effort, dépense de forces irrégulière et excessive et cet effort est indéfiniment répété parce que la circonstance difficile reste toujours devant le sujet qui ne peut la franchir. Ces efforts répétés et impuissants amènent un épuisement tout à fait identique aux précédents.

On constate très bien dans notre observation ce mécanisme de l'épuisement émotionnel : Un de ses chefs fait un jour à Marceline des reproches sur sa lenteur, sa fatigue perpétuelle et son aspect maladif, et lui parle d'un changement de service probable. La voici bouleversée : elle veut faire plus, agir autrement, transformer son apparence, elle se représente un autre service, un autre travail, un autre chef, elle essaye de se placer par imagination dans ces nouvelles conditions, et de prendre les résolutions nécessaires pour cette nouvelle situation. Elle n'y parvient pas : toute la journée et toute la nuit elle travaille de cette manière. Conclusion : elle s'épuise complètement, retombe dix fois plus mal qu'elle n'était et revient chez moi anesthésique, contracturée et amnésique. Un autre jour, sa mère lui fait observer qu'elle doit écrire à une certaine personne une lettre de remerciements et qu'elle a eu tort de ne pas l'avoir fait encore. Au fond, dans son état d'aboulie et d'aprosexie elle est actuellement incapable d'écrire cette lettre et c'est pour cela qu'elle ne l'a pas écrite. La voici maintenant qui cherche à écrire cette lettre, qui la prépare dans son imagination, qui commence à prendre du papier, qui écrit même l'adresse sur une enveloppe ; mais elle ne peut pas aller plus loin et les efforts dérivent en spasmes, en contractures, en vomissements, en agitations mentales ; elle est complètement épuisée et retombe anesthésique et amnésique. C'est ainsi que la moindre des choses, une petite difficulté dans son service, le changement des chefs, l'essai d'un rangement nouveau des marchandises, la nouvelle d'un voyage que je dois faire pendant quelques semaines, deviennent l'occasion de ce qu'on appelle des émotions, c'est-à-dire d'efforts d'adaptation impuissants et de graves rechutes.

Cette notion de l'épuisement, de la dépression nerveuse et psychologique me semble devoir prendre dans l'interprétation des névroses et des psychoses beaucoup plus d'importance que la notion de suggestion. La dépression doit être comprise, non comme une diminution de la force des fonctions, mais comme un abaissement de leur tension. Ces diverses fonctions subissent un abaissement, une dégradation dans leurs parties supérieures en conservant leurs parties inférieures. J'ai trop souvent insisté sur ce que j'appelle les parties supérieures et les parties inférieures d'une fonction ou d'une tendance pour revenir ici sur cette étude. Il est facile de comprendre que les parties de la fonction les plus récemment acquises au cours de l'évolution, les parties les plus complexes où interviennent les sentiments sociaux, la conscience de la personnalité, l'adaptation volontaire aux circonstances présentes sont celles qui disparaissent les premières dans tous les abaissements. La localisation de cet épuisement sur telle ou telle fonction particulière dépend de plusieurs faits très complexes. Elle dépend de la faiblesse antérieure de cette fonction, déterminée auparavant par une cause quelconque, de l'activité plus ou moins grande de cette fonction au moment du choc émotionnant, de la nature même des circonstances qui ont fait appel à telles ou telles fonctions et enfin, dans certains cas seulement, des idées que le sujet peut avoir à propos de son épuisement, c'est-à-dire de la suggestion. Celle-ci joue donc un certain rôle dans la maladie, mais un rôle bien plus restreint que celui de l'épuisement des fonctions nerveuses et psychologiques. Pour appliquer ces notions générales à notre malade, nous devons donc dire que Marceline est avant tout une malade atteinte de dépression mentale déterminée par l'hérédité névropathique, par les fatigues d'un travail au-dessus de ses forces et par diverses émotions.

Si on s'en tenait à ces remarques sur la dépression mentale, on n'aurait expliqué qu'une partie de la maladie de Marceline et on aurait laissé de côté la partie la plus originale de cette névrose. Le fait essentiel qui donnait à Marceline son aspect spécial, c'est que son activité nerveuse, en apparence si faible, pouvait facilement se relever sous des influences très minimes et que par conséquent elle sortait de son état de dépression, d'une manière momentanée il est vrai, aussi facilement qu'elle y était tombée.

Cette ascension du niveau nerveux et mental dépendait d'abord de certaines circonstances qui survenaient naturellement : il y avait en somme des guérisons spontanées dont il faut tenir compte pour comprendre l'évolution de ces maladies. Les maladies accidentelles comme la grippe déterminaient, on vient de le voir, de graves rechutes. Mais presque toujours ces rechutes ne commençaient que dans la période de convalescence et de faiblesse ; au contraire, pendant la période aiguë, quand il y avait un peu de fièvre, on notait souvent la disparition des anesthésies, des amnésies et des troubles du mouvement. Sous une influence fébrile de ce genre, la malade mangeait et buvait plus, les urines montaient à 600, 675 grammes et contenaient 18 grammes d'urée, ce qui était beau pour ce sujet.

Le repos ne réussissait pas toujours à Marceline, parce que le plus souvent elle était alors isolée et avait des inquiétudes graves sur son travail. Mais, quand on pouvait l'obtenir dans des circonstances favorables, elle était fortement améliorée par quelques semaines de repos. Elle était une de ces personnes qui aurait paru normale si elle avait été assez riche pour ne rien faire et pour être entourée de soins continuels. Beaucoup de névropathes sont ainsi des plantes de serre incapables de vivre à l'air extérieur. Les circonstances heureuses, c'est-à-dire au fond les circonstances qui facilitaient la vie et diminuaient l'effort d'adaptation, lui faisaient toujours du bien. Quand elle avançait dans sa carrière, quand elle quittait le service de veilleuse de nuit pour prendre un travail moins pénible et plus rémunérateur, elle remontait évidemment au moins pendant quelque temps.

Il est plus difficile de comprendre l'action des émotions dites excitantes ou sthéniques qui semblent avoir un effet opposé à celui des émotions ordinairement dépressives dont nous avons parlé. Certains incidents, que dans notre langage psychologique si confus et si insuffisant nous appelons encore des émotions, avaient évidemment sur Marceline un effet excellent tout à fait différent de celui que nous avons noté jusqu'à présent. A quatre ou cinq reprises je retrouve dans mes notes la description de scènes violentes que différentes personnes ou moi-même avons eu l'occasion de faire à cette pauvre fille. Elle devenait vraiment insupportable et on a été obligé de le lui dire assez sévèrement. Je l'ai menacée sérieusement de lui faire retirer sa place d'employée de commerce et de la faire entrer comme malade admise à la Salpêtrière. Dans une autre circonstance, une maladie grave de sa mère, une perte d'argent dans sa famille, l'ont mise brutalement en présence de difficultés sérieuses auxquelles il fallait absolument faire face. Il y a en apparence dans ces circonstances quelque chose de tout à fait identique à ce que nous avons noté dans les émotions précédentes qui lui faisaient toujours tant de mal. Comment se fait-il qu'à la suite de ces circonstances elle se relevait au lieu de tomber? Elle retrouvait sa sensibilité, sa mémoire, elle cessait de vomir, elle mangeait correctement, elle faisait parfaitement son service et elle paraissait guérie au moins pendant une quinzaine de jours.

J'espère pouvoir reprendre un jour plus complètement cette question des émotions et de leurs effets dans mon livre sur « les oscillations du niveau mental ». Pour le moment il suffit de faire remarquer que ces phénomènes ne sont contradictoires qu'en apparence, si on veut bien se placer toujours au même point de vue, étudier toujours comment se fait la réaction aux circonstances, comment le sujet arrive à agir: une psychologie pratique, une psychologie médicale est toujours une psychologie de l'action. L'émotion est dépressive quand le sujet, malgré sa dépense de forces, n'a pas pu réagir aux circonstances, quand il reste toujours devant la même difficulté. L'émotion a un effet d'excitation quand le sujet, malgré les difficultés et les dérivations de forces, a fini par réagir correctement aux circonstances et par s'adapter. Les choses se passent comme si une action réussie malgré les difficultés fortifiait non seulement une fonction mais l'esprit tout entier.

Ces diverses circonstances se produisaient fort rarement et

avaient en pratique une influence restreinte : en somme, ce qui caractérisait Marceline, c'est que tout sa vie, depuis le moment où Jules Janet l'a trouvée mourante d'inanition à la Pitié, elle a eu besoin pour se relever que l'on usât de procédés artificiels. L'un de ces procédés a été l'hypnotisme et la suggestion qui ont joué un grand rôle surtout au début : on profitait de sa dépression et du rétrécissement du champ de sa conscience pour la faire passer d'un système psychologique dans un autre et pour lui mettre dans l'esprit une idée momentanément prédominante et utile. Mais le procédé essentiel qui dès le début a été le plus appliqué par Jules Janet a été, comme je l'ai dit, l'*æsthésiogénie*. Comme il arrive souvent chez des malades de ce genre, Marceline s'est habituée à ce procédé et elle se transformait sous son influence beaucoup plus facilement que par aucun autre. Quand on voulait la guérir rapidement d'un accident quelconque il fallait recommencer le traitement à peu près de la même manière qui avait réussi au début.

Le traitement consistait à constater quelles étaient les sensations en rapport avec la fonction altérée qui étaient diminuées ou complètement supprimées. Puis il fallait chercher à les faire réapparaître, c'est-à-dire forcer le sujet à en reprendre conscience. Par exemple si une jambe était paralysée ou contracturée, il fallait examiner les sensations cutanées, musculaires ou articulaires du membre inférieur, constater la forme et le degré de l'engourdissement, déterminer sur ce membre toutes espèces d'impressions en le pinçant, en le piquant, en l'électrisant, surtout en le mobilisant, en le massant. Après chaque excitation il fallait demander à Marceline ce qu'elle avait senti, la forcer à faire grande attention, l'encourager par tous les moyens, lui faire distinguer telle sensation d'une autre, la gronder quand elle se trompait et la faire recommencer vingt fois. Il fallait surtout lui ordonner de mouvoir son membre, la faire recommencer le mouvement de mille manières, lui faire faire avec application toutes sortes d'exercices de gymnastique analogues à la gymnastique suédoise et surtout la forcer à bien sentir les mouvements qu'elle faisait. Quand elle ne pouvait plus manger, il fallait faire le même travail pour la bouche, pour les lèvres, pour le pharynx et passer beaucoup de temps à lui apprendre à distinguer le goût du sucre du goût du sel, quand on plaçait sur sa langue l'un ou l'autre à son insu. Il fallait la forcer à sentir l'attouchement du pharynx et lui apprendre à prêter assez d'attention à cette impression désagréable pour récupérer le réflexe pharyngien. De la même façon il fallait lui rapprendre à respirer, à remuer le ventre, à sentir les mouvements de son ventre, l'exercer à rire, ou à bâiller, etc., à avaler en sentant bien chaque temps de la déglutition et en se rendant bien compte si la bouchée d'aliments était bien tombée dans l'estomac.

Quand ces diverses sensibilités réapparaissaient, on constatait chez ce sujet un certain ordre du retour des sensations et certaines réactions assez régulières. Marceline se plaignait que le travail demandé était pénible et douloureux : « Quand mon estomac se défait, disait-elle, ce sont des douleurs atroces. » Ces douleurs me paraissent surtout en rapport avec la détente des contractures, je les ai souvent décrites. A ce moment, elle grimaçait, criait, tordait ses membres et les secouait de toutes les manières. Après ces douleurs du début elle commençait à apprécier les diverses impressions d'une façon vague et plutôt pénible qui ressemblait à des chatouillements, à des fourmillements très agaçants. Après un certain exercice elle distinguait correctement les impressions fortes, puis les faibles, puis les sensations spéciales comme l'odeur ou le goût. A la fin seulement les impressions douloureuses étaient perçues correctement, c'est-à-dire qu'une sensation de douleur correspondait réellement à une excitation exagérée et pénible pour un individu normal.

Jules Janet aurait été disposé à accorder quelque importance à la régularité de ces réactions et à cet ordre dans la réapparition des sensations. Il insistait sur cette régularité, quand il montrait le sujet à quelques auditeurs à l'hôpital de la Pitié : cet enseignemet a eu je crois quelque influence sur certaines théories relatives à l'hystérie et publiées postérieurement. Je crois pour ma part que ces réactions du sujet sous l'influence de l'æsthésiogénie sont fort variables et dépendent beaucoup de la manière dont les choses se sont présentées au moment des premières expériences. Quand je faisais des recherches de ce genre à l'hôpital du Havre, quelques-uns de mes malades s'endormaient au moment des changements importants de la sensibilité. J'en ai vu depuis beaucoup d'autres qui ne réagissaient en aucune manière et dont la sensibilité se transformait sans qu'ils se fussent plaints de rien.

Il faut reconnaître cependant que j'ai vu un assez grand nombre d'hystériques qui se comportaient à peu près de la même manière que Marceline. Il y a là une grande variété de phénomènes qui dépendent de diverses influences.

Quoi qu'il en soit, il fallait beaucoup de patience et de travail pour mener à bien cette transformation. On pouvait quelquefois l'obtenir complète en une séance, le plus souvent on était obligé de suspendre le travail et de le faire en plusieurs fois à cause de la fatigue du sujet. La fatigue causée par ces efforts d'attention pour récupérer les sensations et les mouvements pouvait être très grande et, si elle était exagérée, elle déterminait rapidement une rechute avec amnésie rétrograde et même confusion mentale. Il fallait prendre des précautions pour éviter cet écueil. Une certaine souffrance persistait dans la région que l'on avait traitée à cause de la décontracture des muscles et il fallait pendant vingt quatre heures éviter les faux mouvements et même les mouvements brusques qui auraient fait recommencer la contracture. J'ai décrit autrefois cette période de fatigue et de trouble qui suit communément des séances de ce genre, elle était très accentuée chez Marceline[1]. Ce n'était qu'après une journée de fatigue qu'elle entrait tout à fait dans *la période d'influence* avec restauration complète de toutes les fonctions. Alors elle se trouvait dans l'enthousiasme : « Je suis si contente sans bien savoir pourquoi ; je sors dans la rue pour voir des gens contents, car il me semble que tout le monde est heureux comme moi. »

Chez beaucoup d'autres malades ce bien-être finit par être permanent : les rechutes s'éloignent et finissent par disparaître. C'est ce que j'ai observé chez beaucoup de mes malades qui ont été soumis à des traitement analogues. Il n'en a pas été ainsi chez Marceline qui, peut-être à cause d'un travail excessif, peut-être plutôt à cause d'une constitution héréditairement insuffisante, est toujours retombée pour une raison ou pour une autre. Ces rechutes ramenaient régulièrement tous les symptômes de dépression que je viens de décrire. Le sujet retombait dans tous ses accidents hystériques et en même temps il changeait complètement de caractère. Marceline était de nouveau triste, découragée, mécontente d'elle-même et sans aucune volonté. En outre cette rechute ramenait tous les troubles de la mémoire et particulièrement les amnésies rétrogrades. Le traitement que le sujet devait de nouveau réclamer restaurait l'état mental et rétablissait les souvenirs perdus. Ces os

1. *Revue philosophique*, février 1897 ; *Névroses et idées fixes*, 1898, I, p. 432.

cillations singulières qui se reproduisaient régulièrement pendant des années amenaient une véritable transformation périodique de tout le caractère et de toute l'apparence du sujet, elles déterminaient un véritable dédoublement de la personnalité.

Les études que nous venons de faire sur l'évolution de cette longue maladie et sur la manière dont s'est réalisé ce dédoublement de la personnalité nous permettent, je crois, de jeter quelque lumière sur ce phénomène singulier de la double existence chez les hystériques qui a paru autrefois si remarquable et qui recommence aujourd'hui à attirer l'attention. La plupart des observations ont pour type le cas de Felida X. de Azam : chez tous ces malades on retrouve deux états psychologiques inégaux, l'un dans lequel le sujet est joyeux, alerte, dans lequel il a à sa disposition toutes ses fonctions et en particulier toute sa sensibilité et toute sa mémoire, l'autre dans lequel le sujet est triste, aboulique, incomplet, le plus souvent anesthésique et dans lequel il a de très grandes amnésies rétrogrades portant sur une partie plus ou moins importante de sa vie passée, et surtout sur les périodes remplies par l'état alerte précédent. Les états de Marceline ressemblent tellement à cette description que nous avons pu l'appeler « une Felida artificielle ».

La comparaison est instructive et nous permet tout d'abord de mieux nous entendre sur la désignation de ces deux états. D'après les conventions proposées par Azam et adoptées à peu près par tous les écrivains postérieurs on désigne par le nombre 1 l'état que le médecin a observé le premier chez le sujet, l'état de dépression dans lequel Felida vivait depuis longtemps avant ses métamorphoses, et on appelle état 2 l'état alerte passager qui est venu couper de temps en temps la monotonie de la dépression et qui ne laissait aucun souvenir quand le sujet retombait dans l'état 1. Ces dénominations deviennent tout à fait incorrectes quand on les applique à Marceline. Il est absurde d'appeler état 1 ou état naturel un état de dépression incompatible avec la vie ; il est invraisemblable que cette jeune femme ait toujours été dès le commencement de sa vie dans un état pareil. En réalité cela est faux, elle a commencé dans son enfance avant la puberté par avoir à sa disposition toutes ses sensibilités et toutes ses fonctions : c'est là le véritable état 1. L'état dans lequel on l'a trouvé à l'hôpital de la Pitié est un état anormal amené par l'hystérie qui avait évolué depuis la puberté, c'est l'état 2. Mais que faisons-nous alors de l'état obtenu en apparence par les pratiques de l'hypnotisme ? Est-ce un état 3 ? En aucune façon, dans cet état elle retrouve les fonctions normales, la sensibilité et la mémoire qu'elle avait autrefois, je ne vois aucune raison pour distinguer cet état de l'état naturel de son enfance que nous avons appelé état 1. C'est tout simplement une guérison momentanée déterminée par une excitation artificielle qui alterne avec des rechutes de la maladie.[1]

Je crois qu'il en est absolument de même pour tous les autres cas que l'on a embrouillés par des dénominations fausses. Felida aussi a eu dans l'enfance un état 1 qui après la puberté a cessé d'être permanent. Il ne réapparaissait plus que dans les périodes d'état alerte improprement appelées périodes d'état second. On a remarqué avec étonnement qu'à la fin de sa vie cet état existait presque seul, c'est tout simplement parce que l'hystérie était guérie et que la malade revenait à l'état normal de son enfance. Il n'y avait d'anormal que l'état d'anesthésie et d'amnésie survenu graduellement après la puberté et qu'on avait pris à tort pour un état prime parce qu'il durait depuis longtemps quand on a observé le sujet pour la première fois.

La seule difficulté que soulève cette comparaison de notre sujet avec les cas célèbres analogues à Felida, c'est la question des limites de l'amnésie rétrograde. Chez Felida, d'après ce que nous dit Azam, les limites de l'amnésie rétrograde qui apparaissait dans l'état de dépression étaient toujours extrêmement nettes, Felida avait oublié tout l'état alerte et rien que les périodes d'état alerte. Il n'en fut pas toujours de même chez Marceline qui, nous l'avons vu, avait des amnésies rétrogrades fort irrégulières suivant les moments. Je répondrai d'abord qu'il y aurait lieu, le cas échéant, de reprendre cette observation de Azam avec un peu plus de précision. Des amnésies de ce genre sont très précises quand il s'agit d'un petit nombre de somnambulismes ne durant chacun que quelques heures ; il y a toujours à mon avis de la confusion plus ou moins grande dans la réapparition ou la

1. J'ai déjà eu l'occasion de revenir à plusieurs reprises dès le début de mes études sur cette conception du somnambulisme complet des hystériques considéré comme une reproduction artificielle de l'état normal. *Automatisme psychologique*, pp. 114, 136, 177 ; *Accidents mentaux des hystériques*, p. 226, 2e édit., p. 382 ; *Névroses et idées fixes*, I, pp. 50, 239, 435 ; *The major symptoms of hysteria*, p. 89 ; *Les névroses*, p. 268.

disparition des souvenirs quand il s'agit de longues périodes répétées pendant des années. Azam lui-même fait remarquer qu'à l'âge adulte il y avait chez Felida des évocations « d'un passé plein d'ombre » qui revenaient mal à propos. J'aurais voulu savoir si dans les périodes de grave dépression il n'y avait pas de temps en temps des amnésies trop étendues portant sur les souvenirs d'événements qui s'étaient produits pendant les autres états de dépression : cela me paraît bien probable. D'autre part si on considère Marceline, on voit qu'au début de l'observation, quand les apparitions et les disparitions de l'état maladif étaient rendues très nettes par des traitements plus assidus, les souvenirs se comportaient exactement comme chez Felida. Même plus tard les souvenirs les plus facilement et les plus rapidement oubliés pendant les périodes de dépression étaient ceux qui correspondaient aux périodes les plus alertes. J'ai fait remarquer que lorsqu'elle arrivait en dépression après une longue absence les souvenirs qui étaient toujours oubliés étaient ceux de la première partie du temps écoulé depuis sa dernière visite, ceux qui se rapportaient aux journées suivant immédiatement la séance précédente, c'est-à-dire aux journées les meilleures pendant lesquelles l'état était le plus alerte. Plus on serrera les faits de près plus on verra que ces observations sont analogues.

L'amnésie qui semble jouer un rôle considérable dans ces dédoublements de la personnalité est une simple conséquence de la dépression, de l'aprosexie, de la diminution de la synthèse mentale. Les troubles de la mémoire existent chez tous les déprimés sous forme d'amnésie continue plus ou moins grave. A celle-ci se rattache très souvent un certain degré d'amnésie rétrograde : le souvenir des événements récents étant le plus difficile à utiliser, à synthétiser avec les perceptions nouvelles. Enfin, dans certains cas, il y a en outre des amnésies localisées et les souvenirs de certaines périodes du passé sont particulièrement difficiles à évoquer pendant l'état de dépression. Ces souvenirs, en apparence effacés, correspondent le plus souvent à des périodes pendant lesquelles l'état mental était fort différent de ce qu'il est actuellement. Ils correspondent à une période d'activité cérébrale plus grande et de tension psychologique plus élevée, ils en gardent quelque chose et sont accompagnés de sentiments qui ne correspondent plus à l'état actuel. Certains malades, dont le champ de conscience fort rétréci est tout entier rempli par des perceptions et des représentations d'un certain genre, ne sont pas capables d'y faire entrer ces souvenirs trop différents. On sait que l'hystérique remplit sa conscience étroite par un seul groupe de perceptions, par une seule idée : c'est le principe de la suggestion, du somnambulisme, de l'anesthésie, des paralysies ; c'est aussi le principe des amnésies localisées. Quand il y a chez des hystériques de grandes oscillations du niveau mental, les deux états mentaux se séparent exactement comme dans des cas plus simples les idées et les sentiments se séparaient l'un de l'autre. Ils cessent de se rattacher comme chez les individus normaux par des gradations et des souvenirs. Ils s'isolent l'un de l'autre par des phénomènes d'amnésie et forment en apparence deux existences, deux personnalités séparées. L'hystérie donne la forme de la double personnalité aux oscillations périodiques de la dépression et de l'excitation. En un mot *la double personnalité est la forme hystérique de la dépression périodique.*

Pour entrer plus avant dans cette étude, pour présenter une interprétation plus complète des divers cas de double personnalité qui ont été décrits, c'est la périodicité même des accidents dépressifs qu'il faudrait étudier. Il faudrait expliquer pourquoi dans chaque cas particulier le sujet retombe après un certain temps dans un état inférieur à sa vie normale. C'est un peu le problème de la dépression périodique, des maladies circulaires dont l'étude est si à la mode aujourd'hui, qu'il faudrait aborder : je ne puis le faire ici incidemment. L'observation de Marceline ne me permet qu'une seule remarque sur ce point. La plupart des auteurs qui parlent de ces maladies mentales périodiques me semblent trop disposés à croire que la régularité des périodes, que le rythme des oscillations du niveau mental fait partie intégrante de la maladie. Sans doute, chez quelques malades et surtout après de nombreuses rechutes, une certaine périodicité peut s'établir par une sorte d'habitude et d'éducation. Mais le plus souvent, surtout au début, les rechutes dans un état de dépression ne me paraissent pas réglées d'avance par l'évolution même de la maladie. Il faudrait à mon avis tenir compte davantage des circonstances extérieures et des nécessités de la vie qui ramènent à des intervalles en apparence réglés des causes de fatigue ou d'émotion suffisantes pour abaisser la tension psychologique chez des débiles. Cela est évident dans l'histoire de Marceline, car ces rechutes ont toujours eu des conditions extérieures faciles à découvrir et les excitations, les ascensions du niveau mental ont eu des causes bien apparentes puisqu'elles ont presque toujours été déterminées artificiellement. Si l'on étudiait de la même manière la vie entière de ces malades qu'on appelle circulaires, je crois que l'on serait surpris de constater que les choses se passent souvent de la même manière. L'analyse minutieuse et prolongée des maladies mentales coûte sans doute énormément de temps et les résultats sont loin d'être en rapport avec les efforts qu'ils ont coûtés. Mais dans l'état actuel de la science psychiatrique c'est encore le genre d'études qui donne le plus d'enseignements.

Impression photographique des *Presses Universitaires de France*, Paris.

ANNEXE

TROISIÈME PARTIE

LE TRAITEMENT PSYCHOLOGIQUE DE L'HYSTÉRIE[1]

1. Publié en 1898 dans le *Traité de thérapeutique appliquée* de M. Albert Robin, tome XV, p. 140.

I

L'hystérie maladie mentale. Notions pathologiques sur l'état mental des hystériques et indications thérapeutiques générales.

A. — Caractère psychologique des phénomènes hystériques.

« Il faut bien que l'on sache, disait Charcot, que l'hystérie est une maladie psychique d'une façon absolue[1]. » Plusieurs auteurs en France et à l'étranger ont adopté cette conception de l'hystérie qui avait déjà été en partie proposée par Briquet ; j'ai essayé moi-même dans une série d'études publiées depuis 1886 d'analyser les principaux symptômes de l'hystérie et de montrer la part prépondérante que prenaient dans chacun d'eux des phénomènes psychologiques, et j'ai cru pouvoir conclure comme Charcot et considérer l'hystérie comme une maladie mentale.

Cette expression me semble avoir provoqué certains malentendus. Les uns ont eu peur que l'on ne confondît les hystériques avec les aliénés proprement dits[2]. Bien qu'à mon avis, les hystériques doivent être rapprochés de certains aliénés, je répondrai que toute maladie mentale n'est pas l'aliénation entendue dans le sens vulgaire du mot.

D'autres auteurs semblent craindre que la considération des phénomènes psychologiques ne tende à supprimer les études soit anatomiques, soit physiologiques sur cette maladie. Je ne puis comprendre l'opposition que l'on prétend établir entre ces deux études : dire que l'hystérie est une maladie mentale, c'est affirmer qu'elle dépend d'un trouble dans les fonctions des centres corticaux du cerveau ; cela n'empêche en aucune manière d'étudier les rapports de l'hystérie avec l'arthritisme ou bien avec les

1. Charcot, *Leçons du mardi*, I, 207.
2. Cf. Grasset, *Leçons de clinique médicale*, 3e série, 1896, p. 139.

auto-intoxications qui déterminent peut-être ce trouble cortical. Les phénomènes mentaux sont des faits aussi réels que les autres en relation avec des phénomènes physiologiques et ces deux catégories de faits doivent être étudiées simultanément. Nous constatons seulement qu'aujourd'hui les études anatomiques histologiques ou même chimiques sur cet état des centres corticaux ne sont pas assez avancées pour donner la raison des symptômes cliniques et nous disons simplement que, pour le moment, ce sont les phénomènes mentaux qui, mieux connus, expliquent les faits que l'on observe. et jouent le principal rôle dans l'interprétation de la maladie.

Il est d'ailleurs facile, si l'on ne craint pas les hypothèses un un peu aventureuses, de traduire les observations psychologiques en langage anatomique, suivant les conceptions à la mode sur les fonctions des principaux centres. Au lieu de dire, comme je l'ai fait si souvent, qu'une anesthésie donne naissance à une amnésie, qu'une anesthésie musculaire ou kinesthésique amène une paralysie, on dira que l'engourdissement de tel centre tactile ou visuel donne naissance à une amnésie, que l'engourdissement de tel autre centre des sensations musculaires détermine une paralysie. Un tel langage est permis, sans doute, mais il faut bien savoir qu'en dehors des constatations directes, anatomiques et histologiques qui n'ont pas été faites, ce langage n'est qu'une traduction. Malgré son apparence anatomique, ce n'est qu'une explication psychologique qui cherche à se dissimuler.

S'il en est ainsi, n'est-il pas naturel de se préoccuper de ces phénomènes mentaux dans le traitement de l'hystérie ? Ce ne sera sans doute qu'une thérapeutique symptomatique, puisque nous ignorons la cause physiologique ultime de ces altérations mentales. Mais il nous est difficile de faire mieux et les divers traitements physiques qui ont été proposés, et qui ne sont pas supprimés par une thérapeutique morale, ne peuvent guère se justifier davantage.

B. — Thérapeutique mentale.

Aussi depuis longtemps a-t-on compris la nécessité de ce traitement psychologique. Beauchêne, dans son petit livre curieux sur « l'influence des affections de l'âme dans les maladies nerveuses des femmes » publié dans l'an VII, demande déjà pour ces maladies une « médecine de l'âme, *medicina mentis* ». On connaît bien les tentatives de Heinroth en Allemagne et de Leuret en France pour appliquer aux aliénés un traitement moral, et Lasègue réclame à plusieurs reprises « une thérapeutique morale des maladies nerveuses[1] ». Enfin depuis que les études sur l'hypnotisme et la suggestion se sont développées, d'innombrables travaux que l'on ne peut énumérer ici[2] ont montré comment toutes sortes d'accidents nerveux ont pu être guéris ou amendés par des procédés purement moraux. Il est même juste de remarquer que beaucoup de procédés présentés par leurs auteurs comme des méthodes de thérapeutique physique n'agissaient au moins dans certains cas de névroses, que d'une manière morale. La métallothérapie, l'électrothérapie, certaines gymnastiques, etc., déterminaient quelquefois des suggestions ; plus souvent elles agissaient en amenant la restauration de certaines sensibilités, ou en réveillant de leur engourdissement certains centres corticaux suivant le langage que l'on adoptera, c'est-à-dire qu'elles agissaient en déterminant des modifications psychologiques. Le reproche que l'on a fait le plus souvent et, à mon avis, le plus justement à ces récits de guérisons par des procédés psychologiques, c'est qu'il s'agissait d'accidents hystériques mal diagnostiqués. Ce reproche n'a plus de valeur ici et il renferme une reconnaissance de ce fait aujourd'hui évident, c'est qu'un très grand nombre de malades hystériques ont obtenu le plus grand soulagement par ces traitements moraux.

Il semble donc juste qu'une étude sur le traitement psychologique de l'hystérie occupe une place dans un traité complet de thérapeutique. Pour légitimer et expliquer autant que possible ces pratiques, je montrerai d'abord en quelques mots la pathogénie des accidents les plus communs afin de faire voir le point vers lequel doit être dirigé le traitement. Enfin pour éviter les spéculations théoriques, je me bornerai à indiquer les traitements divers qui ont été proposés et les résultats de chacun d'eux que j'ai pu observer dans une étude assez longue, poursuivie d'abord

1. Lasègue, *Études médicales*, I, 30.

2. Nous ne pouvons résumer ici la bibliographie immense de la thérapeutique psychologique ; on nous excusera si nous renvoyons quelquefois à d'autres travaux où nous avons présenté quelques études historiques et où certaines questions sont traitées avec plus de développement.

dans les hôpitaux du Havre, puis à la Salpêtrière sous la direction de Charcot, et dans le service de mon éminent maître, M. le Pr Raymond.

II

Rôle des idées fixes dans les accidents hystériques.

A. — Importance de l'idée fixe.

Dans ses leçons de 1884-85 Charcot a essayé d'établir que certaines paralysies hystériques dépendent « d'une idée, d'une préoccupation du malade bien capable d'entretenir son mal, étant donné que celui-ci est, comme nous le pensons, surtout d'origine psychique, ou si vous l'aimez mieux, mentale[1] ». Puis il appliqua cette interprétation à toutes sortes d'accidents, à des attaques, des contractures, des mutismes, des anorexies, etc. Des remarques du même genre faites de tous côtés conduisirent à cette conception formulée surtout par Mœbius : « Les maladies hystériques sont des modifications corporelles qui se rattachent à des conceptions, à des idées qui déterminent des émotions persistantes[2]. » Cette interpellation a été tout naturellement développée par tous ceux qui ont étudié la puissance de la suggestion et les modifications organiques graves et durables qu'elle peut déterminer ; ils ont prétendu que les choses se passaient dans bien des cas comme si l'hystérique se suggérait à lui-même son accident. « L'hystérique réalise son accident comme il le conçoit », disait M. Bernheim. Malheureusement cette conception si simple est loin de se vérifier facilement dans tous les cas, c'est que le rapport entre l'accident et l'idée fixe est loin d'être toujours aussi simple que dans les cas de paralysies étudiés par Charcot, et il est nécessaire pour le comprendre d'étudier avec plus de précision les caractères que peut prendre l'idée fixe chez l'hystérique, afin de discerner en quoi le rôle qui lui a été attribué est juste et en quoi son importance a été exagérée.

1. Charcot, *Œuvres*, III, p. 397.

2. Mœbius, *Centralblatt für Nervenheilkunde*, 1880. Dans mon travail sur les accidents mentaux des hystériques, 1893, p. 259, 2e édit., p. 412, se trouve un résumé bibliographique sur cette conception importante de l'hystérie.

B. — Idée fixe ancienne et latente.

Le mot « idée » employé par Charcot, le mot « représentation, *Vorstellung* » employé par Mœbius, par Strumpell, le mot « autosuggestion » employé par Bernheim et en général le mot « idée fixe » employé par beaucoup d'auteurs et que j'ai très souvent répété, peuvent donner lieu à des malentendus et être pris dans un sens qui n'a jamais été celui des auteurs. On peut croire qu'il s'agit d'une idée abstraite et précise, que le malade se dit à lui-même : « je serai paralysé de telle et telle manière » et qu'il assiste froidement à la réalisation de sa prédiction. Jamais Charcot ni aucun auteur n'a compris les choses de cette manière. Charcot emploie à chaque instant les mots, « préoccupation, émotion, angoisse », Mœbius parle d'idée déterminant une émotion persistante, j'ai sans cesse répété qu'il s'agissait d'une « émotion figée, d'une émotion complexe qui se reproduit toujours la même, etc. ». D'ailleurs même chez les obsédés proprement dits, l'idée obsédante n'est jamais abstraite et froide, elle détermine des réactions émotives si fortes que cet état a pu être appelé « un délire émotif ». Il est bien rare que l'on puisse dire avec M. Bernheim que l'hystérique réalise son accident comme il le conçoit. Le plus souvent le sujet ne garde qu'une préoccupation, une émotion persistante et l'accident se rattache à cet état « par cet ensemble de lois psychologiques et physiologiques qui règlent le développement et la manifestation des émotions ».

Même en interprétant les choses de cette manière, on rencontre encore bien des difficultés quand on cherche à se rendre compte du rôle joué par l'idée fixe ou par l'émotion systématique et persistante.

Dans les cas les plus simples l'idée fixe et le symptôme clinique qu'elle détermine sont la reproduction d'un événement de la vie du malade, sont en rapport étroit avec un accident bien net. Un homme est renversé par une voiture et reçoit un choc à la jambe droite, il pense que sa jambe droite est blessée et il a en y pensant une grande émotion de terreur, puis peu à peu il perd la sensibilité et le mouvement de la jambe droite, cela est clair et net. Mais très souvent il n'en est pas ainsi, et le symptôme clinique ou même l'idée fixe nous semblent sans ressemblance ou même sans dépendance avec l'accident que nous considérons comme initial. Un homme perd sa fortune dans le commerce et le voici qui peu de jours après présente un tic de la face, il semble faire un effort pour souffler continuellement par une narine. Un autre est épouvanté par la mort subite de sa femme qui succombe près de lui dans son lit et le voici qui a du météorisme abdominal et qui commence de grandes attaques d'hystérie dans lesquelles il a l'hallucination d'une locomotive qui se précipite sur lui. Quel est le rapport entre le symptôme et l'accident initial ?

Le rapport existe cependant si l'on veut bien remarquer que chez ces malades, l'idée fixe est antérieure à l'événement actuel qui a simplement déterminé sa reproduction et sa manifestation actuelle. Le premier de ces malades a été très préoccupé par la pensée d'une croûte dans le nez à la suite d'un fort saignement de nez, survenu au cours d'une fièvre typhoïde, il y a 18 mois, et il a déjà présenté cette idée fixe, ce tic de la face pendant de longues périodes. L'autre a été réellement blessé au ventre par une locomotive, il y a six ans. Mais le souvenir de ces accidents est resté latent, ne se manifestant pas ou se manifestant rarement, comme il arrivait chez le second malade qui avait l'hallucination de la locomotive quand il lui arrivait de s'enivrer. L'accident nouveau, la perte d'argent, la mort de la femme n'a pas donné véritablement naissance à une idée fixe, mais a mis l'esprit dans un état de faiblesse qui a permis le développement et la manifestation permanente d'une idée fixe ancienne. Ce fait est très fréquent et il explique souvent le désaccord apparent entre l'accident initial et le symptôme qui se manifeste.

C. — Idée fixe primaire et idées fixes secondaires.

Si nous remontons au véritable événement initial qui a déterminé le début de l'idée fixe, nous pouvons cependant être encore embarrassés et comprendre difficilement le rapport entre cet événement et les symptômes que nous observons. Voici deux exemples caractéristiques pris au milieu de cent autres. Une jeune fille de 25 ans présente depuis six ans une série d'accidents variés, anesthésies viscérables et cutanées très variables, gonflement du ventre, troubles de la digestion, vomissements, contractures passagères des jambes surtout en adduction, astasie-abasie vraiment surprenante qui depuis plus de cinq ans a rendu la marche tout à fait impossible, etc. Nous apprenons une triste aventure survenue à cette jeune fille : vivant seule avec son père, à l'âge de 18 ans, elle est devenue à l'insu de tous la maîtresse de ce dernier. Les relations qui ont duré un an, ont cessé depuis six ans, mais la malade est restée obsédée par ce souvenir, et les accidents hystériques ont commencé peu après. Quel rapport y a-t-il entre le souvenir des relations avec son père, les émotions déterminées par ce souvenir et l'astasie-abasie? Autre exemple : voici une femme de 27 ans qui est couchée depuis huit mois sans pouvoir bouger à cause d'une violente douleur dans le ventre. C'est une ovarie si l'on veut, avec hyperesthésie de la paroi abdominale, vaginisme, contracture des jambes en adduction. Il a fallu la chloroformer pour pratiquer l'examen vaginal qui n'a révélé aucune lésion apparente. A-t-elle donc une idée fixe relativement à son ovaire? En aucune façon. Son idée fixe qui est réelle, c'est la pensée d'un ancien amant qui lui a proposé il y a huit mois de quitter son mari et son enfant et de reprendre avec lui la vie commune. Mais quel est le rapport entre cette idée fixe et son ovaire qui la tient au lit depuis huit mois ?

Pour le comprendre il faut savoir qu'une idée n'est pas dans l'esprit une chose simple et inerte, c'est tout un système d'images et de tendances qui se développent et se transforment sans cesse. Autour de l'idée fixe primitive se développent quelquefois par raisonnement, le plus souvent par association, une foule d'idées secondaires, de rêves, d'émotions qui ont à leur tour des conséquences et des manifestations très compliquées, et nous ne pouvons pas toujours rétablir complètement la suite et le lien de tous ces phénomènes.

La jeune fille dont nous parlions a eu d'abord l'idée fixe et la terreur de la grossesse, de là probablement un état émotif permanent qui a déterminé les troubles viscéraux. Les craintes et les remords ont amené des idées de suicide qui ont déterminé à leur tour le refus des aliments, l'anorexie, de nouvelles anesthésies viscérales et même les troubles de déglutition qu'un médecin avait pris pour les symptômes d'une lésion bulbaire. L'idée de la grossesse d'une part, l'excitation génitale de l'autre, une hallucination étrange du sens tactile et du sens génital que nous ne pouvons décrire et qui se développait au moindre mouvement des jambes ont rendu la marche de plus en plus difficile. L'idée obsédante que sa démarche singulière faisait tout découvrir s'ajoute aux premières et l'astasie-abasie devient complète pendant cinq ans. — La femme atteinte d'ovarie est avant tout une aboulique qui n'ose pas et ne peut pas prendre une décision. Elle aime trop son mari et son enfant pour les quitter, elle aime trop son amant pour renoncer à lui ; aussi a-t-elle remis sa décision jusqu'au moment où elle serait bien guérie d'une petite indisposition. Mais elle a reculé sa décision indéfiniment, elle redoute cette guérison de peur d'avoir à répondre décidément à la proposition de son amant, et depuis huit mois elle reste couchée et souffre de plus en plus. Ajoutez la contracture des adducteurs, des « custodes », si fréquente chez les femmes qui ont des préoccupations génitales et l'on saisit quelques-uns des termes intermédiaires qui ont conduit les malades aux accidents qu'elles présentent actuellement.

Il faut donc bien savoir que l'hystérique a rarement dans l'esprit l'idée fixe de son symptôme ; elle ne pense pas à avoir une attaque, ou à garder la bouche de travers. Il n'en est ainsi que dans quelques cas particulièrement simples. L'idée fixe qu'elle a dans l'esprit est en apparence étrangère au symptôme et ne le détermine que par l'intermédiaire de toute une série de conséquences morales et physiques.

C'est ce qui m'avait amené à distinguer dans l'hystérie des *idées fixes primaires,* ou *des états émotifs primaires* origine véritable de la maladie, quoique souvent sans rapport apparent avec elle et des *idées fixes* ou *des états émotifs secondaires* qui amènent successivement une foule d'accidents variés. Ces idées fixes secondaires se compliquent de plus en plus, d'abord parce que d'autres pensées s'associent avec la première et ensuite parce que l'esprit affaibli par la première idée fixe devient de plus en plus suggestible et acquiert une collection de nouvelles idées fixes à propos du plus petit incident.

De là vient également la grande différence que j'ai souvent fait remarquer entre l'hystérie récente et l'hystérie ancienne. La première est simple, l'idée fixe ordinairement unique est bien en rapport à la fois avec l'événement initial et avec le symptôme. Dans la seconde au contraire, tout est très compliqué, et le médecin qui veut pénétrer le mécanisme psychologique des accidents est tout surpris de découvrir un long roman de plus en plus inextricable. Cette grande différence clinique a, comme on le soupçonne, de très graves conséquences au point de vue thérapeutique.

D. — Nature ou contenu des idées fixes.

Quelles sont les pensées qui peuvent chez les malades jouer ce rôle et se transformer en idées fixes ? Cette question me paraît soulevée par certaines théories récentes de l'hystérie, en particulier celles de M. Freud. On a remarqué le rôle considérable que jouaient chez quelques hystériques les idées relatives aux fonctions génitales et on a dit que toute hystérie dépendait d'une excitation sexuelle prématurée et d'une obsession génitale. Cette remarque est d'une vérité banale si on ne la généralise pas inutilement. Depuis la jeune fille qui a été à un bal de campagne et qui revient amoureuse d'un cornet à piston au point d'avoir des attaques délirantes dans lesquelles elle le voit jouer de son instrument, jusqu'à la femme adultère tourmentée nuit et jour par son remords et par son secret, on voit tous les degrés et toutes les formes des préoccupations amoureuses. Cela n'est-il pas très naturel si l'on songe qu'il s'agit des sentiments les plus fréquents et les plus vifs, les plus fertiles en émotions de toute espèce. Mais il faut remarquer d'abord qu'il ne s'agit pas toujours de véritables excitations génitales, ni d'excitations prématurées, l'amour est un sentiment très complexe et qui peut revêtir bien des formes. Ensuite il faut reconnaître que les accidents hystériques ont très souvent pour origine des idées fixes de nature toute différente. Celle-ci est inconsolable de la mort de sa mère ou de la mort de son enfant, celle-là d'une accusation de vol portée contre elle, etc., etc. Faut-il rappeler les innombrables hystéries traumatiques déterminées par le souvenir obsédant d'un choc, d'un accident quelconque. En un mot tous les souvenirs, toutes les pensées, capables de provoquer des émotions fortes et durables peuvent jouer le rôle d'idées fixes et devenir le point de départ des accidents hystériques. On doit seulement remarquer que suivant l'âge, l'éducation, la situation sociale du malade, certaines idées fixes et certaines émotions sont plus fréquentes que les autres.

E. — Caractère subconscient des idées fixes.

Il reste à insister sur un dernier caractère des idées fixes de forme hystérique qui m'a semblé particulièrement important au point de vue thérapeutique. Ces idées, surtout l'idée primaire qui joue le principal rôle, ne sont pas toujours nettement connues par le malade lui-même. Il ne se rend compte que d'une manière imparfaite et souvent il ignore tout à fait l'obsession qui le tourmente et qui détermine à son insu tous les accidents. Mais comment pouvons-nous dire que cette idée existe, puisque le malade n'en a pas conscience. Parce que cette idée est exprimée par le malade d'une manière extrêmement nette à certains moments particuliers, tandis qu'il n'en conserve pas le souvenir dans les intervalles. Dans les attaques, dans les délires, dans les somnambulismes surtout, il nous explique clairement l'obsession qui le tourmente d'une façon continuelle.

Pendant la veille même, l'écriture ou même la parole automatique, qui se produit sans que le malade la sente, nous manifeste la même préoccupation. Ce sont ces faits que j'ai essayé de résumer en un mot en disant que chez l'hystérique l'idée fixe était très souvent *subconsciente*. Ce mot ne doit soulever ici aucune querelle philosophique. Il ne s'agit pas de chercher si l'esprit est ou n'est pas divisible, si ces idées conservent, oui ou non, une forme particulière de conscience, ces questions sont tout à fait inutiles au médecin. Ce mot « subconscient » exprime simplement pour lui un fait et un fait incontestable, c'est que le sujet peut exprimer son idée fixe à de certains moments et dans de certaines conditions et qu'il ne le peut absolument pas dans les autres. On connaît bien ce caractère clinique des fugues hystériques : le sujet ne peut raconter sa fugue et les raisons qui l'ont déterminée que si on le met en état de somnambulisme. Eh bien, ce même caractère clinique se rencontre dans les idées fixes qui déterminent des attaques, des paralysies, des anorexies, etc., c'est là un fait banal dans l'hystérie, qu'il est nécessaire de connaître, non seulement pour traiter, mais même pour diagnostiquer avec précision un accident hystérique.

En résumé, il faut se souvenir que l'idée fixe des hystériques est surtout un état émotif systématique et persistant; pour la bien comprendre, il faut savoir que l'idée fixe peut n'avoir qu'un rapport indirect avec l'événement en apparence provocateur, ou avec l'accident pathologique, que l'idée la plus apparente n'est pas toujours la plus importante, et qu'il y a des idées primaires qui peuvent être tout à fait subconscientes. Si l'on tient compte de ces remarques, on reconnaîtra sans peine que les idées fixes de ce genre accompagnent et précèdent souvent la plupart des accidents hystériques, qu'elles forment une partie intégrante de ces accidents, dont il est impossible de ne pas tenir compte et qu'elles semblent jouer un grand rôle dans l'évolution de ces accidents eux-mêmes.

III

La faiblesse de synthèse mentale.

A. — La prédisposition aux idées fixes.

Quelle que soit l'importance des idées fixes de l'hystérie, importance que je n'ai pas cherché à restreindre, je ne puis croire que ce seul phénomène explique toute la maladie. Elles semblent, par les émotions qu'elles déterminent, être en relation avec certains accidents, elles semblent surtout à mon avis donner à ces accidents leur localisation, leur forme particulières. Mais, d'une part, elles n'accompagnent pas tous les phénomènes de l'hystérie, des stigmates et même des accidents comme l'hémiplégie[1] peuvent se développer insidieusement, sans qu'il y ait une émotion ni une idée fixe bien nette qui les entretiennent, d'autre part, ces idées fixes se surajoutent toujours à un état pathologique antérieur, mal reconnu et même elles ne prennent leur importance que grâce à cet état antérieur. Sans doute, on peut imaginer des émotions extrêmement violentes ou bien répétées incessamment pendant très longtemps et capables de désorganiser l'esprit le plus solide. Mais ce n'est pas ainsi que les choses se passent le plus souvent chez nos malades : ce sont des accidents futiles qui presque toujours deviennent le point de départ des idées fixes.

1. *Accidents mentaux des hystériques*, p. 126, 2e édit., p. 298.

Délirer pendant deux ans, essayer de mourir en refusant toute nourriture et tout cela par amour pour un musicien que l'on a vu une fois et dont on ne sait même pas le nom, avoir pendant trois ans des attaques violentes avec hallucinations terrifiantes parce que l'on a rencontré une fois un rat dans la cuisine, s'enfuir de la maison en état de somnambulisme, accomplir à sept reprises différentes des fugues de deux ou trois mois dont on ne conserve aucun souvenir, parce que l'on a entendu une fois un vieux marin décrire les charmes des voyages, ce n'est guère la marque d'un esprit solide. Si l'idée et l'émotion déterminent l'amour, l'anorexie, l'attaque, la fugue, en se développant d'une façon subconsciente, il n'en est pas moins vrai que l'idée a dû rencontrer un terrain singulièrement favorable à son développement indépendant. C'est pourquoi je crois qu'il existe dans l'hystérie d'autres troubles psychologiques antérieurs à l'idée fixe, « les hystériques vrais, disait très bien M. Pitres, sont hystériques avant de présenter les accidents éclatants de la névrose, et ils restent hystériques après que ces accidents ont disparu[1] ».

L'observation clinique vient encore confirmer cette réflexion, on peut constater chez des jeunes filles, chez des enfants, une prédisposition à l'hystérie sans qu'il y ait d'accidents caractérisés. Bien des symptômes que présentent ces malades ne sont pas encore en rapport avec une grande idée fixe, le sujet semble attendre une occasion pour commencer l'idée fixe dont le développement va remplir sa vie ; mais il n'en présente pas moins un état mental déjà anormal.

B. — La suggestibilité.

Il est difficile de caractériser avec précision ce trouble mental qui constitue la grande prédisposition aux accidents hystériques. On a souvent répété depuis les études récentes sur la suggestion, que le grand caractère des hystériques, c'est la *suggestibilité*. Cette remarque est évidemment juste, et il est facile de constater chez ces malades tous les phénomènes de la suggestion. On sait que la plupart des accidents hystériques peuvent être reproduits

1. Pitres, *Leçons cliniques sur l'hystérie*, I, 37. Cf. notre étude sur les *Stigmates mentaux de l'hystérie*, 1893.

par suggestion, quelle que soit l'opinion que l'on adopte sur le mécanisme cérébral de ces phénomènes, cette remarque n'en reste pas moins importante pour nous montrer le rapport de ces accidents avec les idées et les émotions du sujet. Il faut encore se souvenir de cette puissance de la suggestion chez les hystériques pour éviter les dangers de l'imitation, du dressage en commun qui sont si redoutables quand ces malades sont réunis. Mais le mot « suggestibilité » ne répond pas complètement à notre problème ; dire que les hystériques sont suggestibles, c'est se borner à répéter le fait même que l'on veut expliquer. On sait fort bien que les idées fixes et la suggestion sont tous deux des phénomènes du même genre, dépendent tous les deux du développement exagéré et indépendant des idées dans l'esprit, et, expliquer les idées fixes des hystériques par la suggestibilité, c'est comme si l'on disait qu'elles ont des idées fixes parce qu'elles sont disposées à en avoir.

C. — Le rétrécissement du champ de conscience. Les anesthésies.

Aussi ai-je cherché depuis longtemps quelle était dans l'esprit des hystériques, la condition de la suggestibilité elle-même et je crois avoir montré[1] qu'un certain nombre d'autres phénomènes psychologiques accompagnent la suggestibilité et varient avec elle. Le fait de la suggestion, c'est-à-dire le développement exagéré des éléments contenus dans une idée, se produit quand l'idée reste isolée dans l'esprit. Car c'est l'antagonisme des idées réunies dans un même champ de conscience qui produit le doute, la critique et la liberté. C'est ce que l'on peut exprimer sommairement en disant que les individus suggestibles n'ont jamais qu'une idée à la fois, que leur champ de conscience est rétréci. Ce rétrécissement lui-même se rattache à un affaiblissement, une diminution des fonctions psychologiques les plus élevées telles que l'attention, la volonté. Il y a chez ces malades un affaiblissement notable de la synthèse mentale, de cette fonction qui consiste à réunir et une même pensée, en une même conscience, des images, des idées d'origine différente et à en for-

1. *Automatisme psychologique*, 1889, p. 139.

mer un tout original[1]. Un groupe considérable d'observations et d'expériences mettent en évidence cette diminution de la synthèse mentale.

Les plus importantes de ces observations ont rapport aux anesthésies des hystériques. La suppression plus ou moins complète de certaines sensations, et bien souvent des images et des mouvements qui en dépendent, manifeste une véritable diminution de la pensée. Les malades sont loin de compenser par un développement plus grand des autres sensations, ou, si l'on veut, par une activité plus grande des autres sens, le vide causé par celles qui ont été perdues ou par l'engourdissement de certains centres. Il est facile de constater le rapport qui existe entre la disposition aux idées fixes, la suggestibilité et l'existence de ces anesthésies.

D. — La désagrégation de l'esprit.

Cette maladie de l'esprit, qui est d'ailleurs très banale, se rencontre dans une foule d'états pathologiques différents, mais elle prend chez l'hystérique une forme particulière. La synthèse étant trop faible, certaines catégories de sensations, d'images ou d'idées sont laissées de côté d'une manière plus ou moins définitive et cessent d'être rattachées à la conscience personnelle.

Il y a dans l'esprit de l'hystérique une tendance à la division, à l'autonomie mentale, si on peut appliquer ici cette expression. C'est pourquoi le dédoublement de l'esprit qui a tant surpris dans certains cas de somnambulisme naturel, loin d'être une exception, est la loi générale de l'hystérie et il se manifeste, non seulement dans les somnambulismes, les attaques, les idées fixes subconscientes, mais encore dans les stigmates, les amnésies, les anesthésies. Sans doute les stigmates ne sont pas sans rapports avec les idées fixes : l'amnésie, l'anesthésie qui manifestent le rétrécissement du champ de conscience, augmentent beaucoup quand l'idée obsédante se développe. D'une part, parce que cette idée prend pour elle une partie considérable pour l'attention disponible, de l'autre parce que cette idée détermine des émotions

1. Cf. Étude sur un cas d'aboulie et d'idées fixes. *Revue philosophique*, 1891, I, p. 389, *Névroses et idées fixes*, 1898, I, p. 1.

dont le caractère est de dissocier l'esprit. Mais il n'en est pas moins vrai que les stigmates dépendent surtout de cette faiblesse de synthèse mentale qui était de beaucoup antérieure et qui était également la condition des idées fixes.

E. — La faiblesse mentale.

Cette faiblesse mentale est évidente. De quoi dépend-elle ? Évidemment d'une certaine insuffisance des fonctions cérébrales qu'il est actuellement difficile de préciser. Il semble que la quantité d'activité cérébrale disponible ait été restreinte et que le sujet ne soit plus capable de mettre simultanément en exercice toute la surface corticale, mais seulement une petite partie à un moment, puis une autre petite partie au moment suivant. Si l'on envisage la mobilité des phénomènes hystériques, leur remplacement facile par des phénomènes équivalents, la persistance presque générale à l'état subconscient des phénomènes en apparence supprimés, la dissociation qui se manifeste dans les somnambulismes et les écritures automatiques, on arrivera, à mon avis, à une supposition qui doit être, bien entendu, exprimée avec toutes réserves. C'est que la lésion, l'engourdissement si l'on veut, porte non exclusivement sans doute, mais d'une façon prédominante sur les régions de l'écorce qui ont pour rôle de synthétiser, d'associer les divers phénomènes psychologiques. Ce n'est que secondairement que l'engourdissement porte sur les centres sensoriels qui sont d'abord dissociés et continuent à fonctionner isolément, puis dont le fonctionnement se pervertit et s'altère par son isolement même.

A quoi faut-il rattacher cette insuffisance cérébrale elle-même ? A une malformation congénitale et héréditaire des circonvolutions cérébrales, cela est quelquefois très vraisemblable. Certains malades sont évidemment des infirmes mentaux qui n'ont pas perdu certaines facultés élémentaires et brillantes, la mémoire, l'association et l'imagination automatiques, mais qui sont presque dépourvus de volonté, de synthèse mentale. Leur cerveau est suffisant dans l'enfance, dans la vie simple, régulière et facile; mais dans la jeunesse, quand commencent à se poser les problèmes de la vie matérielle et morale, les soucis d'avenir, les préoccupations de l'amour, l'insuffisance de l'organe cérébral éclate. Ces petits prodiges deviennent tristes, fatigués, incapables d'attention, ils ne peuvent plus rien apprendre de nouveau et ils se laissent aller à d'interminables rêveries. Plus tard une émotion, un choc quelconque, va semer l'idée fixe et l'hystérie sera complète.

Il est certain aussi que dans certains cas, des intoxications, des maladies accidentelles, surtout des maladies infectieuses comme la fièvre typhoïde, peuvent déterminer cette altération cérébrale chez des individus primitivement bien doués. Les recherches futures démontreront quelle altération histologique ou chimique, quel trouble de circulation ou de nutrition détermine cette insuffisance mentale, et ces recherches, loin d'être opposées aux études psychologiques, ne feront que les continuer.

En résumé deux conditions paraissent jouer un grand rôle dans la pathogénie des accidents hystériques : 1° un état émotif précis et permanent qui localise les phénomènes d'une manière particulière suivant les lois de l'émotion et de la suggestion ; 2° une prédisposition mentale originelle ou acquise à la diminution de la synthèse et à la désagrégation de l'esprit, ou, si l'on préfère ces expressions, une disposition à l'engourdissement des centres d'association, une tendance au fonctionnement indépendant et par suite à l'arrêt de fonctionnement des centres sensoriels.

Il est probable que ces deux conditions interviennent presque toujours simultanément, mais il est certain que, suivant les cas, leur importance est bien inégale. Sans doute une certaine faiblesse mentale, une certaine diminution de la synthèse existe toujours au début pour permettre le développement de la suggestibilité, mais dans certains cas, cette faiblesse était peu importante par elle-même et ne troublait guère la vie du malade. L'événement initial a été au contraire fort grave, il a déterminé une violente émotion ; celle-ci se conserve et se répète indéfiniment, non seulement elle détermine des accidents précis en rapport avec elle, mais elle contribue puissamment à dissocier l'esprit, accroît énormément sa faiblesse originelle. Dans ce cas, c'est la permanence de l'idée fixe émotive qui joue le rôle essentiel. Dans d'autres cas, au contraire, on remarque, au début des accidents, que des émotions insignifiantes par elles-mêmes. Les idées fixes qui en résultent sont peu nettes et surtout peu durables, elles se modifient incessamment sans que l'esprit se reconstitue, sans que les stigmates s'effacent après leur disparition. Le défaut d'équilibre et de synthèse, la tendance à l'engourdissement des centres d'association, au fonctionnement irrégulier des centres sensoriels se manifestaient longtemps avant le début des accidents actuels. C'est ici la faiblesse mentale qui est l'élément prépondérant.

Par conséquent la thérapeutique de l'hystérie doit envisager deux grandes indications. Premièrement, elle doit être dirigée contre *les idées fixes,* qui sont la cause la plus immédiate des accidents que l'on veut guérir, mais elle doit en second lieu se préoccuper autant que possible *de la faiblesse de synthèse mentale* qui est la cause plus lointaine, mais plus importante encore, qui entretient et reproduit les accidents.

IV

Traitement des idées fixes. — Procédés d'éducation.

A. — Importance du traitement des idées fixes.

Faut-il, dans le traitement de l'hystérie, se préoccuper de ces deux phénomènes et diriger le traitement contre l'un et contre l'autre. Faut-il en particulier se préoccuper de ces idées fixes qui, indirectement par l'état émotif systématisé qu'elles entretiennent, déterminent la nature, la forme, la localisation des accidents hystériques. On peut dire qu'en général on a presque toujours répondu à cette question par la négative. En effet, on applique le plus souvent à tous les hystériques un traitement commun sans se préoccuper de la forme particulière que prend l'état émotif persistant dans chaque cas particulier ; ce traitement qui consiste d'ordinaire en pratiques hydrothérapiques et en toniques, en excitations de la sensibilité, ne s'adresse guère qu'à l'état général de faiblesse, d'engourdissement nerveux. En un mot, on n'applique le plus souvent aux hystériques qu'un traitement général sans essayer aucun traitement local, j'entends ici par traitement local le traitement qui serait dirigé contre l'émotion particulière, le souvenir spécial qui est l'occasion de tel ou tel accident actuel.

Cette conduite habituelle semble se justifier par un certain nombre de remarques. On peut dire qu'un traitement local, fût-il heureux, sera toujours insuffisant, puisqu'il laisse subsister une disposition à l'engourdissement cérébral, c'est-à-dire une diminution des fonctions de synthèse, une grande suggestibilité et une prédisposition souvent formidable à retomber dans des accidents semblables ou équivalents à propos de la moindre émotion nouvelle. Cela est très vrai et nous aurons à en tenir compte, quand nous parlerons du traitement général. Mais, comme on vient de le voir, la prédisposition générale n'a pas toujours une telle importance : l'idée fixe, l'émotion particulière, jouent souvent un rôle bien plus important. Nombre de malades restent encore hystériques sans doute, mais sont singulièrement soulagés, quand ils sont débarrassés d'une idée fixe qui entretenait un accident grave. Il y a des hystériques qui conservent toute leur vie cette suggestibilité, cette faiblesse de synthèse et même quelques stigmates et qui n'en sont pas autrement incommodés si on guérit l'idée fixe et l'accident particulier quand il se présente. De tels malades ont ainsi des années de répit dont la considération n'est pas insignifiante.

On pourra ajouter que ce traitement local est inutile, parce que le traitement général suffit à lui seul, en modifiant l'état psychologique dans son ensemble, à supprimer les idées fixes et les accidents particuliers et à prévenir leur retour. Il y a encore dans cette opinion quelque vérité, au moins au point de vue théorique. J'ai montré souvent que l'on peut déterminer chez les hystériques des états dans lesquels l'activité cérébrale est complètement restaurée, le champ de conscience élargi, la synthèse reconstituée. Dans ces états on constate non seulement la disparition des stigmates, des anesthésies, des paralysies, des troubles moteurs, mais encore la disparition de la suggestibilité. La pensée, reconstituée dans son ensemble, ne permet plus ce développement exagéré et indépendent d'un système psychologique qui constituait la suggestion et l'idée fixe. Si l'on pouvait pratiquement rendre un tel état définitif, il n'y aurait plus lieu de se préoccuper du traitement local. Si on peut se permettre une pareille comparaison, il n'y aurait plus lieu de se préoccuper du traitement local d'un abcès tuberculeux, si l'on pouvait rendre tout d'un coup et définitivement l'organisme réfractaire à la tuberculose. L'abcès local disparaîtrait tout seul par le simple effet de la modification générale.

Malheureusement, ce sont-là des conceptions théoriques et des expériences de laboratoire. Cet état complet, si intéressant pour l'étude, que l'on obtient en excitant et en dirigeant les efforts d'attention du sujet, est le plus souvent de peu de durée. Les stigmates, les amnésies et la suggestibilité ne tardent pas à réapparaître, si bien que cet état, tout en étant en lui-même identique à un état de veille normale, tout en représentant l'état normal dans lequel les malades devraient être continuellement, prend l'apparence d'un somnambulisme[1]. Quelquefois l'insuffisance cérébrale réapparaît spontanément sous l'influence de la plus petite émotion accidentelle, quand la prédisposition générale à l'engourdissement hystérique est très forte, mais bien souvent à la moindre fatigue, réapparaît l'idée fixe qui n'a pas été détruite et c'est celle-ci qui amène à sa suite le rétrécissement considérable du champ de conscience, la dissociation de l'esprit par l'émotion qu'elle reproduit. Bien souvent il est impossible de déterminer la restauration de l'état mental en général à cause de cette idée fixe, de cette lésion locale. Si je puis reprendre la comparaison précédente, vous n'arriverez pas à restaurer l'état général d'un tuberculeux, si vous laissez subsister de vastes foyers purulents ; au contraire, si vous enlevez une tumeur locale, vous pouvez rétablir les forces et peut-être même créer un état réfractaire. Un exemple peut être emprunté aux observations auxquelles je viens de faire allusion. Cette pauvre fille, qui avait été à l'insu de tous la maîtresse de son père, fut soumise pendant huit ans à tous les traitements généraux, hydrothérapie, séjours prolongés dans des villes d'eaux, toniques, électricité, massage pour réveiller les sensibilités, etc. Aucun procédé n'eut d'action. C'est que le remords, l'inquiétude, simplement le secret lui-même, déterminaient des troubles émotifs, des dissociations perpétuelles de la pensée. Quand on s'occupa de ce point essentiel, toute la maladie guérit en quelques semaines. J'insiste sur ce point : les stigmates eux-mêmes, l'affaiblissement cérébral, etc., disparurent définitivement par le simple traitement local. La prédisposition était ici minime, point d'antécédents héréditaires, ni personnels ; l'idée fixe et l'émotion initiale jouant le principal rôle et amenant l'épuisement à leur suite, il suffit de modifier celles-ci pour déterminer une restauration de l'état général.

1. *Accidents mentaux des hystériques*, p. 226, 2e édit., p. 383.

Sans insister sur ces discussions, je conclurai que nous n'avons pas le droit, dans le traitement psychologique de l'hystérie, de négliger le traitement local de l'idée fixe en rapport avec une émotion plus ou moins lointaine qui joue un grand rôle dans la forme qu'a prise la maladie. Ce traitement sera quelquefois, mais rarement suffisant, il sera souvent utile et quelquefois absolument nécessaire.

B. — La récompense, la menace, l'émotion religieuse.

Quels sont les procédés qui peuvent avoir quelque action sur ces idées d'un genre particulier que présentent ces hystériques ? Examinons d'abord les plus simples avant d'étudier les plus complexes.

On sait depuis longtemps que certains procédés empruntés aux méthodes vulgaires d'éducation des enfants peuvent avoir une très heureuse influence sur les accidents hystériques. Cette influence se comprend bien puisque nous savons que ces accidents dépendent d'idées fixes et que celles-ci peuvent être modifiées par des idées antagonistes.

Ces procédés ont en effet toujours comme caractère essentiel de chercher à faire naître dans l'esprit du sujet, des idées fortes, émotionnantes, opposées à l'idée fixe elle-même. On se sert pour y arriver, des encouragements, des récompenses, plus souvent des menaces, de la punition, de la peur, de la douleur même. On se souvient que la menace d'une application de fer rouge servait autrefois à arrêter les épidémies de convulsions, elle aurait encore son efficacité aujourd'hui. Sans aller aussi loin, les méthodes classiques du jet d'eau de Seltz à la figure, des coups avec une serviette mouillée reposent sur le même principe. Une giffle appliquée à propos a bien souvent guéri des chorées hystériques ou des délires. Beaucoup de procédés considérés comme physiologiques, la respiration d'asa fœtida, les verres d'eau que Cruveilhier faisait avaler coup sur coup aux malades, avaient une action du même genre.

Voici un cas qui m'a semblé curieux, dans lequel un procédé brutal a eu un résultat inattendu. On avait amené dans le service de Charcot une femme de trente-cinq ans, affaiblie et très émaciée par une anorexie grave déjà prolongée depuis plusieurs mois et par des vomissements incoercibles. Furieuse de son internement, elle se montrait aussi insolente que possible et nous déclarait qu'il était inutile de la forcer à manger puisqu'elle saurait bien vomir immédiatement tout ce qu'on lui ferait prendre. Et, de fait, elle se retourna et vomit sur son oreiller ce qu'elle venait de manger. Un peu impatienté peut-être, je me laissai aller à lui faire cette réponse singulière : que le règlement de la maison était formel et forçait les malades à avaler de nouveau ce qu'elles avaient vomi. La pauvre femme fut stupéfaite et eut la naïveté d'obéir non sans répugnance et sans terreur à cet ordre absurde que j'avais exprimé sans m'attendre à son exécution. Mais cette fois elle ne vomit plus rien et depuis il n'a plus jamais été question ni d'anorexie ni de vomissements. L'assimilation des aliments s'est faite d'une manière tout à fait correcte et en un mois le poids de la malade avait augmenté de 12 livres.

D'autre part, on connaît aussi l'influence énorme que les émotions religieuses peuvent avoir chez ces malades. On a décrit à la Salpêtrière même des hystériques guéries par l'application du saint sacrement et les guérisons d'hystériques à Lourdes et autres sources miraculeuses ne se comptent pas. Dans les registres d'un pèlerinage, celui du précieux sang à Fécamp, j'ai lu des descriptions de paralysies hystériques guéries subitement, descriptions si précises, si conformes au tableau clinique, qu'elles doivent être l'expression de la réalité. Il ne faut donc pas blâmer l'emploi de ces procédés et les eaux miraculeuses doivent être conservées au moins pour nos malades. Peu nous importe qu'ils attribuent au ciel leur guérison, s'ils sont réellement guéris.

C. — Inconvénients de ces procédés.

Mais le sont-ils réellement et surtout le seront-ils fréquemment par ces procédés ? Sauf dans des cas très rares, on voit l'accident recommencer au bout de peu de temps, car, il est rare que l'idée fixe ait été définitivement détruite par ces méthodes, elle n'est arrêtée que pour un moment dans ses manifestations. Pour l'arrêter de nouveau, il faudra augmenter la menace ou l'émotion et on arrive vite à des choses impraticables. D'autre part, les malades qui cèdent d'abord à une première surprise, s'entêtent ensuite dans leur résistance et l'entêtement hystérique ressemble à une véritable aliénation. Certaines malades deviennent comme des enfants que l'on tuerait plutôt que de les faire céder, et il faut bien se garder de s'exposer à une lutte où le médecin finira toujours par avoir le dessous.

D'autre part, ces procédés ne peuvent être appliqués que dans des circonstances très particulières. Nous n'avons pas toujours un prestige suffisant pour produire une émotion intense à une heure dite. Les malades n'ont pas toujours une foi suffisante pour être émues par les pèlerinages. Quand ces procédés ont échoué une première fois, il est impossible de les renouveler. Enfin les idées fixes les plus graves sont, comme on l'a vu, très souvent subconscientes et ne sont que peu atteintes par les raisonnements ou par la volonté du malade ; les punitions deviennent bien vite, dans ce cas, injustes et inutiles. Aussi croyons-nous que ces procédés peuvent être surtout employés par la famille des malades au début de l'hystérie, mais que le médecin, lorsqu'il est appelé plus tard, aura assez rarement l'occasion de réussir par des procédés aussi simples.

V

L'isolement.

A. — Le traitement par l'isolement.

Charcot a mis en honneur un procédé thérapeutique déjà connu sans doute, mais qu'il a beaucoup vulgarisé. « Je ne saurais trop insister, dit-il, sur l'importance capitale que j'attache à l'isolement dans le traitement de l'hystérie, où, sans contestation possible, l'élément psychique joue dans la plupart des cas un rôle considérable quand il n'est pas prédominant. Il y a près de quinze ans que je suis fermement attaché à cette doctrine et tout ce que j'ai vu depuis quinze ans, tout ce que je vois journellement ne fait que me confirmer de plus en plus dans cette opinion[1]. » Le procédé est très simple, il consiste tout simplement à retirer le malade de sa famille, de son milieu habituel et à le transporter brusquement dans un endroit tout à fait inconnu pour lui. L'hydrothérapie offre justement un prétexte commode pour justifier ces changements de domicile. Cet isolement, dans la pensée de Charcot, doit être complet, le malade ne doit plus voir personne

1. Charcot, *Œuvres*, III, pp. 238, 244, et *Leçons du mardi*, I, p. 117.

de sa famille, dans certains cas, il ne doit même pas recevoir des nouvelles de ses parents. M. Oulmont[1] montre bien comment une lettre survenue mal à propos peut détruire tout l'heureux effet de cette thérapeutique.

Il est certain que ce procédé peut quelquefois, à lui seul, avoir de bons résultats, j'ai vu des malades excitées et délirantes chez elles devenir calmes et raisonnables soit à l'hôpital, soit dans un établissement d'hydrothérapie et, au bout d'un certain temps, les accidents cesser d'une façon plus ou moins définitive. Ajoutons que le procédé n'est pas aussi pénible pour les malades que l'on serait disposé à le supposer. Elles ont une disposition d'esprit qui les porte à oublier vite et à regretter peu la maison et la famille. Et nous pouvons conclure que l'isolement a une puissante et heureuse influence.

B. — Les avantages psychologiques de l'isolement.

Dans des cas fort nombreux, les malades trouvent avantage à quitter le milieu où ils vivaient parce que ce milieu était mauvais. C'est dans leur famille, dans la présence de certaines personnes, dans les conversations que se trouve l'origine de leurs idées fixes. Ces idées fixes sont sans cesse éveillées et alimentées par des faits journaliers et ne peuvent que grandir dans le milieu où elles ont pris naissance. Tel est le cas de cette famille adonnée aux pratiques du spiritisme dont parle Charcot[2]. Tels sont les cas où la conduite du père ou de la mère, ou des querelles de famille, des reproches, des remords sont l'origine de l'idée primaire. Le malade emporte sans doute son idée avec lui, mais il y pense moins souvent dans un milieu différent, qui ne l'excite par aucune association d'idées, et il finit par l'oublier dans les cas favorables.

L'isolement peut aussi également, dans certains cas seulement, être considéré par le malade comme une chose pénible, une sorte de punition. Pour obtenir la permission de rentrer chez lui, il fera des efforts pour combattre ses accidents, pour appliquer son attention à ses mouvements, à ses sensations et ces efforts d'attention du malade, cette volonté de guérir, de se mouvoir, de sentir, sur-

1. Oulmont, *Thérapeutique des névroses*, 1894, p. 21.
2. Charcot, *Œuvres*, III, p. 236.

tout si elle est un peu aidée et dirigée par le médecin, ont une très grande importance pour la guérison.

L'isolement présente aussi l'avantage de simplifier la vie du malade, il le débarrasse brusquement des affaires, des engagements, des sentiments de respect humain, de ces mille liens qui compliquent la conduite dans notre milieu habituel, et en outre, il impose une vie monotone et simple. Ce n'est pas un mince avantage pour des malades dont la synthèse mentale est fortement affaiblie.

Mais le traitement par l'isolement ne se borne pas à ces avantages en quelque sorte négatifs. Il doit permettre au médecin de prendre une plus forte influence sur l'esprit des malades, de gagner leur confiance, de découvrir leurs idées et de lutter contre elles. Il est certain que l'isolement du malade facilite singulièrement cette prise de possession de son esprit. Une personne qui, dans sa famille, se fera un point d'honneur de vous résister, va devenir trop heureuse de vous écouter et de vous obéir quand elle sera seule. Charcot cite à ce sujet une lettre frappante d'une malade qui lui dit qu'elle a cédé et qu'elle a mangé « quand elle a vu qu'il était le maître[1] ». Bien souvent des malades m'ont fait des aveux de ce genre, m'ont déclaré qu'elles n'auraient jamais cédé devant leur mari, « que pour rien au monde elles n'auraient consenti à marcher, si maman avait pu les voir ».

L'isolement, en un mot, ne consiste pas à laisser le sujet seul, à l'abandonner à lui-même, il est destiné à mettre le malade entre les mains de son médecin, à permettre de le diriger, de le suggestionner plus facilement[2].

C. — Inconvénients de l'isolement.

De là aussi la difficulté et souvent l'insuffisance de ce traitement. Si le malade n'est pas suivi dans la maison où il a été isolé par un médecin qui le domine de plus en plus, ou bien si le médecin ne réussit pas à pénétrer le mécanisme moral de ses accidents, le traitement par l'isolement pourra n'avoir aucun résultat favorable. J'ai vu bien souvent des malades, séparés de leur famille, rester des mois ou même des années dans un hôpital ou

1. Charcot, *Œuvres*, t. III, p. 243.
2. Babinski, *Gazette hebdomadaire de méd. et de chir.*, juillet 1891, p. 24.

une maison d'hydrothérapie sans que leurs accidents ou leurs idées fixes soient transformés le moins du monde. Il ne faut pas trop se figurer que l'isolement pur et simple soit une panacée pour les affections hystériques. Il vaut souvent mieux pour une hystérique être bien dirigée en restant dans sa famille, que d'être abandonnée à ses rêves dans un établissement spécial.

Quand l'isolement a duré trop longtemps sans amener d'amélioration, il perd la plupart de ses avantages ; le malade qui s'est habitué à sa nouvelle demeure n'a plus aucune émotion et ne fait plus d'efforts pour en sortir. Ce milieu qui était nouveau au début, ne tarde pas à devenir aussi un milieu ancien et habituel ; le malade fait des connaissances, il a de nouveau des amis et des ennemis, des habitudes, des préjugés. Il se forme dans les maisons de santé comme dans les internats une vie factice et compliquée qui est à la longue aussi fatigante pour son esprit faible, et aussi dangereuse que la vie normale, et la guérison n'est plus guère avancée par cet isolement qui cesse d'être réel. Je suis donc disposé à croire que ce traitement ne doit pas être prolongé indéfiniment ; quand il n'a pas amené de résultats nets au bout de trois ou quatre mois, je pense qu'il ne faut pas attendre plus longtemps pour entreprendre des traitements psychologiques plus actifs.

En un mot, l'isolement a une action remarquable sur les accidents hystériques. Dans certains cas, quand il s'agit d'enfants par exemple, ou de malades dont les idées fixes ne sont ni très profondes ni très anciennes, il suffit pour amener une guérison relative. Il est donc juste d'y recourir quand les premiers procédés d'éducation ont échoué, mais souvent chez des sujets plus âgés et dans des cas plus graves, il peut être tout à fait insuffisant.

VI

Le traitement par le sommeil hypnotique.

A. — Importance de l'hypnotisme dans la thérapeutique de l'hystérie.

L'un des procédés qui ont certainement le plus d'influence

contre les accidents hystériques graves c'est l'usage méthodique du sommeil hypnotique à la condition que l'on sache en tirer tout ce qu'il est capable de donner, non seulement pour la destruction des émotions persistantes, mais pour la restauration de la sensibilité et de la puissance d'attention. Quelle que soit l'opinion que l'on ait sur l'hypnotisme, il faut reconnaître que c'est là un modificateur puissant des phénomènes psychologiques, capable de déterminer dans l'esprit, dans les souvenirs, dans les actes, des bouleversements remarquables, or il faut avouer que nous ne possédons guère d'autres agents ayant un pouvoir semblable. Le médecin s'est emparé de tous les poisons qui peuvent modifier puissamment la respiration ou la circulation, et il arrive par son observation, par ses expériences raisonnées, à tirer un médicament de ces poisons. L'aliéniste doit agir de même avec l'hypnotisme. Il n'a pas le droit de négliger de parti pris un agent aussi puissant et c'est à lui à le rendre inoffensif et utile.

C'est surtout dans la thérapeutique de l'hystérie, que l'hypnotisme a sa place tout indiquée, puisque le somnambulisme a les rapports les plus étroits avec tous les phénomènes hystériques et qu'il a la plus grande influence sur leur apparition ou leurs modifications. Il me semble donc indispensable, dans une étude sur la thérapeutique des hystériques, d'examiner le rôle de l'hypnotisme, de voir ses inconvénients et son utilité[1].

B. — Dangers immédiats de l'hypnotisme.

Tout d'abord il faut examiner quels sont les dangers que présente l'hypnotisation des hystériques, il faut voir s'ils sont suffisants pour faire repousser l'emploi de ce procédé.

On doit d'abord signaler des inconvients immédiats qui accompagnent plus ou moins souvent les pratiques hypnotiques. Ces dangers immédiats du somnambulisme provoqué, quand il est déterminé, bien entendu, par un médecin compétent, sont, à mon avis, assez minimes.

On peut observer quelquefois des vertiges ou des nausées et

1. Il nous est impossible de faire ici l'historique des auteurs qui ont recommandé l'emploi de l'hypnotisme dans la thérapeutique de l'hystérie, cette bibliographie serait énorme et comprendrait à peu près tous les auteurs qui ont parlé de l'hypnotisme.

il me semble bon, pour éviter cet accident, d'ailleurs rare, de ne pas faire les séances à un moment trop rapproché des repas.

Plus souvent, on observe des maux de tête assez graves, particulièrement pénibles après les premiers essais d'hypnotisation, ou bien quand on reprend les séances après les avoir interrompues quelque temps.

D'autres maux de tête plus violents se présentent quand on lutte pendant l'hypnose contre les idées fixes du sujet et quand on réussit à modifier profondément ses amnésies et ses anesthésies mais ceux-ci ne sont pas dus à l'hypnotisme proprement dit et ils ont plutôt une signification très favorable. Il est rare que ces maux de tête durent plus de quelques heures, on peut les atténuer par la suggestion, et par un ensemble de précautions qu'il faut prendre quand on réveille les sujets.

Un danger un peu plus grave, auquel on est exposé quand on hypnotise certains malades, c'est celui de provoquer une attaque d'hystérie. Non seulement l'émotion peut provoquer l'attaque, mais il y a un rapport si étroit entre l'état psychologique pendant l'attaque et celui qui caractérise le somnambulisme, que le passage de l'un à l'autre est malheureusement trop facile. C'est là un accident gênant plutôt qu'un obstacle véritable. Avec quelques précautions, on peut, sinon supprimer totalement, au moins diminuer ce danger ; ensuite, l'attaque hystérique n'est pas par elle-même bien dangereuse, enfin dans certains cas, en présence d'accidents qui durent depuis longtemps, il est pas toujours mauvais de provoquer une attaque. Elle peut changer l'orientation de l'esprit, modifier l'état de la sensibilité et de la mémoire ; elle peut surtout, quand on la dirige, devenir le point de départ d'un somnambulisme qui sera plus tard fort utile. En un mot, dans certains cas, bien entendu, je préférerais provoquer une attaque en essayant d'hypnotiser que de n'avoir aucune influence sur le sujet.

Ce qui peut être le plus malheureux, c'est que l'attaque provoquée par l'hypnotisation se reproduise ensuite spontanément. Le fait est bien rare, mais il peut se présenter. Je crois qu'il ne faudrait pas interrompre les séances, mais au contraire les continuer et obtenir le véritable somnambulisme qui servira pour enlever ces attaques surajoutées.

Enfin on a signalé des délires plus ou moins graves survenant à la suite du sommeil hypnotique. Je n'ai jamais vu ce fait, qui doit être infiniment rare, et je crois que pratiquement on ne doit pas en tenir plus de compte que des dangers de mort par le chloroforme.

En un mot, les dangers immédiats qui accompagent les tentatives d'hypnotisation, lorsqu'elles sont faites d'une façon convenable, sont suffisants pour justifier certaines précautions, mais sont en réalité d'assez minime importance.

C. — Dangers éloignés de l'hypnotisme.

En est-il de même des dangers plus éloignés qui accompagnent l'habitude donnée par un grand nombre de séances de somnambulisme ? Je suis loin d'être de cet avis : ces dangers sont sérieux et doivent être mis en balance avec les avantages de l'hypnotisme.

Je ne considère pas comme un danger bien sérieux, cette mauvaise habitude que prendraient certains sujets de s'endormir dès qu'ils fixent une lumière ou un objet brillant. Cela résulte de mauvaises pratiques hypnotiques dans lesquelles on a abusé de la fixation oculaire. On peut l'éviter facilement en cessant d'employer le procédé dès qu'il devient inutile, et en habituant bien le sujet à n'être endormi que par le médecin. D'ailleurs ce sera par l'hypnotisme lui-même, mieux conduit, que l'on guérira cet accident.

Mais plusieurs auteurs et récemment encore M. Jolly, dans les *Archives de psychiatrie*[1], ont soutenu que l'hypnotisme développait l'hystérie qui n'était encore que latente. Je crois cette remarque exacte : le somnambulisme avec l'amnésie, la division de la conscience qui l'accompagne, est le type des phénomènes mentaux de l'hystérie, à un tel point, comme je l'ai montré bien souvent, que certains hystériques semblent être dans un état de somnambulisme continuel. Développer cet état, c'est préciser, régulariser en quelque sorte l'état hystérique du malade. Cela serait dangereux chez les individus jeunes qui débutent dans l'hystérie et qui n'ont encore qu'à un faible degré les phénomènes subconscients caractéristiques de la maladie. Contrairement à beaucoup d'auteurs qui parlent sans cesse de l'éducation des enfants par l'hyp-

1. Jolly, *Archiv. für Psychiatrie*, XXV, 1894, p. 3.

notisme, je crois qu'il ne faut recourir à ce procédé chez les enfants qu'en cas de nécessité absolue. Ce sont d'ailleurs des malades qui se guérissent d'ordinaire facilement par les procédés éducatifs et surtout par l'isolement. Mais quand l'hystérie est évidente, je ne vois pas l'inconvénient du somnambulisme. Ce n'est pas lui qui fait naître une anesthésie, une division de la conscience et des phénomènes subconscients qui existent déjà ; il ne peut que les régulariser et nous permettre de les diriger et de les supprimer.

Pour éviter autant que possible ce danger, qui consiste à développer la prédisposition hystérique par le sommeil hypnotique, il faut prendre une précaution qui a déjà été indiquée cent fois par les anciens magnétiseurs. Il faut se préoccuper beaucoup du réveil des somnambules : bien provoquer ce réveil est l'œuvre essentielle de l'hypnotiseur. Les magnétiseurs disaient qu'il ne faut jamais réveiller un sujet tant qu'il présente un trouble quelconque du mouvement ou de la sensibilité, qu'il faut commencer par faire disparaître tous ces troubles avant le réveil. En tous cas, il faut bien éviter de laisser le sujet encore engourdi et somnolent. Il faut profiter au contraire du somnambulisme pour le réveiller bien complètement, plus qu'il ne l'était avant la séance. On le constatera surtout en examinant la sensibilité et la puissance de l'attention qui doivent toujours, après un somnambulisme, être plus grandes qu'elles n'étaient auparavant.

Une autre remarque, souvent faite, c'est que les sujets souvent hypnotisés et même guéris par cette méthode conservent un besoin curieux du somnambulisme et en même temps une soumission exagérée à leur hypnotiseur. Cette remarque est, à mon avis, très importante, c'est le grand danger, ou plutôt c'est le caractère essentiel, d'un traitement hypnotique[1]. Ce caractère résulte, non de l'hypnotisme lui-même, mais de la faiblesse cérébrale des sujets, qui les rend incapables de se passer de direction, et qui ramène, si on les abandonne trop tôt, toutes leurs anesthésies, toutes leurs idées fixes, tous leurs accidents ou des accidents équivalents. Cette influence de l'hypnotiseur, c'est précisément le moyen qui nous permet de rendre ces malades raisonnables ; loin de la craindre il faut la souhaiter la plus forte possible, quand

1. L'influence somnambulique et le besoin de direction, *Revue philosophique*, février 1897, p. 113, *Névroses et idées fixes*, 1898, I, p. 423.

la maladie est grave. Il n'en est pas moins vrai que ce phénomène complique le traitement, et nous oblige à certaines précautions. Il faut bien savoir qu'un traitement hypnotique, sauf dans quelques cas exceptionnellement heureux, n'est pas un traitement rapide comme une opération chirurgicale, c'est une *éducation* particulière de l'esprit, qui doit durer un certain temps. Si ce traitement réussit, il ne doit pas être interrompu brusquement, il faut, même après la guérison apparente, répéter les séances en les écartant graduellement. Il est nécessaire, en même temps, de soumettre à un traitement la volonté du sujet pour apprendre à celui-ci à se passer de son directeur. On peut, dans les cas heureux, voir que le sommeil hypnotique devient inutile, et même qu'il disparaît spontanément et ne peut plus être provoqué chez le sujet revenu à l'état normal.

Il résulte de cette étude trop rapide, qu'une séance d'hypnotisme isolée est assez insignifiante, surtout si le sujet est bien réveillé, mais qu'un véritable traitement par le somnambulisme provoqué est une chose assez grave. Un traitement de ce genre ne doit pas être entrepris à la légère, il doit être prolongé jusqu'au bout pour avoir tous ses heureux résultats. Mais je crois cependant que dans des cas nombreux d'hystérie, où des paralysies, des contractures, des attaques, des troubles viscéraux, des idées fixes variées se prolongent pendant des années, empoisonnent la vie et préparent de véritables folies, il forme une ressource extrêmement précieuse, la seule peut-être que nous ayons pour rétablir l'intégrité de l'esprit.

D — Les séances d'hypnotisme.

La plupart des auteurs qui ont admis l'efficacité de l'hypnotisme sont d'accord pour imposer deux règles, ou deux conditions morales aux séances : 1° on ne doit jamais hypnotiser un sujet sans son consentement ; 2° on ne doit jamais hypnotiser une personne sans témoins.

La première règle ne soulève pas de difficultés, et cela à cause d'une raison bien simple, c'est qu'il me semble bien difficile de faire autrement. Les cas où l'on pourrait endormir une personne pour la première fois malgré son consentement doivent être assez rares. La question ne pourrait avoir quelque intérêt que dans le cas de délire du malade, et alors, comme dans tout traitement de l'aliénation mentale, le consentement doit évidemment être donné par les personnes qui ont l'autorité morale sur le malade.

Mais la seconde règle soulève des questions beaucoup plus délicates. Il est évidemment utile, et pour le malade et pour le médecin, qu'il y ait des témoins aux séances d'hypnotisme. C'est une sécurité pour le malade qui est, au moins en apparence, abandonné sans défense aux mains du médecin, et c'est une précaution pour le médecin qui, dans des cas de délire hystérique, peut être exposé à toutes sortes d'accusations. Mais on ne s'est pas demandé si l'application de cette règle si simple ne présentait pas en pratique des difficultés. Le sommeil hypnotique est surtout utilisé pour que le sujet exprime ses émotions persistantes, indique leur origine et consente à se laisser imposer des efforts de volonté et d'attention nécessaires pour modifier son équilibre cérébral. Est-il toujours bon qu'il exprime de telles pensées devant des témoins qui sont presque toujours des personnes de sa famille ? Est-il prudent d'hypnotiser toujours une fille devant sa mère, une femme devant son mari, et n'est-ce pas refuser au malade le bénéfice du secret médical que de réclamer toujours des témoins ? M. le Dr Gibert (du Havre) m'a raconté qu'ayant à soigner une femme enceinte qui délirait depuis la grossesse, il se décida à l'hypnotiser devant son mari. Endormie, elle se hâte de raconter le remords qui la tourmente, et de dire que l'enfant qu'elle porte n'est pas de son mari. J'ai parlé plus haut de cette jeune fille qui resta paralysée six ans à la suite de relations qu'elle avait eues avec son père. Le secret avait été complètement gardé, et, ne soupçonnant rien moi-même, j'ai hypnotisé la malade devant sa sœur, jeune fille un peu plus âgée qui servait de témoin. A la deuxième séance, sans que j'aie rien pu empêcher, la malade a tout raconté devant sa sœur. Ne valait-il pas mieux, au point de vue du devoir médical, que le médecin fût seul à recueillir de pareils secrets ?

Le plus souvent il n'en sera pas ainsi, les secrets seront moins graves, et les malades, même pendant le somnambulisme, conserveront assez de présence d'esprit pour ne rien dire devant un témoin. Mais alors le médecin perd en grande partie le bénéfice qu'il espérait tirer du somnambulisme.

Enfin, il ne faut pas croire que la suggestion hypnotique contre les idées fixes soit toujours facile, que l'on puisse toujours aisément forcer le sujet à faire les efforts d'attention nécessaires pour sentir et se mouvoir, on peut se heurter à des entêtements délirants pendant l'état hypnotique comme pendant la veille et les conséquences n'en sont que plus graves. C'est un principe fondamental en pédagogie que de pareils entêtements sont toujours beaucoup moins graves si l'on parle au sujet seul à seul, et c'est ce que Charcot avait bien compris quand il recommandait l'isolement des hystériques.

Récemment, une jeune fille atteinte de coxalgie et de vomissements hystériques me déclarait pendant le somnambulisme qu'elle n'aurait jamais consenti à replacer sa jambe correctement et à manger sans vomir si sa mère était restée auprès d'elle. Au contraire elle m'obéissait très facilement quand elle était seule avec moi. Bien souvent, la présence d'un témoin change tout à fait l'attitude des sujets, même quand ils sont hypnotisés. A ce point de vue encore, l'application stricte de la règle rendrait bien souvent l'hypnotisme inutile.

En réalité, de tels scrupules n'existent pas quand on place des aliénés dans une maison de santé; il faut savoir qu'une hystérique est tout aussi bien livrée au médecin quand elle est soi-disant éveillée au lieu d'être endormie, et elle peut tout aussi bien inventer à son propos toutes sortes de rêves. Cependant, on n'hésite pas à laisser le médecin les interroger sans témoins. Il faut donc que les parents des malades se rendent bien compte d'une chose, c'est que le traitement moral exige, encore plus peut-être que le traitement physique, une grande confiance dans le médecin. Qu'ils en soient prévenus et qu'ils agissent en conséquence. On pourra alors concilier autant que possible les exigences de la prudence et celles du traitement. Des témoins en petit nombre et bien spécifiés assisteront aux séances le plus souvent possible, mais sauront s'écarter quand cela est utile. Leur absence est quelquefois réclamée par les convenances, autant que leur présence peut l'être d'ordinaire.

E. — Les procédés pour déterminer l'hypnose.

Ces précautions prises, on cherchera à hypnotiser le sujet, c'est évidemment le point délicat du traitement, et suivant que l'on réussit facilement ou avec peine, tout le traitement est singulièrement modifié. Parmi les hystériques bien caractérisées, un très grand nombre entrent facilement dans l'état somnambulique ; chez d'autres, l'hypnose n'est déterminée que peu à peu et ne devient utilisable qu'après plusieurs séances ; chez d'autres, enfin, il est impossible de réussir. Ces différences tiennent souvent à des changements minimes dans l'état mental, dans le groupement des phénomènes psychologiques, et j'ai vu souvent des hystériques qu'il m'était impossible d'hypnotiser à un moment, devenir quelques semaines ou quelques mois plus tard, sans avoir été soumises à aucune éducation spéciale, très faciles à hypnotiser. Il ne faut donc pas se décourager trop vite, et, quand les essais ont échoué, il ne faut pas les prolonger outre mesure, il vaut mieux les reprendre un peu plus tard dans d'autres circonstances.

On connaît mal les circonstances qui gênent ou qui favorisent le sommeil hypnotique, tout au plus peut-on en remarquer quelques-unes. Il faut autant que possible que le sujet n'ait pas peur du somnambulisme et qu'il sache un peu de quoi il s'agit. Souvent le sujet se prête en apparence à ce qu'on lui demande et résiste en réalité de toutes ses forces. Une des raisons de sa résistance, c'est souvent parce qu'il a peur de parler pendant le sommeil et c'est un point sur lequel il est bon de le rassurer en lui garantissant, s'il le faut, le secret. L'agitation, les états plus ou moins délirants, l'instabilité trop grande de l'attention gênent beaucoup la production de l'hypnose. Beaucoup de malades, faciles d'ordinaire à hypnotiser, perdent cette propriété dans la journée qui précède une grande attaque, aux époques anniversaires de grandes émotions, pendant des périodes d'agitation délirante.

D'autres circonstances favorisent au contraire l'hypnose. Les hystériques qui ont eu déjà des somnambulismes spontanés ou simplement des attaques avec perte de souvenir, celles qui ont de l'anesthésie avec sensations subconsciente m'ont semblé plus faciles à hypnotiser. En effet, les phénomènes précédents peuvent devenir le point de départ du somnambulisme. J'ai souvent réussi à déterminer cet état en parlant aux malades pendant l'attaque, en entrant pour ainsi dire dans leur rêve[1] ; d'autre part,

1. Histoire d'une idée fixe. *Revue philosophique*, février 1894, p. 125. *Névroses et idées fixes*, 1898, II, p. 156.

les anesthésies donnent naissance à des mouvements subconscients que l'on peut développer et qui deviennent le point de départ des états seconds.

En un mot, sauf chez quelques sujets qui s'endorment immédiatement, nous sommes obligés de procéder par tâtonnements, d'user de tous les procédés bien connus et que je n'ai pas à décrire, de profiter de toutes les circonstances favorables, pour déterminer ces états subsconscients dont nous connaissons bien l'importance sans en savoir suffisamment la nature et le déterminisme.

F. — Développement du sommeil hypnotique.

L'hypnotisme une fois produit, il faut chercher à le conserver, il faut habituer le sujet à rester quelque temps dans cet état, à se rendormir facilement par simple suggestion d'une façon aussi simple que possible. Il faut aussi étudier soigneusement le réveil, qui est, comme je viens de le dire, la période la plus délicate, la plus fertile en accidents. On peut rappeler à ce propos la règle posée par les anciens magnétiseurs et encore souvent vérifiée, c'est qu'un accident survenu pendant le somnambulisme est ordinairement aggravé si on réveille le sujet et qu'il faut toujours chercher à le faire disparaître avant le réveil. Il est bon à mon avis de laisser reposer les sujets dans un sommeil calme avant de les réveiller et en général de les réveiller lentement. Il faut enfin, je ne reviens pas sur ce point déjà signalé à propos des dangers de l'hypnotisme, obtenir un réveil complet, avec sensibilité et pouvoir de l'attention aussi grands que possibles et en tous les cas plus grands qu'ils n'étaient avant le début de la séance.

Comme beaucoup d'auteurs l'ont remarqué, le sommeil hypnotique, ou tout simplement le sommeil artificiellement déterminé et prolongé, indépendamment de toute suggestion, semble avoir une certaine action sur le système nerveux des hystériques.

Il est certain que l'on note, au réveil d'un sommeil de ce genre ayant eu quelque durée, une modification notable dans la puissance de synthèse mentale, qui permet de diminuer plus facilement les idées fixes, tous les accidents et tous les stigmates. Aussi les anciens magnétiseurs racontent-ils souvent comment ils ont obtenu des guérisons en prolongeant l'état somnambulique, non seulement pendant des heures, mais pendant des jours et même des semaines. J'ai décrit autrefois, en 1889, comment à leur exemple j'avais maintenu une hystérique dans cet état pendant quatre jours et comment j'avais réussi à faire disparaître ainsi une paraplégie extrêmement tenace.

Ces prolongations du somnambulisme provoqué sont beaucoup plus simples et faciles qu'on ne le croirait. Le sujet accomplit ponctuellement pendant cette intervalle tout ce qui lui a été commandé, mange et boit aux heures dites, aussi bien et mieux que pendant la veille, urine et va à la selle de la manière qui lui a été indiquée. Dans l'intervalle de ces actions, il reste parfaitement immobile dans un sommeil profond. Le réveil ne présente en général pas plus de difficultés et ne laisse après lui qu'un certain degré d'étourdissement qui se dissipe rapidement et après lequel on constate une restauration surprenante de la sensibilité et de toutes les fonctions cérébrales.

Aussi l'importance de ce procédé a-t-elle été facilement remarquée. M. Wetterstrand de Stockholm[1] est revenu à plusieurs reprises sur cette question et à étudié des cas intéressants traités de cette manière. Récemment j'ai eu à plusieurs reprises l'occasion de recommencer mes anciennes expériences et j'ai pu remarquer que, dans certains cas, cette pratique donne des succès remarquablement rapides. On peut ainsi faire traverser aux malades les périodes où ils ont des attaques, rompre des habitudes pathologiques et surtout triompher de ces résistances, de ces entêtements délirants qui accompagnent souvent les contractures. Je ne puis étudier ici les procédés pour provoquer et prolonger ces sommeils ni les surveillances qu'ils exigent, ni leur durée. Je signale seulement cette question qui, je crois, sera plus tard une des plus importantes dans le traitement des accidents hystériques.

Telles sont les indications les plus générales à propos du somnambulisme provoqué des hystériques, elles sont peu nombreuses, car il est difficile de fixer des règles générales à des pratiques,

1. O. G. Wetterstrand, Ueber den künstlich verlangerten Schlaf besonders bei der Behandlung der Hysterie. *Zeitschrift für Hypnotismus*, 1892, p. 17.

qui, bien souvent, se modifient beaucoup suivant les malades et suivant mille circonstances particulières.

VII

La suggestion et la dissociation de l'idée fixe.

A. — Disparition spontanée des accidents pendant l'hypnose.

Le sommeil hypnotique présente chez quelques sujets une propriété curieuse, c'est que dès qu'il existe, dès qu'il est assez profond, il fait disparaître momentanément certains accidents.

Ce phénomène se rattache à des lois psychologiques que nous n'avons pas à discuter ici. En fait, certaines anesthésies, des amnésies, des paralysies, des troubles de la déglutition ou de la respiration disparaissent dès que le sujet est en somnambulisme. D'autres accidents qui ne disparaissent pas spontanément peuvent être dissipés par le plus léger effort que l'on commande au sujet. J'ai vu souvent des contractures invincibles pendant la veille, disparaître pendant le sommeil dès que le malade fait un effort pour remuer son membre.

Il ne faut pas être trop fier de ces guérisons qui surviennent si facilement pendant le somnambulisme, car presque toujours les accidents vont réapparaître au réveil exactement tels qu'ils étaient. Mais il faut cependant tirer parti de cette guérison momentanée. On en profitera, bien entendu, dans certains cas pour donner des soins au malade. Quelques malades, que des spasmes ou des vomissements empêchent complètement de se nourrir pendant la veille, peuvent facilement être alimentés pendant le sommeil, et j'ai raconté des cas où des hystériques ont été réellement sauvées par ce procédé. On usera également de cette période, pour déterminer des mouvements des membres paralysés, les exercer le plus possible, rappeler les images motrices, pour diriger l'attention des sujets et les forcer à reprendre la conscience de leurs sensations, etc. Ces précautions n'amènent pas la guérison au réveil, mais conservent l'intégrité de la fonction, préviennent les rétractions et rendent la guérison plus facile.

La prolongation de l'état hypnotique peut, comme on vient de le voir, faciliter ces guérisons spontanées, mais le plus souvent on ne peut guère espérer des modifications aussi faciles et il faut profiter de l'état hypnotique pour ajouter à son action celle d'autres procédés psychologiques.

B. — Usage de la suggestion.

Aussi tous les observateurs ont-ils été naturellement conduits à utiliser un des phénomènes les plus connus du somnambulisme, la suggestibilité. La suggestibilité naturelle des hystériques est, en général, augmenté pendant l'état hypnotique ; nous n'avons pas à étudier ici les variations et les conditions de ce phénomène. Avant d'essayer les suggestions thérapeutiques dirigées contre les accidents, il est bon de vérifier d'abord le degré de la suggestibilité, d'essayer d'abord les suggestions simples purement expérimentales qui réussissent beaucoup plus facilement que les suggestions thérapeutiques, car elles ne se heurtent à aucune idée fixe antagoniste. Je crois donc nécessaire de dresser quelque peu le sujet aux mouvements automatiques, aux hallucinations mêmes. Cela n'est pas sans inconvénients, sans doute, mais le somnambulisme n'a été provoqué que parce que l'état était grave, et on n'aura jamais raison d'un état grave, si on n'a pas un peu rompu le sujet à l'obéissance. En même temps, on s'efforcera d'endiguer en quelque sorte cette obéissance, d'habituer le sujet à ne se laisser endormir que par une seule personne et à n'obéir de cette manière qu'à elle seule. Cette domination exclusive du médecin sera pour le malade le meilleur des préservatifs contre les délires et les accidents de l'hystérie. Il est fâcheux, sans doute, d'établir une domination de ce genre sur un esprit, mais il faut songer que l'hystérique a déjà perdu la liberté de sa volonté et qu'on lui enlève surtout la liberté de divaguer.

Quand de telles suggestions réussissent, on peut en profiter pour donner confiance au sujet, lui montrer que l'on a de la puissance sur son corps et sur son esprit, que l'on peut le modifier et par conséquent le guérir. J'ai vu bien souvent la provocation d'une hallucination ou d'un mouvement automatique, ou bien encore l'expérience facile qui consiste à deviner les pensées d'un sujet par les mouvements subconscients, étonner les malades, les rendre complètement dociles et préparer d'une façon remarquable leur guérison. On sait encore que nous pouvons facilement ajouter à la suggestion quelques pratiques matérielles destinées à frapper davantage l'imagination : les pilules fulminantes auront toujours une grande place dans cette thérapeutique un peu spéciale, et nous avons aujourd'hui avec les plaques métalliques, les grands aimants, l'électricité, etc., tout un arsenal à notre disposition.

Il serait trop long d'indiquer ici les difficultés ou les dangers de la suggestion, ce sont des questions toutes spéciales. Je rappelle seulement que certains sujets peuvent exagérer la suggestion. Une malade à qui on commande de manger, se met à manger toute la journée ; une autre à qui l'on défend de s'endormir à tout moment, ne s'endort même plus la nuit. Ces excès sont d'ordinaire faciles à restreindre. Plus souvent une suggestion qui est exécutée incomplètement tourmente beaucoup le sujet et détermine de véritables états de confusion mentale. Il suffit d'être prévenu de la possibilité de ces accidents.

Le plus grand danger de ces pratiques, c'est qu'elles peuvent habituer le sujet à cette obéissance passive, lui enlever le contrôle personnel et en un mot augmenter sa suggestibilité déjà trop grande. Il est trop évident que les pratiques les plus utiles poussées à l'excès deviennent dangereuses et qu'il faut absolument éviter de transformer des hystériques en sujets de démonstration et en machines automatiques. Il ne faut pas juger la suggestion d'après quelques exagérations. On cherchera toujours à restreindre cette domination au point strictement nécessaire et l'on complétera toujours ce traitement local par un traitement général dont nous parlerons tout à l'heure. Celui-ci aura pour but d'élargir le champ de conscience, de rétablir les sensibilités et les souvenirs, d'augmenter la volonté et l'attention. Dans un traitement bien dirigé, la suggestion, qui a été d'abord nécessaire, cessera bientôt d'être possible, parce que le sujet aura perdu presque toute sa suggestibilité pathologique.

C. — Les effets thérapeutiques de la suggestion.

Nous pouvons maintenant essayer quelques suggestions thérapeutiques, en commençant autant que possible par les plus faciles, celles qui ne se heurtent pas directement au symptôme le plus grave. Ne cherchons pas tout de suite à faire marcher l'hystérique paralysée, à interdire les grandes attaques, mais commençons par régler l'alimentation, le sommeil, les occupations du malade, en un mot son hygiène physique et morale Bien des petites symptômes de l'hystérie, des migraines, des névralgies, des tics, des rêves pourront être facilement modifiés. Certaines fonctions physiologiques, celle de l'estomac, celle de l'intestin, ou même l'écoulement des règles quand il ne s'agit pas de grands accidents viscéraux chez les hystériques anorexiques, pourront être dirigées par la suggestion. Il est inutile d'insister sur des faits qui ont été décrits cent fois : ce sont là les premiers bénéfices que la suggestion peut assez facilement procurer à un grand nombre de malades.

Arrivé à ce point, le médecin n'hésitera pas à attaquer les phénomènes essentiels de la maladie et, par des suggestions appropriées, cherchera à faire cesser les spasmes, les attaques, les paralysies. Je dois dire qu'il réussira quelquefois. Il n'est pas un accident hystérique qui n'ait été souvent guéri de cette façon, les observations publiées à ce propos sont très nombreuses et il serait facile, à propos de chaque phénomène, d'en ajouter de nouvelles. Aussi peut-on dire qu'en présence d'un accident hystérique chez une malade hypnotisée et suffisamment préparée à la suggestion, il est juste d'essayer une semblable thérapeutique.

Malheureusement, je crois aussi que l'on éprouvera bien souvent des mécomptes. Charcot l'avait bien remarqué quand il disait que « la suggestion est un agent difficile à mesurer... et qu'il ne faut pas annoncer avec fracas un résultat qui, peut-être, ne se réalisera pas[1] ». Bien des malades, en effet, qui paraissent tout à fait automates quand on leur suggère des actions indifférentes, résistent complètement à la suggestion dès qu'elle est dirigée contre leurs accidents. D'autres semblent obéir un moment mais ne tardent pas, quelques jours ou quelques heures après, à présenter de nouveau le même symptôme. Enfin un certain nombre semblent guérir de l'accident qu'ils présentaient d'abord, mais ne tardent pas à présenter d'autres symptômes pathologiques qui sont tout aussi graves ; ils n'ont plus d'attaques, mais ils ont des délires ou des contractures, et la maladie ne semble guère diminuée.

1. Charcot, *Leçons du mardi*, I, p. 382.

On comprendra facilement ces résistances et ces rechutes, si l'on veut bien se souvenir de l'étude rapide que nous venons de faire des idées fixes chez les hystériques. Il est rare, disions-nous que le malade ait l'idée fixe de l'accident lui-même, qu'il soit obsédé, par exemple, par la pensée d'être paralysé ou par la pensée d'avoir des attaques. Le plus souvent de telles idées ne sont que secondaires ; elles dépendent d'une autre idée fixe primaire. Celle-ci est un état psychologique très complexe, un état émotif qui est devenu permanent et qui reproduit constamment tous les éléments qui en dépendent, les mêmes troubles de la sensibilité et de la mémoire, les mêmes souvenirs, les mêmes remords, etc. Vous suggérez au malade de n'avoir plus de troubles de la marche et il vous obéit pour un instant, mais le rêve qui a amené indirectement l'abasie subsiste toujours et il va bientôt amener les mêmes conséquences. Si par des suggestions répétées, vous réussissez à empêcher cet accident particulier de se manifester, la même cause permanente va en déterminer un autre, car elle peut se manifester, comme on l'a vu, de bien des manières.

La suggestion proprement dite, dirigée directement et brutalement contre le symptôme quel qu'il soit, est donc un procédé qui peut être utile et efficace dans bien des cas, mais il est bien souvent insuffisant, parce qu'il ne remonte pas suffisamment à la cause des accidents.

D. — Recherche de l'idée fixe primaire.

Il faut donc avant tout que le médecin sache bien quelle est, dans chaque cas, l'idée fixe primaire, qu'il puisse reconstituer son point de départ, son évolution, ses principales modifications. Trop souvent les insuccès que l'on éprouve quand on fait usage de la suggestion ne tiennent pas, comme on le croit, à une suggestibilité insuffisante du malade, mais à ce fait beaucoup plus grave, c'est que le médecin n'a pas compris la maladie.

Les procédés de l'écriture automatique, quand ils sont possibles, le somnambulisme lui-même rendent ici de grands services, car ils permettent au sujet de retrouver des souvenirs qu'il a perdus pendant la veille et d'exprimer nettement les idées fixes subconscientes. C'est grâce à eux le plus souvent que l'on pourra reconstituer l'histoire des accidents. Il est surtout important, quand on a affaire à des maladies hystériques déjà anciennes, d'évoquer complètement le souvenir de l'événement initial[1], parce que cette scène initiale joue ordinairement un grand rôle comme élément du délire. Cette première enquête est, par elle-même, de la plus grande utilité pour le malade.

Il est bon quelquefois que le malade comprenne sa maladie, qu'il se rende compte de l'origine des symptômes dont il souffre. Il constate souvent avec surprise qu'un phénomène qu'il croyait purement physique, qu'il rattachait à toutes sortes de lésions des organes, est dû à une rêverie prolongée, à une tristesse, à une mauvaise habitude de sa pensée. J'ai vu souvent cette révélation avoir les meilleurs effets et devenir le point de départ des efforts qui amènent la guérison.

D'autre part, cette recherche et cette expression de l'idée fixe, qui était devenue pour le malade plus ou moins subconsciente, sont pour lui un véritable soulagement. On sait la peine que les esprits faibles ont à garder un secret et leur délivrance quand ils peuvent le confier à quelqu'un. L'expression de l'idée fixe subconsciente est pour l'hystérique comme une confession qui le délivre. C'est ce que deux auteurs allemands, MM. Breuer et Freud, ont justement remarqué ; après avoir vérifié d'une manière fort intéressante mes anciennes études sur les idées fixes subconscientes, ils ont conclu que le meilleur remède de telles idées fixes était de les faire exprimer, de les amener à la pleine conscience. Cela peut être juste dans certains cas, mais malheureusement il ne suffira pas toujours de faire exprimer une idée fixe pour la guérir et il est nécessaire de lutter contre elle d'une manière plus directe.

E. — Dissociation de l'idée fixe.

« C'est une grande science, disait Taine, que de savoir oublier. » C'est une science que les hystériques ne possèdent guère ou du moins qu'elles ne savent pas appliquer à propos. Ces malades, qui semblent avoir si peu de mémoire quand il s'agit d'acquérir des connaissances nouvelles, conservent pendant des années, en

1. *Automatisme psychologique*, 1889, p. 438.

y pensant nuit et jour, le souvenir de quelque tristesse ou de quelque aventure. Ce serait une découverte précieuse pour la psychiatrie que celle qui nous permettrait de créer l'oubli à volonté. L'importance du sujet donne quelque intérêt à quelques essais encore bien incomplets de thérapeutique par la destruction des souvenirs[1].

J'ai considéré un souvenir, et en particulier une idée fixe, comme une construction, un système composé d'une foule de phénomènes psychologiques associés les uns avec les autres. Les éléments sont : quelques tableaux visuels, des images empruntées aux différents sens, un petit nombre de tendances motrices et surtout des phrases, des mots. Ce sont les mots qui incarnent en quelque sorte l'idée fixe et qui servent souvent à évoquer tout le reste. J'ai cherché à décomposer ce système en le démolissant pour ainsi dire pierre par pierre. C'est ce que l'on peut appeler la dissociation de l'idée fixe.

Quand la suggestion est insuffisante pour supprimer complètement tel ou tel élément, il est bon de se servir d'une méthode que l'on pourrait appeler la *substitution*. On peut, par hallucination provoquée, ajouter à ces scènes quelques éléments qui les transforment. J'ai montré ailleurs que ce fut déjà un résultat important quand je parvins à vêtir un cadavre qu'une malade voyait devant elle. J'ai souvent réussi à mettre fin à des obsessions amoureuses en métamorphosant la figure que la malade voyait dans ses rêves. Ce sont surtout les paroles, les phrases, que le sujet répète intérieurement d'une manière automatique, qu'il faut chercher à modifier peu à peu par des procédés variés. Dans certains cas graves, la substitution peut aller plus loin encore et je me suis bien trouvé de suggérer au sujet un accident réel, une contracture par exemple, pour détourner l'esprit de l'idée obsédante. On me permettra de renvoyer, pour l'étude de ces procédés, à quelques observations de traitements et de guérisons de ce genre que j'ai exposées avec détails.

Grâce à des dissociations de ce genre, à des suggestions variées faites pendant le somnambulisme au moment où l'on atteint les phénomènes subconscients, on arrive à transformer et à détruire l'idée fixe primaire. Si l'on a réussi, on constate rapidement que

1. Histoire d'une idée fixe, *Revue philosophique*, février 1894, p. 121, *Névroses et idées fixes*, 1898, I, p. 156.

les accidents apparents disparaissent spontanément parce qu'ils ne sont plus entretenus par cet idée fixe. Les stigmates eux-mêmes, et en particulier l'amnésie continue, disparaissent quand l'attention n'est plus absorbée par un rêve subconscient[1].

Cette lutte contre l'idée fixe primaire me paraît une chose utile dans le traitement de certains accidents hystériques ; elle est quelquefois facile, mais souvent, quand l'idée fixe est ancienne, elle présente les plus grandes difficultés. Souvent la résistance des sujets est extrême et la destruction de cette idée s'accompagne de maux de tête et de souffrances curieuses. Elle doit cependant être poursuivie autant que possible, et c'est dans cette voie, dans la recherche des procédés pour détruire les états émotifs qui persistent automatiquement, que seront faites les recherches les plus utiles pour la thérapeutique mentale.

VIII

Traitement de la faiblesse mentale.

A. — Les rechutes.

Au premier abord, la destruction de l'idée fixe principale par l'un des moyens précédents semble avoir un résultat merveilleux. Le sujet, quelque temps après le réveil, car il y a souvent à ce moment une période de fatigue, éprouve un grand bien-être ; non seulement il est débarrassé de ses accidents, de ses idées fixes et de tous ses stigmates, mais il se sent plus énergique, plus attentif, plus intelligent et plus heureux. Malheureusement, cette période, que j'ai désignée sous le nom de période d'influence somnambulique, ne se prolonge guère. Il est bien rare que la guérison soit immédiate et définitive. Au bout d'un certain temps, quelques jours ou quelques semaines suivant les cas, on voit le sujet s'assombrir, se fatiguer, reprendre ses stigmates et, au bout d'un certain temps, si on n'intervient pas, ses idées fixes et ses accidents.

1. Amnésie continue. *Revue générale des sciences*, 30 mars 1893, p. 167, *Névroses et idées fixes*, 1898, I, p. 109.

B. — La passion somnambulique.

Ces rechutes semblent fréquemment se compliquer par un besoin très intense qu'éprouve le sujet, celui d'être hypnotisé de nouveau, d'être de nouveau commandé, suggestionné par la personne qui l'avait guéri précédemment. C'est ce sentiment, analogue à bien des points de vue à la morphinomanie, que j'ai étudié sous le nom de *passion somnambulique*[1]. Il se dissipe d'ordinaire après quelques jours de malaise, si on n'y obéit pas ; mais il peut amener quelquefois, quand il n'est pas satisfait, des troubles assez graves. Si on hypnotise le sujet, on peut en général assez facilement faire disparaître les idées fixes anciennes ou nouvelles qui ont réapparu, et de nouveau le sujet entre dans la période de bien-être, *période d'influence somnambulique* pendant laquelle n'existent plus ni stigmates ni accidents, mais pour retomber bientôt dans la passion somnambulique. Chez quelques sujets, ces périodes sont si courtes qu'il faudrait hypnotiser le sujet tous les jours pour qu'il restât bien portant et raisonnable. On connaît cette anecdote rapportée par Charcot : une jeune fille atteinte de mutisme hystérique semblait facilement guérie par la suggestion hypnotique, mais cessait rapidement de parler et il fallait recommencer toutes les deux heures. De tels traitements sont impraticables et inutiles. Chez d'autres sujets, surtout quand on a soigneusement recherché l'idée fixe primaire et qu'on l'a détruite autant que possible, les périodes d'influence sont beaucoup plus longues et remplissent plusieurs semaines. Mais en réalité des rechutes semblables ou un peu différentes se manifestent également d'une façon périodique. Ce fait a été souvent remarqué d'une façon plus ou moins nette, et c'est pour cela qu'on a souvent accusé les traitements psychologiques d'être inutiles.

Ce caractère ne dépend pas, à mon avis, du traitement psychologique, il dépend essentiellement de cet autre grand symptôme de l'état mental hystérique, l'*affaiblissement de la synthèse mentale*. L'idée fixe guérie, l'esprit n'en reste pas moins trop

1. L'influence somnambulique et le besoin de direction, *Communication au Congrès de psychologie de Munich*, 1896 ; *Revue philosophique*, février 1897, p. 113 ; *Névroses et idées fixes*, 1898, p. 123.

suggestible et trop faible pour que le sujet puisse vivre d'une vie indépendante. Cette faiblesse cérébrale est souvent primitive, antérieure à tout accident hystérique, et alors il est tout naturel qu'elle subsiste même après la suppression des états émotifs persistants; elle est aussi le résultat de cette persistance de ces mêmes états émotifs qui ont affaibli l'esprit par leur répétition. L'activité cérébrale se relève évidemment après la suppression de cet obstacle, c'est ce qui amène la disparition momentanée des anesthésies, mais ce relèvement est insuffisant. L'esprit ne sait plus adapter sa conduite aux circontances nouvelles, il ne sait se résoudre à rien et il a continuellement besoin d'être commandé. Aussi la première émotion, la première difficulté de la vie donne lieu à de nouveaux phénomènes automatiques, à de nouvelles idées fixes. C'est pourquoi il faut, dans le traitement, se préoccuper aussi de cette faiblesse mentale et ne pas se borner à la suggestion contre les idées fixes.

C. — La place et le rôle du traitement physique de l'hystérie.

C'est ici, à mon avis, que devrait prendre place l'étude du traitement physique de l'hystérie dont je n'ai pas à parler[1]. On se figure d'ordinaire que les traitements physiques, hydrothérapie, toniques, etc., recommandés dans l'hystérie, sont destinés à agir contre les accidents proprement dits, attaques ou paralysies. Je crois qu'il n'en est rien et qu'une attaque qui dépend le plus souvent d'une idée fixe émotionnelle se reproduisant d'une façon plus ou moins consciente, n'est aucunement modifiée par les douches. J'ai vu trop souvent des accidents hystériques persister indéfiniment malgré tous les traitements physiques.

Mais ces traitements sont loin d'être inutiles : ils exercent une action incontestable sur la santé générale et, en augmentant la force du système nerveux, développent la synthèse mentale et la puissance de résistance à l'automatisme. Grâce à eux, le sujet,

1. Dans la 1re édition du *Traité de thérapeutique* de M. A. Robin, 1898, l'article sur *le traitement physique de l'hystérie* a été fait séparément par M. Gilles de la Tourette; dans la seconde édition de ce traité, 1910, j'ai réuni cette étude avec la mienne en un seul article.

débarrassé de ses idées fixes par d'autres méthodes, sera de moins en moins exposé aux rechutes.

Je n'ai pas à étudier ici la valeur des différents traitements physiques. Je ferai seulement remarquer qu'il ne faut pas considérer comme physiques des traitements qui, comme les exercices gymnastiques du membre parésié, l'application de plaques métalliques, d'aimants, les diverses excitations de la sensibilité, etc., n'agissent probablement que d'une manière morale. En outre, il serait bon de déterminer la valeur de ces traitements en mesurant l'augmentation de l'attention, la diminution de la suggestibilité qu'ils déterminent. C'est-à-dire que des études morales sont nécessaires pour suivre l'action de ces traitements et déterminer les plus utiles.

D. — Le sommeil artificiellement prolongé.

A ces divers traitements physiques j'ajouterai seulement une indication relative à un traitement dont j'ai déjà dit quelques mots à propos du sommeil hypnotique : je veux parler de l'influence considérable que peut avoir sur certains malades un sommeil artificiellement prolongé. On sait que, souvent, car ce n'est pas toujours vrai, les hystériques qui ont des accès de sommeil survenant naturellement et se prolongeant quelques jours se réveillent avec une notable amélioration de leur état. Elles sont moins engourdies, moins anesthésiques et présentent moins d'accidents. Je me souviens, en particulier, d'une malade qui présentait un état de délire maniaque fort grave, des contractures, des anesthésies très étendues, état que nous ne parvenions pas à modifier et qui se prolongeait pendant plusieurs mois. Spontanément, la malade entrait dans un état léthargique qui durait une dizaine de jours, puis se réveillait sans délire, sans contractures et sans anesthésies. Le même fait avait été observé plusieurs fois déjà chez cette malade, les grands accidents hystériques disparaissaient chez elle à la suite d'un sommeil prolongé.

D'autre part, dans mes anciennes expériences sur la restauration des sensibilités chez les hystériques, j'ai souvent observé qu'après un sommeil profond de quelque durée, plus ou moins long suivant les sujets, les diverses sensibilités réapparaissaient d'une manière complète. Aussi ai-je été amené à rechercher les effets d'un sommeil très prolongé, non seulement sur les idées fixes des malades, mais sur l'état de leur sensibilité et sur leur activité cérébrale. J'ai pu noter à diverses reprises des résultats remarquables non seulement au point de vue psychologique, mais même au point de vue physique. Une jeune fille de dix-sept ans, atteinte de contracture de la hanche gauche, coxalgie hystérique, anesthésique du côté gauche, présentait en outre un délire d'opposition tel que, pendant la veille, il était impossible d'obtenir d'elle la moindre obéissance, le moindre effort d'attention. En outre, elle mangeait peu, digérait difficilement, présentait beaucoup de constipation et ne rendait dans la journée que 300 grammes d'urine, ne contenant que 5 grammes d'urée. Je puis l'endormir profondément et la laisser endormie : au bout de quelques heures de ce sommeil je puis déjà me faire obéir et régler sa conduite. Je lui commande de rester endormie très profondément, de ne remuer qu'au moment où on lui apportera à manger et au moment où elle aura besoin d'aller à la garde-robe. Pendant le premier jour, on note qu'elle mange beaucoup mieux, mais qu'il n'y a aucune autre modification. Le second jour, au lieu de l'anurie précédente, elle présente de la polyurie et rend 3 litres d'une urine très claire contenant 27 grammes d'urée. Le troisième jour, il n'y a plus que 1500 grammes d'urine normale avec 21 grammes d'urée et les selles sont normales. Le quatrième jour la malade se réveille spontanément de la manière la plus naturelle, sans coxalgie et sans aucun stigmate hystérique, et elle reste deux mois sans rechute. Je ne puis discuter ici cette méthode qui ne repose que sur un très petit nombre d'expériences, quoiqu'elle ait été déjà mieux étudiée par M. Wetterstrand. Je ne discute pas l'interprétation des phénomènes, ni l'influence qu'a pu avoir le sommeil prolongé sur ces cerveaux engourdis par épuisement. Il me suffit de signaler ici cette méthode de traitement en grande partie physique, en partie psychologique, qui peut dans certains cas jouer un grand rôle.

E. — L'ÆSTHÉSIOGÉNIE.

Parmi les traitements qui sont dirigés contre l'affaiblissement des fonctions cérébrales dans l'hystérie, l'un des plus anciens et des plus importants a pour but de restaurer la sensibilité de ces malades. L'anesthésie en effet est un des symptômes essentiels de l'hystérie, elle accompagne très souvent les accidents, elle peut les précéder, et elle peut survivre à leur disparition. « Un hystérique n'est complètement guéri, disait Charcot, qu'au moment où toute trace d'anesthésie a disparu. » Aussi recherchait-il tous les procédés capables de raviver les sensations affaiblies, les images en apparence effacées : « La répétition des exercices dynamométriques, disait-il à propos du traitement de la paralysie hystériques, a pour effet de raviver dans les centres la représentation motrice, condition préalable de la mise en jeu de tout mouvement volontaire », et il insistait pour que le malade, en faisant ces exercices, fît bien attention à ce qu'il sentait, se rendît compte des diverses sensations éprouvées dans ses muscles.

Mais au lieu de chercher à restaurer particulièrement la sensibilité d'une partie du corps où siège l'accident, on peut chercher d'une manière générale à rendre toutes les sensibilités de l'hystérique normales. La première remarque capitale à faire à ce propos, c'est que cette restauration momentanée de toutes les sensibilités est en général possible, même chez les malades les plus anesthésiques. Cette constatation essentielle a été faite à plusieurs reprises par les anciens magnétiseurs à qui il faut savoir rendre justice, elle a été le point de départ d'une des études les plus importantes sur la thérapeutique des hystériques, celle de M. Burq et de ceux qui avec lui ont étudié la métallothérapie. C'est également ce fait qui a rendu possibles la plupart de mes anciennes études qui avaient pour but de déterminer les modifications provoquées chez des hystériques anesthésiques par la restauration de toutes les sensibilités[1].

La seconde remarque, qui a frappé tous ceux qui se sont occupés de ces phénomènes d'æsthésiogénie, c'est qu'un très grand nombre des accidents hystériques disparaissaient quand le sujet était dans ces états où toutes sensibilités étaient restaurées. « Pendant les crises (c'est-à-dire pendant ces états particuliers), écrivait Despine (d'Aix), la sensibilité est partout comme elle était dans l'état primitif de santé... et en même temps Estelle (une jeune fille atteinte de paraplégie hystérique) peut courir et nager[2]... ». C'est sur ce point que Burq insistait avec beaucoup

1. *Automatisme psychologique*, 1889, pp. 114, 178.
2. Despine (d'Aix), *Traitement des maladies nerveuses par le magnétisme*, 1840, p. 61, 195 et *passim*.

de force. « L'anesthésie et l'amyosthésie qui en dépend, disait-il, exercent une influence prépondérante sur tous les autres symptômes, y compris les troubles gastriques et tous les désordres consécutifs dans la nutrition et dans les sécrétions. Lorsque nous sommes devenus maîtres avec nos armatures (métalliques) de la sensibilité et de la force musculaire des sujets, il nous a été donné de les faire disparaître ou revenir à volonté[1]... Les contractures n'échappent pas plus que les attaques et les spasmes de toutes sortes, que les névralgies et les troubles intellectuels, à cette prédominance[2]. » J'ai décrit moi-même à plusieurs reprises comment les paralysies et les contractures disparaissent dans ces états où le rétablissement de la sensibilité est parfait[3]. Mais j'ai étudié surtout comment les phénomènes anormaux d'ordre psychologique, les amnésies, les suggestions, les idées fixes, les actes subconscients, le dédoublement de la personnalité, disparaissaient à ces moments où la restauration de la sensibilité semble accompagner une restauration de la pensée tout entière[4].

Mon frère, le Dr Jules Janet, à qui j'avais montré ces phénomènes, a cherché à appliquer les mêmes procédés aux troubles viscéraux. Il montra, à propos d'un cas grave d'anorexie hystérique, que les spasmes de la bouche, de la langue, du pharynx, de l'œsophage disparaissaient, que la malade pouvait déglutir, quand on rendait la sensibilité à ces organes, que l'on pouvait faire cesser les vomissements hystériques, les spasmes de l'abdomen, la constipation, la rétention d'urine, en dirigeant sur les divers organes l'attention de la malade et en réveillant par ce moyen les sensibilités. Ces études furent communiquées à maintes reprises à la *Société clinique de Paris* et à la *Société de psychologie physiologique*. On trouve le résumé malheureusement beaucoup trop bref de ces longues communications, dans le *Bulletin médical*, 1888-1889, dans la *France médicale*, 6 avril 1889, dans la *Revue scientifique*, 1888, I, 616. « On se croirait, dit-il, à propos d'une malade mise dans un état de ce genre, en présence de

1. D. Burq, *Des origines de la métallothérapie*, 1882, p. 42.
2. *Idem. Ibid.*, p. 67.
3. En particulier : *Accidents mentaux des hystériques*, 1893, p. 123, 2e édit., p. 295.
4. Voir ces études dans l'*Automatisme psychologique*, 1889, p. 87, 105, 178, 344 et *passim*.

l'état de veille d'une personne saine. L'observateur le plus exercé ne pourrait maintenant distinguer W... d'une personne normale non hystérique. Nous n'avons plus devant nous une névropathe, une incomplète, mais bien une jeune femme jouissant de toute la plénitude de ses fonctions nerveuses, nous donnant la mesure de ce que valent ses centres nerveux qui, somme toute, sont sains et normaux[1]. »

Comment faut-il interpréter et comment peut-on produire de semblables états dont l'utilité sera évidemment si grande pour le traitement de l'hystérie ? Les anciens magnétiseurs obtenaient ces états au moyen de leurs pratiques variées et surtout de leurs passes et les considéraient comme des somnambulismes. J'ai pendant longtemps suivi leur exemple et décrit ces états chez les hystériques sous le nom de *somnambulismes complets*. Cette dénomination me paraît pouvoir se justifier. D'abord il est souvent utile, quoique ce ne soit pas toujours indispensable, de déterminer d'abord un état hypnotique qui servira de point de départ pour faire naître ensuite ces états plus complets. Ensuite, ces états ne peuvent pas d'ordinaire, au moins chez les sujets très malades, se prolonger indéfiniment, devenir permanents[2]. Ils se terminent plus ou moins rapidement par le retour à l'état habituel du sujet. On note alors un fait très important, c'est que le sujet, revenu à un état moins complet, présentant de nouveau des anesthésies ne garde aucun souvenir de l'état précédent plus complet et qu'il ne retrouve ses souvenirs qu'en rentrant dans ce même état, en retrouvant toutes ses sensibilités. En un mot, tant que le sujet reste atteint d'hystérie, tant qu'il est capable de devenir de nouveau anesthésique, cet état complet se présente tout à fait avec les caractères d'un somnambulisme.

Mais j'ai beaucoup insisté pour montrer que cet état n'était anormal qu'en apparence et qu'il ne prenait l'aspect d'un somnambulisme que par rapport à l'état habituel de ces sujets, à leurs anesthésies et aux amnésies qui en dépendent. « Si nos sujets ne conservent pas le souvenir de ces somnambulismes, c'est qu'ils ne reviennent pas à la santé parfaite et qu'ils conservent toujours des anesthésies et des distractions plus ou moins visibles ; s'ils guérissaient radicalement, s'ils élargissaient leur

1. Jules Janet, L'hystérie et l'hypnotisme. *Revue scientifique*, 1888, I, p. 618.
2. *Automatisme psychologique*, 1889, p. 135.

champ de conscience jusqu'à embrasser définitivement dans leur perception personnelle toutes les images, ils devraient retrouver tous les souvenirs qui en dépendent et se rappeler complètement même leurs périodes de crises ou de somnambulisme... Le retour complet des souvenirs (portant sur les somnambulismes et les actes subsconscients) fournirait un signe curieux de la guérison complète de l'hystérie[1]. » « Cet état de somnambulisme complet est tout simplement la vie normale telle que le sujet devrait la présenter continuellement s'il n'était pas malade... Ce sont ces chutes, ces retours à l'état d'anesthésie qui donnent aux périodes normales l'aspect de somnambulismes[2]. » Il est donc difficile, tant que le sujet est malade, de séparer complètement cet état des somnambulismes et il sera souvent utile pour l'obtenir d'hypnotiser au préalable les sujets.

D'autres auteurs ont obtenu d'une autre manière cette restauration complète et momentanée de toutes les sensibilités. Ils soumettaient les régions anesthésiques à des excitations variées au moyen de l'électricité statique, de courants galvaniques ou faradiques, des pratiques du massage.

On appliquait sur le corps, à l'exemple d'ailleurs des anciens magnétiseurs, des aimants puissants de formes variées. Enfin, Burq et ceux qui ont étudié avec lui la métallothérapie appliquèrent sur le tronc et sur les membres des plaques métalliques ; ils avaient remarqué que tous les malades ne paraissaient pas sensibles au même métal, que chez l'un on ramenait la sensibilité par l'application d'une plaque de cuivre, chez l'autre il fallait user de plaques de fer, ou de plaques d'or, etc. Il faut à ce propos faire une première remarque incontestable, c'est que chacun de ces procédés compte des succès, et par conséquent, le cas échéant, quand on rencontre des difficultés, on peut recourir successivement à toutes ces méthodes qui peuvent avoir toutes le même effet. Ce premier point admis, il est juste de remarquer que, dans bien des cas, ces auteurs ont dû se faire illusion sur le mode d'action de ces procédés. Il est possible que, chez plusieurs d'entre eux, l'électricité surtout et le massage aient une influence directe et excitent directement les centres sensoriels en faisant naître un grand nombre d'impressions assez vives.

1. *Automatisme psychologique*, 1889, pp. 343, 344.
2. *Accidents mentaux des hystériques*, 1893, p. 225, 2e édit., pp. 382, 383.

Mais le plus souvent ces procédés agissent d'une manière indirecte. Pour le comprendre, au lieu d'une plaque de fer, mettons simplement sur la main anesthésique un pain à cacheter de couleur et prions le sujet de le laisser collé à cette place. Au bout d'un temps plus ou moins long suivant les cas, quelquefois à la suite de sensations anormales, de démangeaisons, de fourmillements, très souvent sans que le sujet se soit aperçu de la transition, la main sera devenue sensible[1]. Il est probable que dans ce cas le pain à cacheter a simplement servi à attirer, à fixer l'attention du sujet sur sa main. Si l'anesthésie avait été tout à fait indépendante de l'attention du sujet, cet effort d'attention n'aurait eu aucun effet. Mais comme l'anesthésie hystérique dépend d'un engourdissement des fonctions supérieures des centres corticaux, qu'elle a les rapports les plus étroits avec les phénomènes de perception personnelle, de conscience réfléchie, d'attention, etc., cet effort suffit pour la modifier. On peut supposer qu'il en a été ainsi dans la plupart des cas où l'on a rendu la sensibilité par l'usage des aimants ou des métaux, tout en ne niant pas la possibilité d'une action spéciale de ces procédés sur le système nerveux, action qui est loin d'être aujourd'hui démontrée.

Nous pouvons donc réserver pour ces cas particuliers, quand les méthodes ordinaires auront échoué, quand nous espérerons frapper davantage par ces procédés l'esprit des malades, l'usage des aimants et des plaques métalliques. Nous nous bornerons à attirer l'attention des sujets sur les régions anesthésiques par tous les moyens les plus simples, la suggestion, l'exhortation verbale, la description des sensations qu'ils doivent éprouver, le mouvement et le massage de la région[2]. Il est bon de procéder lentement et avec méthode, d'attirer l'attention sur une partie du corps, puis sur une autre, de rétablir successivement les diverses sensibilités suivant un ordre déterminé variable, suivant l'état d'esprit de chaque sujet. Cet ordre d'ailleurs et les diverses manifestations, secousses, contorsions, ou au contraire, soupirs et périodes de sommeil plus ou moins courtes précédant le retour de chaque sensibilité, sont excessivement variables et dépendent énormé-

1. *Stigmates mentaux des hystériques*, 1893, p. 26, 2e édit., p. 25.
2. Contractures hystériques des muscles du tronc et leur traitement. *La France médicale*, 6 décembre 1895, *Névroses et idées fixes*, 1898, I, p. 292.

ment du dressage des sujets. Une seule chose est assez fréquente, sans être générale, et il est bon d'en être prévenu, c'est que les grandes modifications de la sensibilité chez les hystériques déterminent chez certains sujets de violentes douleurs de tête. Nous ne pouvons ici discuter leur nature ni le siège de ces douleurs, très variable d'ailleurs suivant les idées du sujet, et même suivant celles de son médecin. Il ne faut pas trop redouter ces douleurs, qui sont souvent suivies d'une amélioration manifeste, il ne faut pas non plus les rendre trop violentes, et, quand elles se présentent, il faut attendre un peu, laisser le sujet se reposer et ne terminer qu'en plusieurs séances la restauration de la sensibilité. Dans certains cas j'ai dû ajouter aux pratiques précédentes l'usage de l'excitation par l'électricité. Enfin, si toutes ces opérations peuvent être faites avec succès pendant la veille des malades, il est évident, d'autre part qu'elles sont beaucoup plus faciles et plus rapides pendant le somnambulisme provoqué. Dans beaucoup de cas j'ai dû commencer par provoquer le sommeil hypnotique, afin de rendre le sujet plus suggestible et de diriger plus facilement son attention avant de chercher à restaurer les sensibilités par les méthodes précédentes.

Telles sont les méthodes d'æsthésiogénie qui se sont peu à peu simplifiées, et qui me servaient comme à beaucoup d'autres auteurs pour déterminer l'état de « somnambulisme complet ». Il est évident que la production d'un état semblable joue un grand rôle dans le traitement de l'hystérie, puisqu'il suffirait pour guérir ces malades « de les laisser indéfiniment dans cet état[1] ».

F. — Résultats de l'æsthésiogénie.

Malheureusement cette guérison, en apparence si complète et si facile, n'est pas toujours de longue durée. Burq avait déjà étudié l'anesthésie de retour après l'usage des plaques métalliques et j'ai insisté autrefois sur l'amnésie qui accompagne cette anesthésie de retour. On est donc obligé de recommencer l'usage des mêmes pratiques, qui d'ordinaire, il est juste de le remarquer, ont un effet plus facile et plus rapide quand le sujet est

1. *Automatisme psychologique*, p. 135. Cf. Jules Janet, *Revue scientifique*, 1888, I, p. 618.

accoutumé à leur usage. Mais les rechutes n'en sont pas moins perpétuelles, à peu près comme on l'observe chez les sujets dont on a cherché à modifier les idées fixes.

Dans bien des cas ces rechutes, ces réapparitions de l'anesthésie et des accidents hystériques sont déterminées par la reproduction de certains états d'émotion systématique analogues à des idées fixes ; ils répètent sans cesse une des émotions graves qui ont marqué le début de la maladie et qui viennent de nouveau dissocier l'activité cérébrale dont l'unité a été si péniblement restaurée. L'æsthésiogénie ne doit donc pas nous empêcher de nous préoccuper de ces idées fixes, qui jouent un rôle considérable et bien souvent les méthodes précédentes dirigées contre l'idée fixe elle-même devront être associées aux pratiques æsthésiogéniques.

Une des grandes difficultés que rencontre l'emploi des pratiques æsthésiogéniques, c'est la faiblesse de l'attention des malades. S'ils ne reprennent pas la conscience de leurs sensations, c'est qu'ils ne peuvent pas faire les efforts d'attention suffisants. S'ils perdent certaines sensations quand ils en ont recouvré d'autres, c'est qu'ils ne sont pas capables de conserver à la fois dans leur conscience un si grand nombre de phénomènes, quelles que soient d'ailleurs la nature et la localisation de l'engourdissement cérébral qui détermine cette impuissance. Il serait donc important de pouvoir réveiller chez l'hystérique non seulement la sensibilité, mais la fonction de l'attention et de la synthèse mentale.

G. — Éducation de l'attention.

Pour développer une fonction, nous n'avons guère à notre disposition qu'un moyen pratique : c'est l'exercice, la gymnastique. On sait l'influence énorme que ces procédés ont sur les fonctions motrices, on n'ignore pas qu'ils peuvent avoir la même action sur les fonctions intellectuelles. L'éducation des imbéciles et des idiots en est une preuve saisissante. Pourquoi n'arriverait-on pas à transformer de même des malades atteints, eux aussi, d'une sorte d'imbécillité morale ?

Mais il faut que le traitement gymnastique porte exactement sur le point lésé. Il ne s'agit pas d'infirmité sensorielle ni d'insuffisance de la mémoire automatique : ce sont des imbécillités de la *volonté*, de *l'attention*, du *jugement*, de toutes les fonctions de *synthèse mentale*.

Sans doute on peut soumettre ces fonctions à une éducation simple et générale, exercer la volonté, exiger quotidiennement des efforts gradués. Faute de mieux, la gymnastique proprement dite, surtout la gymnastique rythmée et les travaux physiques auront une heureuse influence et on pourrait certainement développer ces exercices dans un sens utile. Mais ces efforts sont, à mon avis, insuffisants ; ces travaux sont pour la plupart faciles, toujours les mêmes et permettent le développement si dangereux de la rêverie, de l'automatisme cérébral ; ne peut-on agir d'une façon plus directe ?

Il existe à propos de la plupart des névroses un préjugé fort tenace. On croit que ces esprits faibles et en aparence surmenés ont besoin de repos, et on leur prescrit une inaction absolue qu'ils acceptent très volontiers. Cette opinion peut être souvent juste et, dans bien des cas de neurasthénie vraie, déterminée évidemment par un travail cérébral excessif, la préparation d'un concours par exemple, le repos du cerveau aussi complet que possible deviendra nécessaire. Mais en est-il ainsi chez les hystériques, chez ces psychasténiques obsédés que l'on prend à tort pour des neurasthéniques ? Ces individus ne font rien depuis des années, ils ne savent que rêver continuellement.

Est-ce qu'une inertie cérébrale aussi prolongée n'est pas aussi dangereuse que l'immobilisation indéfinie d'un membre après une entorse, ou une fracture ? C'est ce que j'ai pensé et c'est ce que j'ai voulu vérifier par l'expérimentation. Depuis plusieurs années j'ai essayé de soumettre des hystériques à une méthode de traitement qui consiste à les faire travailler cérébralement d'une manière régulière, comme des enfants à l'école.

Je ne puis indiquer ici les détails et les difficultés souvent considérables de ce traitement[1], je les signale en deux mots. Il est bien difficile de les faire accepter par le malade et même par son entourage qui préféreraient infiniment une potion bien compliquée. Il est délicat de choisir la nature de ces travaux. Ils ne doivent pas être trop faciles et dégénérer en simples exercices de mémoire automatique ; ils doivent nécessiter un effort d'atten-

1. Histoire d'une idée fixe, l'éducation de l'esprit. *Revue philosophique*, février 1894, p. 151, *Névroses et idées fixes*, 1898, I, p. 193.

tion et ne pas permettre la rêverie. D'autre part, le travail ne doit pas être trop pénible, trop dépourvu d'intérêt pour le malade. Ils ne doivent pas être trop prolongés, surtout au début, où un quart d'heure d'attention peut déterminer des migraines ou des attaques. Enfin de tels travaux demandent une surveillance et un dévouement constant de la part de celui qui se fait l'instituteur de ces esprits malades.

Dans des circonstances favorables, j'ai pu me faire comprendre par la mère ou par le mari des malades qui ont exécuté l'ordonnance d'une façon intelligente. J'ai pu faire faire aux malades, d'une façon graduelle, des études d'histoire, des traductions de langues étrangères, de la peinture, de la musique, etc., et j'ai obtenu dans bien des cas des résultats curieux et encourageants.

De telles pratiques imposent d'abord au malade une vie réglée, dont tous les instants sont occupés par un travail ou par une action déterminée à l'avance. Les malades perdent l'habitude de cette existence « oisive et monotone qui, comme dit Lasègue, se prêtent merveilleusement au libre jeu des imaginations déréglées[1] ».

Tous les phénomènes psychologiques qui dépendent de la synthèse mentale s'accroissent évidemment, et l'on voit parallèlement les anesthésies disparaître, la suggestibilité décroître. J'ai vu bien souvent des hystériques traitées de cette manière, reconnaître elles-mêmes le début des idées fixes, les arrêter par un effort, par un travail qui fait diversion, tandis que quelques mois auparavant il aurait fallu les traiter par la suggestion hypnotique.

Dans ces cas les rechutes deviennent plus rares et il devient facile d'écarter les séances d'hypnotisme et les séances d'æsthésiogénie. On peut habituer les sujets à rester sans accidents pendant des semaines, et on ne les endort que de temps en temps, à la fois pour surveiller l'apparition de quelque nouveau rêve subconscient et pour encourager les sujets dans leurs efforts.

Dans certaines observations particulièrement intéressantes, j'ai même vu disparaître l'aptitude à l'hypnotisme, comme beaucoup d'anciens magnétiseurs l'avaient déjà remarqué autrefois. Mais ce retour complet à l'unité de l'esprit, qui nous montre la disparition

1. Lasègue, *Études*, I, 608.

complète de l'hystérie est fort rare. Le plus souvent le somnambulisme reste encore possible, quoiqu'il devienne peu à peu inutile. C'est par des traitements de ce genre que l'on évitera les inconvénients de la passion somnambulique qui sont dus, à mon avis, à une interruption trop brusque de la direction chez des malades dont l'esprit est resté trop faible.

Il faut reconnaître qu'il est aujourd'hui fort difficile d'organiser des traitements de ce genre. Dans les hôpitaux ou dans les maisons de santé où l'on place les hystériques, on se préoccupe de leurs médicaments et de leurs douches, mais on néglige absolument tout ce qui concerne leurs occupations et leur travail. Des établissements de ce genre devraient être avant tout, à mon avis, des maisons d'éducation : ce que Bourneville a si bien compris et si heureusement réalisé pour les imbéciles et les idiots devrait être fait également pour les hystériques, et le succès serait encore plus net et plus facile.

IX

Le besoin de direction.

A. — Simplicité de la vie

Quels que soient les progrès que puissent réaliser ainsi quelques malades, la plupart des hystériques n'en restent pas moins des infirmes. Pour que leur cerveau puisse suffire à sa tâche, il faut les placer autant que possible dans des conditions particulières.

« Le vrai remède des hystériques, disait Briquet[1], c'est le bonheur. » Cela est profondément vrai, mais il faut entendre quel est le bonheur qui convient à un hystérique. Je le résumerai en un mot, c'est la *vie facile* dans laquelle tous les problèmes de la famille, de l'amour, de la religion, de la fortune sont réduits au minimum, dans laquelle sont soigneusement écartées les luttes de chaque jour toujours nouvelles, les préoccupations de l'avenir, et les combinaisons compliquées. Sans doute, la fortune est un

1. Briquet, *De l'Hystérie*. pp. 565, 615.

grand élément de cette facilité de l'existence, j'ai vu des hystériques guéries par un héritage et ce traitement n'est pas à la portée de tous les malades ; mais le choix d'une carrière, d'un milieu favorables, le renoncement à des ambitions trop grandes peuvent aussi contribuer à ce bonheur tout particulier.

Une question bien délicate qui se pose à ce propos est celle du mariage des hystériques. On s'entend assez pour dire que le mariage d'une hystérique est bien souvent un malheur pour celui qu'elle épouse et même pour ses enfants, mais on n'est pas d'accord pour savoir si ce mariage est avantageux pour elle. Je ne crois pas que l'on puisse répondre d'une façon générale à une semblable question.

Le mariage peut être mauvais pour l'hystérique en ce que le plus souvent il complique sa vie et lui pose des problèmes qu'elle n'est pas capable de résoudre. Le mariage peut être bon pour elle, quand il lui donne le bonheur spécial qui lui convient, quand surtout il lui donne un mari capable de l'aimer longtemps et de la diriger avec fermeté. L'hystérique est heureuse de trouver une direction, elle veut être esclave ; mais elle force celui qui la dirige à pénétrer dans sa pensée, à résoudre pour elle tous les problèmes qu'elle se pose. Si le mari sait et veut bien jouer ce rôle, tout sera pour le mieux ; s'il ne sait pas le faire ou s'il s'en lasse, ce qui arrive souvent, tout ira mal. Il ne faut pas oublier que le célibat, malgré ses inconvénients, est moins dangereux pour l'hystérique que les embarras de ménage. Aussi ne doit-on pas être surpris si la réponse à la question posée varie dans chaque cas particulier.

Au moins me semble-t-il juste, avant de permettre le mariage, de demander que la malade se guérisse autant que possible, qu'elle soit débarrassée de ses idées fixes et qu'elle soit arrivée par une nouvelle éducation à une puissance mentale suffisante pour qu'elle puisse s'adapter à une vie nouvelle.

B. — La direction morale.

Quelle que soit la valeur de tous ces traitements psychologiques d'hystérie que je viens d'énumérer, il est cependant nécessaire de faire en terminant une remarque assez singulière. Si on observe, sans parti pris, les divers traitements qui ont été appliqués à des hystériques et leurs résultats, il faut remarquer qu'il n'y a pas un seul traitement, quelque bizarre ou illogique qu'il puisse paraître, qui n'ait obtenu des résultats merveilleux et quelquefois, il faut en convenir, très durables, et qu'inversement il n'y a pas de traitement, si bien fondé en raison, qui, dans des cas particuliers et appliqué par certaines personnes, n'ait complètement échoué. C'est qu'il y a dans le traitement de ces maladies un élément particulier qu'il est bien difficile d'analyser et qui peut transformer la valeur de tous les traitements.

Ces malades, en dehors de leurs symptômes hystériques, sont des esprits qui présentent une faiblesse particulière. Cette faiblesse primordiale a déterminé l'émotivité, a permis à des causes relativement faibles de déterminer ces grandes émotions qui dissocient et engourdissent les fonctions cérébrales. Cette faiblesse porte surtout sur la volonté et les rend incapables de prendre des résolutions, de combiner des actions complexes, de se diriger complètement eux-mêmes. Ces personnes ont besoin d'être constamment consolées, réconfortées, dirigées. Les pratiques æsthésiogéniques en sont une preuve singulière : ces malades pourraient avoir une sensibilité intacte, puisqu'ils recouvrent leurs sensations les unes après les autres dès que je leur demande de le faire. Pourquoi donc ne le font-ils pas tout seuls, pourquoi ont-ils besoin de venir demander au médecin tous les huit jours le même commandement ? C'est que ce commandement en particulier n'est pas le fait important ; ils pourraient guérir tout aussi bien si le médecin faisait autre chose et leur sensibilité réapparaîtrait souvent après chaque visite, même si on ne s'en préocuppait pas. C'est l'exhortation à faire des efforts, à dominer l'émotion, à penser, à vouloir qui est essentielle, et les malades sentent cette exhortation, ce commandement, quelle que soit la méthode thérapeutique employée.

Il y a donc une règle qui domine la thérapeutique des hystériques : le médecin doit prendre la direction de l'esprit des malades. C'est cette direction qui est l'élément principal du succès. C'est aussi l'élément dangereux, car par une direction mauvaise, par l'abus des suggestions, par des hypnotismes maladroits on peut aggraver leur maladie, et c'est pour permettre d'éviter ces dangers que nous avons indiqué quelques-unes des règles précédentes.

Ce besoin de direction doit préoccuper le médecin, même quand le traitement des accidents est terminé. Les hystériques retombent très facilement quand ils sont abandonnés à eux-mêmes dans une sorte de solitude morale. Il faut veiller à ce que les malades trouvent près d'eux une personne qui soit au courant de leur état d'esprit et sache continuer à les diriger. C'est à ce point de vue que le mariage est bon pour l'hystérique qui a été guérie et qui quelquefois trouve dans son mari un tuteur. C'est à ce point de vue que le médecin doit continuer à diriger même de loin ses malades, quand ils n'ont pas trouvé d'autre appui moral. Une influence de ce genre sera bien souvent le plus efficace des traitements.

X

Traitement psychologique de quelques accidents particuliers.

A. — Les dysesthésies.

Les règles générales que nous venons d'indiquer doivent s'appliquer à peu près à tous les cas d'hystérie; aussi pouvons-nous être plus bref en examinant quelques détails relatifs au traitement particulier de tel ou tel accident hystérique.

Les hystériques présentent souvent des altérations de la sensibilité. Je ne parle pas maintenant de leurs anesthésies qui se rattachent à leur engourdissement cérébral, à leur faiblesse mentale et disparaissent avec elle, mais des dysesthésies, ou des exagérations de la douleur sur certains points du corps. Ces dysesthésies ne sont pas toutes de la même nature et on peut, au point de vue du traitement, les répartir en trois classes.

1° Certaines dysesthésies sont simplement en rapport avec une diminution de la sensibilité, l'anesthésie est indifférente quand elle est complète, elle est pénible au sujet qui s'en plaint quand elle est incomplète[1]. Dans des cas de ce genre il faut uniquement se préoccuper de restaurer la sensibilité par les diverses méthodes æsthésiogéniques et chercher l'origine de ces affaiblissements de la sensibilité.

1. *Automatisme psychologique*, 1889, p. 98.

2° Beaucoup de ces dysesthésies nettement localisées sont en rapport avec des contractures incomplètes des muscles sous-jacents. Que de douleurs rapportées au cœur ou à l'estomac sont dues à des contractures des muscles intercostaux, du diaphragme ou des muscles abdominaux. Dans ce cas le massage m'a paru la plus efficace des pratiques æsthésiogéniques.

3° Enfin il ne faut pas nier que souvent ces dysesthésies sont provoquées par des associations d'idées qui rappellent des émotions systématiques, souffrance au genou par souvenir d'une chute, horreur de la couleur rouge parce qu'elle rappelle le sang, souffrance aux parties génitales ou aux ovaires par association avec l'idée du coït, de la grossesse, de l'accouchement, etc. La thérapeutique dans tous ces cas doit être avant tout dirigée contre l'idée fixe.

Dans certains cas cependant on pourra traiter la dysesthésie elle-même. On fera comprendre au sujet la nature de la douleur qu'il éprouve, on lui fera remarquer que l'on peut presser son genou sans qu'il le sente quand il est distrait, on l'habituera à supporter des pressions de plus en plus fortes et on les fera d'abord très légères, pendant l'hypnose et après suggestion, afin de lui donner peu à peu plus de confiance en lui-même.

B. — Les tics et les chorées.

Ces accidents se développent presque toujours sur des membres ou des parties du corps présentant une anesthésie musculaire plus ou moins profonde. D'autre part, ils sont souvent accompagnés par l'idée persistante et émotionnante d'un acte que les malades continuent à accomplir malgré elle d'une façon plus ou moins complète et plus ou moins consciente, ou bien par l'image également persistante et émotionnante d'une personne qui présentaient des mouvements semblables. On pourra étudier aussi l'influence de l'attention sur ces accidents : certains tics ne se produisent qu'au moment où le sujet y fait attention, d'autres inversement au moment où il est le plus distrait. Le caractère de l'anesthésie et de l'idée fixe n'est pas le même dans les deux cas ; l'anesthésie est d'ordinaire plus profonde et l'idée émotive moins consciente dans le second qui me semble souvent plus grave. Suivant les cas, l'anesthésie musculaire ou bien cette pensée qui ramène une certaine émotion systématique joueront le principal rôle.

Le traitement sera naturellement dirigé contre ces deux phénomènes en insistant sur celui qui est chez le malade le plus important et qui détermine le plus facilement les rechutes. En outre des pratiques æsthésiogéniques générales, une éducation des mouvements par la gymnastiques pourront être fort utiles dans ce traitement. Il y aurait lieu d'insister particulièrement sur la gymnastique des mouvements respiratoires qui est de la plus grande utilité pour combattre une foule d'accidents qui sont des tics de la respiration, comme la toux, le hoquet, le soupir, etc.

C. — Les paralysies.

Le traitement psychique des paralysies hystériques a été magistralement décrit par Charcot. On sait comment il soumettait les malades à une gymnastique graduellement progressive du membre paralysé en leur faisant voir sur un dynamomètre les progrès qu'ils accomplissaient. Il faut, en effet, s'efforcer de faire rentrer dans la conscience, dans la perception personnelle du sujet, des sensations kinesthésiques, des images motrices qui sont devenues subconscientes. La gymnastique et surtout l'effort de l'attention qui l'accompagne permet le plus facilement de modifier cette anesthésie et cette amnésie. Dans certains cas il sera plus facile de commencer les mouvements dans l'état somnambulique, il sera utile de faire faire simultanément des mouvements avec le membre sain, de forcer le sujet à bien regarder son membre pendant qu'il essaye de le remuer, de provoquer le mouvement par d'autres images, en particulier par les images visuelles. Les mouvements commandés doivent être autant que possible précis et délicats ; en un mot, la gymnastique raisonnée et attentive non seulement des mouvements violents mais surtout des mouvements délicats, telle que Fraenkel propose de la pratiquer dans le tabes, aurait, je crois, encore plus de succès dans bien des cas d'hystérie.

Un traitement analogue doit être appliqué à bien des tremblements, des chorées, des abasies qui sont des paralysies incomplètes ; il servira plus souvent qu'on ne le croit généralement dans bien des troubles viscéraux qui dépendent également d'anesthésies et de paralysies des viscères. Il est des hystériques auxquels il faut apprendre de nouveau à respirer, à manger, à déglutir et même à uriner, car bien souvent des anesthésies et des amnésies de ces mouvements jouent un rôle dans les vomissements, dans l'anorexie, dans les suffocations, dans le météorisme, etc. En attirant l'attention sur les mouvements du pharynx, sur ceux du thorax, de l'abdomen, en leur faisant sentir ces mouvements chez les autres, en les dressant à les répéter, on guérit quelquefois des hystéries viscérales qui semblaient très tenaces.

Il est inutile de répéter que tous ces traitements seraient inutiles si on ne se préoccupait pas comme toujours de l'idée fixe initiale qui dans certains cas entretient et reproduit sans cesse l'émotion systématique cause de la paralysie. Il est plus utile de faire remarquer que certaines impotences d'apparence paralytique se compliquent souvent de petites contractures qui passent inaperçues, mais qui rendent les mouvements douloureux. C'est, dans ces cas, la crainte plus ou moins consciente de la douleur qui détermine une impuissance motrice, une « akinesia algera », comme on l'a dit à propos des phénomènes analogues. Il faudra, bien entendu, faire disparaître ces contractures par le massage pour que le sujet ne redoute plus les mouvements.

D. — Les contractures.

Les contractures constituent un des phénomènes les plus importants de l'hystérie ; non seulement elles peuvent siéger sur un membre d'une manière bien visible, mais encore elles interviennent dans une foule d'autres accidents en apparence différents. De petites contractures partielles, à la langue, au pharynx, au thorax, au larynx, à l'œsophage, à l'abdomen et même aux viscères abdominaux amènent bien des accidents qui ne sont pas toujours bien compris ; c'est en particulier ce qui arrive souvent dans les cas de vomissement hystérique et dans les diverses dysesthésies. Ces contractures sont, bien plus qu'on ne le croit généralement, en rapport avec des phénomènes psychologiques, c'est-à-dire avec des anesthésies et avec des états émotifs persistants. Beaucoup d'entre elles sont, au début, des contractures *systématiques* directement déterminées par une émotion systématique subconsciente, et ce n'est que plus tard qu'elles se généralisent à tous les muscles du membre. En outre, j'ai observé qu'un état mental assez spécial coïncidait souvent avec la contracture, c'est une sorte de *délire de résistance*, d'entêtement qui modifie l'aboulie ordinaire des malades. Certains sujets, à ce moment, ont des entêtements inexplicables et involontaire, ils ne peuvent arriver à triompher d'un caprice pas plus qu'ils ne peuvent arriver à détendre leurs muscles, et, quand l'entêtement moral cède, on sent la contracture céder également. La contracture est donc en rapport avec beaucoup de phénomènes psychologiques et le traitement moral de ces accidents est presque toujours très délicat.

Le procédé le plus usuel, le massage, agit dans ce cas surtout d'une manière morale en faisant naître dans la conscience des sensations kinesthésiques et en forçant le sujet à en prendre conscience. Il est bon de le pratiquer d'abord avec douceur, car il est souvent fort douloureux, surtout au commencement où la contracture cède. Un massage qui ne détermine pas ces douleurs reste souvent sans effet. Il est bon, quand cela est possible, de pratiquer le massage pendant le somnambulisme et ce procédé réussit d'autant mieux que l'opérateur a déjà plus d'ascendant sur le sujet[1].

Les idées fixes qui tiennent les contractures sous leur dépendance doivent être soigneusement recherchées ; par exemple on se souviendra que la contracture des cuisses en adduction chez la femme est très souvent, je ne dis pas toujours, en rapport avec des troubles de la sensibilité génitale et avec un état émotif particulier. En cherchant à détruire ces idées fixes, on tiendra compte de l'entêtement dont je viens de parler ; l'isolement du sujet, une grande influence du médecin et souvent, à mon avis, le sommeil prolongé sont ici particulièrement utiles.

Quand les contractures ont été défaites, il faut empêcher leur réapparition qui se fait d'ordinaire très vite, surtout si quelque muscle est encore resté partiellement contracturé ou anesthésique. Il faut éviter les mouvements brusques, les émotions, les conversations qui pourraient rappeler au sujet son accident. Quelquefois les contractures sont si tenaces qu'elles réapparaissent

1. Note sur quelques spasmes des muscles du tronc chez les hystériques et sur leur traitement. *La France médicale*, 6 décembre 1895, *Névroses et idées fixes*, 1898, I, p. 272.

régulièrement à la fin de la période d'influence somnambulique comme les idées fixes. Il faudra un traitement complet de la synthèse mentale qui permettra un écartement graduel des séances de somnambulisme.

Il serait trop long d'étudier le traitement des diverses formes de contracture, je rappelle seulement l'importance du massage de l'abdomen et de la gymnastique respiratoire pour les contractures si importantes du diaphragme et de l'abdomen.

E. — Les attaques. — Les somnambulismes.

Il est inutile de revenir sur la démonstration si souvent faite de l'analogie des attaques et des somnambulismes. Ce sont presque toujours des idées capables d'exciter vivement les émotions qui se reproduisent périodiquement dans l'esprit en amenant toujours les mêmes manifestations émotionnelles et en se développant plus ou moins complètement en dehors de la conscience personnelle du sujet.

Chose curieuse, c'est certainement la pratique répétée du somnambulisme provoqué qui est le meilleur moyen de guérir le somnambulisme naturel. A des phénomènes subconscients qui se développent au hasard et avec indépendance, on substitue des phénomènes subconscients bien réglés que le médecin dirige à volonté. Aussi le premier point du traitement, quand on se trouve en présence de grandes attaques plus ou moins mêlées de somnambulisme, c'est de substituer à ces phénomènes le sommeil hypnotique.

Je n'estime guère pour ma part la plupart des procédés employés pour arrêter l'attaque, et je redoute en particulier la compression ovarienne, qui m'a semblé bien souvent l'origine des idées fixes relatives aux organes génitaux, et de diverses hyperesthésies. L'attaque étant d'ordinaire sans grand danger, il est souvent plus sage de la laisser évoluer en prenant simplement les précautions d'usage. Cependant, quand cela est possible,je trouve excellent que le médecin cherche à entrer en relations avec l'hystérique, pendant son attaque et pendant son délire. On peut quelquefois, en lui mettant la main sur le front, ou sur les yeux, attirer son attention, car on sait que les phénomènes psychologiques ne sont pas absents pendant l'attaque.

En parlant aux malades dans la direction de leurs rêves, on peut provoquer des réponses et transformer ainsi peu à peu l'attaque ou le somnambulisme délirant en somnambulisme provoqué. Par ce procédé on se rendra bien compte des idées fixes qui jouent un rôle dans l'attaque et l'on pourra plus facilement calmer le sujet. Suivant les cas, on le réveillera le plus complètement possible, et on le laissera dormir quelques heures.

Si on ne parvient pas à transformer ces attaques en somnambulisme, il faudra provoquer le sommeil hypnotique dans l'intervalle des attaques et retrouver dans cet état le souvenir de l'attaque elle-même.

Ensuite nous nous retrouvons en présence du traitement de l'idée fixe qui sera plus ou moins difficile suivant sa gravité et sa durée. Il me paraît bon de reproduire le somnambulisme assez souvent et à des intervalles réguliers jusqu'à ce qu'il remplace l'attaque. Puis on écartera peu à peu les séances, ce qui sera facile si les idées fixes sont dissipées et si l'on aide le sujet à développer en même temps sa sensibilité, sa volonté et son attention.

Bien entendu, le traitement des attaques et des somnambulismes sera très varié suivant leur gravité ; on pourra quelquefois détruire l'idée fixe pendant l'état de veille ou apprendre au sujet par des exercices à dominer son émotion. L'habitude joue un grand rôle dans la production de l'attaque, elle en joue aussi un dans sa guérison ; mais il sera presque toujours utile dans les cas graves de recourir au somnambulisme et quelquefois au sommeil prolongé pendant les périodes où les attaques sont particulièrement fréquentes.

F. — Les insomnies.

L'insomnie joue un rôle si considérable dans l'hystérie que je voudrais dire un mot d'un trouble du sommeil très fréquent qui se rapproche de l'attaque et du somnambulisme. Beaucoup d'hystériques ne dorment qu'un moment, puis se réveillent très vite tout étourdies et sans s'expliquer ce réveil en sursaut. Quand on les examine pendant l'état hypnotique, on retrouve le souvenir d'un rêve terrifiant ou émotionnant toujours le même, qui se reproduit dès qu'elles s'endorment et qui les réveille par l'émotion qu'il détermine. Le rêve qui devrait, par son développement, si le malade restait endormi, amener l'attaque ou le somnambulisme, est toujours arrêté dès son début par le réveil brusque. L'insomnie est due à une sorte de somnambulisme avorté[1].

Si l'on songe à l'influence de l'insomnie sur la puissance mentale, sur la santé physique et morale des sujets, on verra qu'il est intéressant de connaître une cause d'une de ces insomnies si diverses qui tourmentent les hystériques. Il est facile de vérifier que le traitement de cette idée fixe, la diminution de l'émotivité par l'éducation de la sensibilité et de l'attention, rendront le sommeil aux malades.

G. — Les délires. — L'anorexie.

Nous avons longuement parlé des idées fixes qui constituent la majeure partie des délires hystériques vulgaires. Les mensonges, les idées érotiques, les anorexies, les idées de suicide ne sont qu'une expression partielle d'un rêve, d'une idée fixe que le malade n'exprime pas et dont il a plus ou moins conscience. C'est à ce propos qu'il est particulièrement utile de remonter jusqu'à l'idée primaire.

Les anorexies sont l'un des accidents les plus redoutables que l'ont ait à traiter, surtout si elles s'accompagnent de vomissements incoercibles. Il faut bien rechercher les troubles viscéraux, en particulier les anesthésies viscérales et les contractures qui jouent un grand rôle dans ces phénomènes ; l'éducation de la déglutition et de la respiration, le massage de l'abdomen m'ont permis plusieurs fois d'arrêter les vomissements hystériques. J'ai constaté chez trois malades de la Salpêtrière un fait étrange, c'est que la cessation des vomissements semblait amener du délire et qu'il y avait alternance entre ces deux phénomènes. Je ne sais jusqu'à quel point il faut insister sur ces coïncidences qui demandent de nouvelles observations.

Ce traitement physique de l'anorexie par la restauration des sensibilités viscérales, par la destruction des contractures et des spasmes, doit toujours être complété par un traitement moral ici particulièrement indispensable. Il est nécessaire d'imposer aux

1. L'insomnie par idée fixe subconsciente. *La Presse médicale*, 1897, *Névroses et idées fixes*, 1898, I, p. 354.

malades le plus tôt possible une alimentation normale qui ne tardera pas à réveiller la sensation des besoins normaux. C'est ici que l'isolement des malades rend les plus grands services ; il est rare que, au milieu des familles, le médecin puisse disposer d'une autorité suffisante. Au contraire, le malade cède en général assez vite dès qu'il est séparé des siens.

Quelle que soit l'importance des anesthésies viscérales et des contractures dans l'anorexie, il ne faut pas oublier qu'il y a de véritables anorexies mentales qui dépendent d'un délire beaucoup plus que des troubles de la sensibilité. Certains malades résistent à la faim, éprouvent de véritables souffrances causées par la faim et la soif pendant des mois avant d'arriver à l'anorexie viscérale. Il faut, chez ces malades, se préoccuper de comprendre et de traiter l'idée fixe en même temps que de modifier la sensibilité.

XI

Conclusion.

On ne peut prétendre guérir complètement et toujours l'hystérie, qui dans bien des cas constitue plutôt une manière d'être de la pensée, une infirmité du cerveau, qu'une maladie accidentelle. Ce n'est que dans un nombre de cas particulièrement favorables que des hystériques traitées de la façon précédemment indiquée n'ont plus eu aucun besoin de direction morale pendant des années. Le plus souvent les malades ont encore besoin d'être surveillés pendant longtemps et on ne peut jamais assurer qu'une émotion violente ne déterminera pas chez eux quelque rechute. Mais il me semble cependant que les malades, sous l'influence des traitements de ce genre, sont, plus ou moins facilement suivant les cas, délivrés des accidents graves qu'ils présentaient au début, et ne retombent plus d'une manière aussi sérieuse dans des accidents nouveaux, en un mot qu'ils traversent sans trop de perturbations les périodes difficiles de leur existence. En résumé, le meilleur service que le médecin puisse rendre à un hystérique, c'est de diriger son esprit.

TABLE DES MATIÈRES

ÉTUDES SUR DIVERS SYMPTOMES HYSTÉRIQUES

L'HARMATTAN, ITALIA
Via Degli Artisti 15 ; 10124 Torino

L'HARMATTAN HONGRIE
Könyvesbolt ; Kossuth L. u. 14-16
1053 Budapest

L'HARMATTAN BURKINA FASO
Rue 15.167 Route du Pô Patte d'oie
12 BP 226
Ouagadougou 12
(00226) 50 37 54 36

ESPACE L'HARMATTAN KINSHASA
Faculté des Sciences Sociales,
Politiques et Administratives
BP243, KIN XI ; Université de Kinshasa

L'HARMATTAN GUINÉE
Almamya Rue KA 028
En face du restaurant le cèdre
OKB agency BP 3470 Conakry
(00224) 60 20 85 08
harmattanguinee@yahoo.fr

L'HARMATTAN CÔTE D'IVOIRE
M. Etien N'dah Ahmon
Résidence Karl / cité des arts
Abidjan-Cocody 03 BP 1588 Abidjan 03
(00225) 05 77 87 31

L'HARMATTAN MAURITANIE
Espace El Kettab du livre francophone
N° 472 avenue Palâis des Congrès
BP 316 Nouakchott
(00222) 63 25 980

L'HARMATTAN CAMEROUN
BP 11486
Yaoundé
(00237) 458 67 00
(00237) 976 61 66
harmattancam@yahoo.fr

588534 - Novembre 2014
Achevé d'imprimer par

Made in United States
Orlando, FL
04 November 2026

90208563R00144